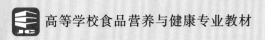 高等学校食品营养与健康专业教材　　中国轻工业“十四五”规划教材

病理学

周党侠　孙　颖　主编

中国轻工业出版社

图书在版编目（CIP）数据

病理学 / 周党侠，孙颖主编 . — 北京：中国轻工
业出版社，2023.7

高等学校食品营养与健康专业教材　中国轻工业
"十四五"规划教材

ISBN 978-7-5184-4236-2

Ⅰ . ①病… 　Ⅱ . ①周… ②孙… 　Ⅲ . ①病理学—高
等学校—教材　Ⅳ . ① R36

中国国家版本馆 CIP 数据核字（2023）第 048697 号

责任编辑：钟　雨

策划编辑：钟　雨　　责任终审：张乃東　　封面设计：锋尚设计
版式设计：砚祥志远　　责任校对：吴大朋　　责任监印：张　可

出版发行：中国轻工业出版社（北京东长安街6号，邮编：100740）
印　　刷：艺堂印刷（天津）有限公司
经　　销：各地新华书店
版　　次：2023年7月第1版第1次印刷
开　　本：787×1092　1/16　印张：23
字　　数：531千字
书　　号：ISBN 978-7-5184-4236-2　定价：98.00元
邮购电话：010-65241695
发行电话：010-85119835　传真：85113293
网　　址：http://www.chlip.com.cn
Email：club@chlip.com.cn
如发现图书残缺请与我社邮购联系调换
210185J1X101ZBW

高等学校食品营养与健康专业教材编委会

李春保	南京农业大学
李　斌	沈阳农业大学
邹小波	江苏大学
张宇昊	西南大学
张军翔	宁夏大学
张　建	石河子大学
张铁华	吉林大学
岳田利	西北大学
周大勇	大连工业大学
庞　杰	福建农林大学
施洪飞	南京中医药大学
姜毓君	东北农业大学
聂少平	南昌大学
顾　青	浙江工商大学
徐宝才	合肥工业大学
徐晓云	华中农业大学
桑亚新	河北农业大学
黄现青	河南农业大学
曹崇江	中国药科大学
董同力嘎	内蒙古农业大学
曾新安	华南理工大学
雷红涛	华南农业大学
廖小军	中国农业大学
薛长湖	中国海洋大学

秘　书　吕　欣　　西北农林科技大学

王云阳　　西北农林科技大学

本书编写人员

主　　编　周党侠　孙　颖

副主编　雷　霆　莫立平　王娟红　任淑婷

主　　审　王一理

编　　者（以姓氏笔画为序）

王一理（西安交通大学医学部）

王娟红（西北大学附属医院西安市第三医院）

方航荣（西北大学附属医院西安市第三医院）

龙兆博（西北大学附属医院西安市第三医院）

吕茉琦（西安交通大学医学部）

任淑婷（西安交通大学医学部）

孙　颖（西安交通大学医学部）

孙瑞芳（西安交通大学医学部）

杨妍琪（西安交通大学医学部）

张　健（西安交通大学医学部）

苟思琪（西北大学附属医院西安市第三医院）

周党侠（西安交通大学医学部）

赵长安（西安交通大学医学部）

赵文宝（西安交通大学医学部）

段　瑛（西北大学附属医院西安市第三医院）

姜余梅（天津科技大学）

姚　丽（西北大学附属医院西安市第三医院）

莫立平（西安交通大学医学部）

崔　刚（西安交通大学医学部）

葛　攀（西安交通大学医学部）

韩水平（西安交通大学医学部）

雷　霆（西安交通大学医学部）

魏　威（西北大学附属医院西安市第三医院）

秘　书　杨妍琪（西安交通大学医学部）

序

加拿大著名医学史专家William Osler称"病理学是医学之本"。病理学是研究疾病病因、发病机制、病理变化、疾病的结局和转归的医学学科。学习病理学的目的是通过对疾病病理形态的观察，为疾病的诊断和预防提供理论和实践基础。病理学在医学教育、临床医疗和科学研究中都扮演着重要的角色。

病理学分为人体病理学和实验病理学。前者通过组织或细胞材料对疾病做出最后诊断，后者则通过疾病模型进行科学研究。在未来的医学发展中，病理学的发展是其中的重要一环。在病理学的发展过程中，要打破病理学与其他学科的界限，使多学科融合发展、互相联系、相互借鉴、相得益彰。

我国医学素有"药食同源"的理念，食品中各种营养物质的探明、开发和利用，均涉及营养与毒性的问题，而营养和毒性的观察和检测，均需要通过动物模型或细胞模型进而观察脏器、组织、细胞的病理形态改变这样的实验病理学手段来进行探索和研究。因此，学习病理学的理论和技术，对深入进行食品营养物质的开发和利用提供了空间和机遇。

本书是为食品营养与健康专业量身打造的教材，旨在将病理学知识与食品营养与健康融合。该教材不仅介绍病理学的基本专业知识，而且突出食品营养、饮食健康与病理学之间的关系，为更好地培养食品营养与健康专业的优秀人才提供优质的教学用书。

陕西省病理学会主任委员　张冠军

2023年3月

前　言

　　病理学是医学主干课程，它既是医学基础课程，亦是临床医学的重要分支，同时，病理学也是医学与"食品营养与健康"等非医学类新兴学科交叉融合的重要"桥梁"。目前的病理学教材主要是针对医学类专业使用，如临床医学，预防医学、法医学、口腔医学、护理学等，缺少针对食品营养与健康专业量身打造的教科书。

　　这本《病理学》教材是中国轻工业"十四五"规划教材，旨在将病理学知识与食品营养和健康融合。教材坚持"三基"（基本理论、基本知识、基本技能）、"三特定"（特定对象、特定要求、特定限制）和"五性"（思想性、科学性、启发性、先进性、实用性）的编写宗旨，结合老一辈病理学家的宝贵经验进行编写。遵循"四个符合"即"符合对疾病的认识规律、符合教育规律、符合人才成长规律、符合对食品营养和健康专业人才岗位胜任力的要求"和"四个不断"即"课程思政不断、医学人文不断、医学贯穿不断、医学案例不断"的原则和特色组织教材编写。

　　本教材主要特色与创新点是不仅介绍病理学的基本专业知识，而且突出食品营养或饮食健康和病理学之间的关系，并在每章融入一些医学相关课程思政案例，增加教材的思想性和趣味性，更好地为培养食品与营养健康专业的优秀人才打基础。本书编写人员均是长期从事教学、科研及临床病理诊断工作的骨干和学科带头人。周党侠教授、王一理教授、孙颖副教授、雷霆副教授、吕茉琦讲师、葛攀讲师进行了本教材总论部分的编写；任淑婷教授、王娟红教授、崔刚副教授、孙瑞芳副教授、姜余梅副教授、方航荣副主任医师、龙兆博副主任医师、姚丽副主任医师、莫立平讲师、赵长安讲师、段瑛主治医师、魏威主治医师、苟思琪住院医师、张健实验师、韩水平实验师以及赵文宝实验师根据自己的专业特色，进行了各论部分的编写；助教杨妍琪担任本书的编写秘书，承担了本书修订、整理、统稿的大量工作。

　　由于首次为食品与营养健康专业进行病理学教材的编写，虽然本教材23位编委认真敬业，互相配合，但由于水平能力有限，错误纰漏在所难免。敬请同行专家、广大师生和读者批评指正，在此预致谢意！

周党侠　孙颖

2023年2月

目 录

绪　论

　　病理学作为基础医学与临床实践之间的桥梁，是医学教育的经典，病理学的发展和确立是医学成为科学的转折性里程碑，是医学的科学基石。病理学研究疾病的病因、发病机制、病理变化、发展进程及其结局转归，以了解和认识疾病发生、发展和演进的规律，掌握疾病的本质和特性，为疾病的诊断和预防提供理论基础。病理学也是医学专业学生最早接触的综合性医学课程，是衔接后续各临床学科、理解疾病分子机制，将现代生命科学前沿成果转化为临床实践之需的中心枢纽。而病理学的临床实践性则体现为疾病即时诊断（术中冰冻）和最终诊断的金标准，虽不如大型现代化诊疗设备耀眼而引人注目，但业界深知，令人放心的准确的临床病理诊断是大型高等级医院临床实践保驾护航的压舱石。当前的精准医学概念又将病理学推向医学临床实践的中心，除了诊断病理学，又赋予新的治疗病理学（therapeutic pathology）使命。如肿瘤的分子靶向治疗和免疫治疗，均是以肿瘤的组织病理为基础，在肿瘤的分子和免疫层面帮助我们认识疾病，指导治疗。

　　然而，病理学不仅是医学专业学生的核心课程，在其他健康相关学科领域，其地位也是无可替代的。人体健康相关学科无一不涉及生命活动，包括正常生理状态和异常病理状态。细胞是生命活动的基本单位，无论是正常生理抑或疾病时的病理状态，其功能、代谢和结构在细胞水平均有体现。细胞学说的奠基人之一，德国病理学家魏尔啸，从细胞学说所揭示的生命活动，提出了细胞是疾病过程的主体，成为经典细胞病理学的奠基人。直到今天，细胞病理学仍然是现代医学的基石。本教材应用对象是食品科学专业学生，食品作为生命活动的必需能源，食物中各种元素与细胞生命活动间的密切联系，食品安全标准的制定依据，无一不涉及细胞生命活动过程，如果仅了解正常生理状态下生命活动，而对于生命活动的病理性表现认知缺陷，则不能完整理解生命活动中细胞的分子结构、生化反应、生理过程以及表现出的形态变化，可能迷失本专业的靶标。

　　祖国医学素有"药食同源"之理念，如隋代杨上善撰著《黄帝内经·太素》一书中写道：

"空腹食之为食物，患者食之为药物"，即反映出"药食同源"的思想。从保健食品到药物开发，均涉及到营养与毒性的问题，而营养与毒性的观察和检测，直至目前，其关键指标均通过脏器、组织、细胞的病理形态改变来体现。因此，知悉相关病理学概念，对于日后专业发展，也会受益颇多。

传统上，病理学侧重从形态上观察和研究疾病，并联系代谢和功能的变化，以形态改变为基础，进一步探究疾病的病因（etiology）、发病机制（pathogenesis）以及病变与临床表现的关系，也称病理解剖学（anatomical pathology）。经典的研究方法是通过：①尸体解剖检查（autopsy），简称尸检，即对死者的遗体进行病理解剖和进行系统的形态学分析，以确定病变，分析各种病变的主次和相互关系，确定诊断，查明死因，总结在诊断和治疗过程中的经验和教训，提高诊治水平，为医疗事故和医疗纠纷的正确解决提供证据，并及时发现和确诊新发生的疾病；收集各种疾病的病理标本，供病理学教学使用。②活体组织检查（biopsy），简称活检，即用局部切取、钳取、细针穿刺、搔刮和切取病变器官等手术方法，从患者活体获取病变组织或病变器官进行病理诊断，为临床疾病的治疗提供指导和估计预后。活检是目前诊断疾病最权威的方法，特别是对肿瘤良、恶性的诊断具有十分重要的意义。无论尸检还是活检，肉眼的大体观察和光镜水平的形态学观察，都是病理学研究的基本方法。大体观察即通过肉眼或辅以放大镜、量尺和秤等工具，对大体标本及其病变性状（形状、大小、重量、色泽、质地、表面及切面形态、与周围组织和器官的关系等）进行细致的解剖、观察、测量、取材和记录。组织学观察：将肉眼确定的病变组织取材后，以福尔马林（formalin，甲醛溶液）固定和石蜡包埋制成切片，经不同的方法染色后用光学显微镜观察病变的组织学图像，以确定疾病的病理诊断。组织切片最常用苏木精-伊红染色（hematoxylin-eosin，HE）。绝大多数疾病的病变组织学图像特征，便是基于苏木精-伊红染色切片，光学显微镜观察这种传统的方法建立的，其至今仍然是诊断和研究疾病的最基本和最常用的方法。

然而应该明确的是，病理学对疾病本质的探究，并不局限于人体的尸检和活检，大体肉眼和光学显微镜观察病变的形态学，而是运用任何可用的自然科学学科如数学、物理、化学、细胞生物学、生理生化学、微生物学、免疫学、分子生物学等知识和各种现代技术，如电子显微镜、组织化学与免疫组织化学技术、各种遗传学与分子生物学技术以及数字化病理技术和人工智能图像分析技术等以完整揭示疾病的病因病机和表征。因伦理学限制，许多疾病病因、病机、临床表现以及对治疗的反应不能直接在人体进行，动物实验、组织细胞培养等体外生物学实验方法也很自然地被囊入病理学，并形成实验病理学（experimental pathology）体系。通过在适宜动物身上复制出某些人类疾病的动物模型（animal model），以探究疾病的病因学、发病学、病理改变及疾病的转归，并与人体疾病进行对照研究。前述的药物开发中疗效与毒性的观察，即首先在动物实验、组织细胞培养中实施。

需注意的是，动物和人体之间存在物种差异，不能把动物实验结果不加分析地直接套用于人体，仅可作为研究人体疾病的参考，而简化的体外组织细胞学实验环境与复杂的体内整体环境亦有很大的不同，不能将体外研究结果与体内过程等同。

《病理学》教材内容分为总论和各论两部分，总论阐述疾病发生、发展的一般规律，包括疾病过程中细胞损伤、再生与修复，局部血液循环障碍，炎症和肿瘤等；各论则分别叙述各个系统疾病的特殊规律，包括该病的病因、发病机制、病变特征、结局以及有关的临床表现等。病理学总论和各论之间存在着密切联系，首先要学好病理学总论中的一般规律，方能深入认识具体疾病的特殊规律，两者必须相互借鉴、相互参考、相互印证，不可偏废。病理学的基本任务是认识疾病本质，掌握疾病的规律，丰富对本专业其他课程的感知和理解。

根据不同专业方向课程结构重心的差异，课时数的限制，学生可投入的时间多少，作为食品科学与工程专业学生的阅读选修课程，本教材在编写中省去了罕见和深奥病变，少见的、枝节问题一带而过，但对于重要的基本病变并未删减。分子生物学、基因组学的快速发展，对许多疾病的发病机制已在分子水平上得到诠释，在编写过程中也适度体现。相信本教材会为非医学专业的健康科学相关专业的学生带来益处。

第一章
细胞、组织的适应和损伤

学习目标

1. 了解细胞和组织适应、损伤的病因和病理机制。
2. 掌握几种细胞组织适应和损伤形式的概念、病理改变和临床意义。

　　疾病是在致病因子的作用下机体某些器官、组织和细胞的形态结构、机能和代谢，可发生各种各样的适应性（损伤性）变化，同时也激起机体发生一系列防御反应，如炎症、组织修复等。当机体清除了致病因素，修复了损伤，恢复了机能，疾病便痊愈。可见组织、细胞的适应、损伤和修复是疾病的基本矛盾之一，它们是对立统一的。一般来说，在疾病的早期或者进展期，损伤是矛盾的主要方面，是疾病突出的表现，所以防治疾病首先是防止损伤的发生；当损伤已得到基本控制，修复等反应往往就转化为矛盾的主要方面，促进修复自然就成为治疗的主要任务。虽然不同疾病表现为不同的损伤及修复反应，但它们又有某些共同的规律，认识这些规律，对防治疾病，促进疾病愈复有重要的意义。

　　机体内有多种机制在不同层面上应对内外环境的变化，即便是较为持久的，非致死性刺激（或损伤），细胞、组织、器官仍能维持相对稳定的内环境，从而维持机体正常的生命活动。这种应对包括特定基因表达的上调或者下调，生化反应的增强或减弱，由于基本生命活动体现在细胞水平，因而从细胞层面叙述，则可表现为细胞大小的变化（肥大或萎缩），细胞数量的变化（增生），细胞表型的变化（化生）和细胞内物质蓄积。广义上来说，称这些已发生改变但存活的细胞为慢性适应比慢性损伤更为合适。然而应该清楚，虽然这些形态学变化，也可发生在生理状况下，但就病理学研究的范畴和这些形态学变化在机体中发生的频数和变化本身，多数并非生理性，而是病理性的，狭义上来说属于慢性损伤范畴。由于此类变化可以发生在生理状态下，加之"适应"术语本身让人感觉机体受到的刺激和对刺激的反应轻微，呈可逆性，常给人以错觉，其实在许多情况下，所谓的适应性改变是不可逆的退行性变，如脑萎缩，青春期后的胸腺萎缩，更年期后的生殖器官萎缩。然而这类改变的确可见于生理情况下，且相当一部分是可逆的，所以用"适应"来描述，并明确其生理性和病理性本质，已成为当前病理学过程叙述的规范。一般来说，当机体遭受体内外刺激时，细胞和组织会产生一系列适应性反应或其他可逆性损伤反应，表现出代谢、结构和功能上的变化。短暂较轻的刺激可造成可逆性细胞损伤，如细胞水肿、脂肪变等，当病因去除后受损细胞可恢复正常。然而，持续严重的病理性刺激，就会造成不可逆性损伤，导致受累细胞死亡，表现为坏死或凋亡。

第一节　细胞和组织的适应

细胞和组织对体内外持续刺激产生的应答反应，表现为细胞大小、数量、表型、代谢和功能状态的变化，称为适应（adaptation），适应在形态学上有萎缩、肥大、增生和化生等几种形式。

一、萎缩

发育正常的实质细胞、组织或器官的体积缩小，伴原有功能下降称为萎缩（atrophy）。细胞萎缩仅体现在体积缩小，组织或器官萎缩不同于细胞萎缩，萎缩可起因于该器官主质细胞可逆性细胞体积缩小，也可能由于不可逆性细胞丢失。萎缩的组织或器官体积缩小、重量减轻、色泽变深。如心脏萎缩时，心脏体积缩小、重量减轻、颜色变深，细胞内常有脂褐素沉积。当脂褐素明显增多时，整个器官呈棕褐色，故有褐色萎缩（brown atrophy）之称（图1-1，图1-2）。

1. 生理性萎缩

生理性萎缩（physiologic atrophy）很常见，如女性绝经后雌激素水平降低导致的卵巢萎缩，青春期胸腺开始萎缩等。

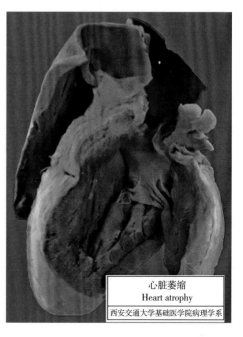

心脏萎缩
Heart atrophy
西安交通大学基础医学院病理学系

图1-1　心脏萎缩

心脏体积缩小，心肌壁变薄，颜色变深

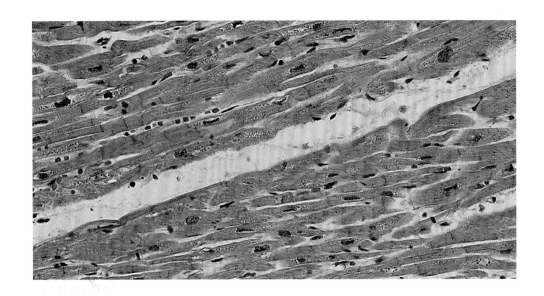

图1-2 心肌萎缩

心肌纤维明显变细，核着色增重，胞核两端之肌浆内见黄褐色颗粒状色素沉积

2. 病理性萎缩

病理性萎缩（pathologic atrophy）根据病因不同，有以下五种类型。

（1）营养不良性萎缩 常由营养缺乏或缺血缺氧所致。全身性营养不良如饥饿或慢性消耗性疾病、恶性肿瘤导致各组织器官系统性萎缩，脂肪组织首先发生萎缩，其次为肌肉及脾、肝、肾等器官，心肌及脑萎缩发生最晚。缓慢发生的局部缺血缺氧如脑动脉粥样硬化引起大脑血供和营养减少可致脑萎缩。

（2）压迫性萎缩 长期持续的推挤压迫能引起局部细胞组织的萎缩。如结石等上尿路梗阻可导致肾盂积水，造成肾实质压迫性萎缩。这种萎缩可能由于局部血管受压造成局部贫血所致，也可能是受压部分失去功能而长期废用所引起。

（3）废用性萎缩 由于长期工作负荷下降所致的细胞、组织和器官萎缩，是临床上最常见的萎缩类型。如长期卧床时，肢体的骨骼肌随之萎缩。这是由于长期不活动，局部组织的血液供应和物质代谢降低所致。而血液供应和代谢降低又与不活动致使神经感受器收到的刺激减少，因而神经的离心性冲动也减少有关。

（4）去神经性萎缩 神经对局部器官、组织的代谢有调节作用，器官组织失去了神经的调节作用，便可发生营养障碍而引起萎缩。如脊髓灰质炎时脊髓前角运动神经元受损或引起截瘫时，所支配的肢体肌肉会发生萎缩。

（5）内分泌性萎缩 由于内分泌腺功能下降，激素水平降低，导致激素靶器官的萎缩。如下丘脑-腺垂体缺血坏死后，促肾上腺皮质激素（ACTH）释放减少，导致肾上腺皮质细胞萎缩。

二、肥大

肥大（hypertrophy）指细胞体积增大，从而导致受累组织或器官体积增大，功能增强。肥大的细胞体积增大，细胞核肥大深染，肥大组织和器官体积均增大。

肥大可分为生理性肥大或病理性肥大。生理性肥大常由功能需求增加或激素、生长因子增加所致。如运动员粗壮的骨骼肌，妊娠时的子宫平滑肌。病理性肥大（pathologic hypertrophy）多由于需求旺盛、负荷增加，是代偿性肥大最常见的原因。如高血压病时由于心脏工作负荷的增加而引起的心肌肥大（图1-3），又称功能性肥大。

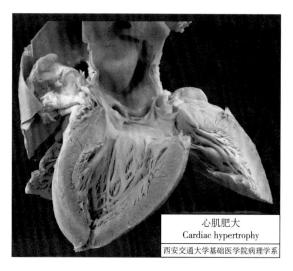

心肌肥大
Cardiac hypertrophy
西安交通大学基础医学院病理学系

图1-3 左心室肥大

心肌壁增厚，乳头肌粗大

三、增生

增生（hyperplasia）指的是组织或器官内实质细胞数目的增多。实质细胞数量增多是通过有丝分裂实现的，细胞和细胞核形态正常或稍增大。细胞增生可为弥漫性或结节性，分别表现为增生组织器官的均匀弥漫性增大，如甲状腺功能亢进时（Grave's病）甲状腺滤泡上皮细胞弥漫性增生，或在组织器官中形成单发或多发性增生结节，如良性前列腺增生（图1-4）等激素靶器官。大部分生理性或病理性的细胞增生，一旦引发因素去除，增生即可

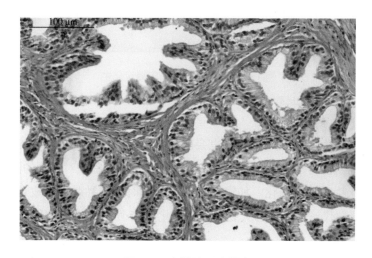

100 μm

图1-4 良性前列腺增生

该切片主要为增生的腺体，腺泡上皮细胞突入腺腔形成乳头状内褶，腺泡衬附双层上皮细胞

停止。但有些持续性病理性增生会孕育肿瘤性增生，如某些增生呈现不典型性，可转变为癌前病变，继而发展成癌。

虽然增生和肥大是两种不同的病理过程，但它们常常相伴发生。

四、化生

化生（metaplasia）是一种分化成熟的细胞类型被另一种分化成熟的细胞类型所取代的过程。最常见的是上皮细胞之间的化生，结缔组织化生常表现为向软骨，骨或脂肪组织转化。

1. 上皮细胞化生

（1）鳞状上皮化生　简称鳞化，最常见。如气管或支气管黏膜受到长期吸烟等慢性刺激后，黏膜的假复层纤毛柱状上皮化生为鳞状上皮；慢性宫颈炎时子宫颈管的柱状上皮化生为鳞状上皮（图1-5）；肾盂、膀胱结石时，其黏膜移行上皮化生为鳞状上皮。

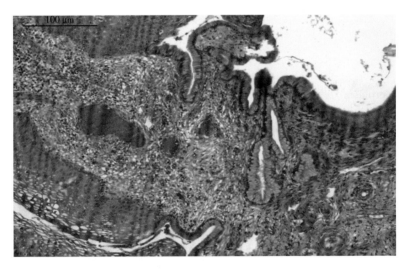

图1-5　子宫颈柱状上皮鳞状化生

柱状上皮基底部的储备细胞分裂增殖，分化形成复层鳞状上皮

（2）柱状上皮化生　鳞状上皮有时也会向柱状上皮化生。如Barrett 食管时，食管下段鳞状上皮被类似胃黏膜的柱状细胞取代，以适应胃酸和胃蛋白酶对食管的消化作用。

（3）肠上皮化生　简称肠化。如慢性萎缩性胃炎时，胃黏膜腺上皮可被类似于大肠腺或小肠腺的腺体所取代，分别称为大肠型肠上皮化生和小肠型肠上皮化生。

2. 间叶组织的化生

间叶组织中不成熟的成纤维细胞可分化为成软骨细胞或成骨细胞，并产生相应的软骨基质和骨基质，分别称为软骨化生或骨化生。这类化生多见于骨化性肌炎等一些局部受损的软组织中，也可在某些肿瘤的间质中见到。

上皮细胞的化生（如鳞状上皮化生）在原因消除后大多可恢复正常，但间叶细胞的化生（如骨和软骨化生）则多不易逆转。

化生就其生物学意义来说是把双刃剑，如呼吸道黏膜假复层柱状纤毛上皮化生为复层鳞状上皮后，可增强局部抵御外界刺激的能力，但因复层鳞状上皮表面不具有柱状上皮的纤毛结构，减弱了黏膜的自净能力，反而削弱了支气管的防御功能。此外，上皮细胞化生本身提高了细胞癌变的易感性，有些化生的上皮细胞可视为潜在的癌前病变，如支气管黏膜鳞状上皮化生和胃黏膜肠上皮化生可致支气管鳞状细胞癌和胃腺癌的风险明显升高。

第二节　细胞组织损伤的病因和发病机制

当机体内外环境改变超过组织和细胞的适应能力后，可引起受损细胞和细胞间质发生物质代谢、组织化学、超微结构乃至光镜和肉眼可见的变化，称为损伤（injury）。损伤的方式和结果，不仅取决于引起损伤因素的性质、持续时间和强度，也取决于受损细胞的种类、所处状态、适应性和遗传性等。

一、细胞组织损伤的病因

细胞损伤的原因非常广泛，大到肉眼可见由车祸导致的物理性创伤，小到单个基因缺陷致蛋白功能障碍，引发特定的代谢性疾病。一般来说，损伤性因素可归纳如下。

1. 缺氧

缺氧影响组织细胞的有氧代谢，是最重要和最常见的细胞和组织损伤的原因之一。因心肺功能衰竭使动脉血氧合不足，或者贫血和一氧化碳中毒使血液携氧能力下降，或缺血（ischemia）使局部组织血供下降，均可导致细胞和组织内氧气及营养供给减少，引起细胞和组织结构破坏及功能丧失。

2. 化学性因素

越来越多的能引起组织细胞损伤的化学物质已被人们所认知。强酸、强碱、铅、汞等无机毒物，有机磷、氰化物等有机毒物，蛇毒、蕈毒等生物毒素都可引起细胞膜通透性、细胞结构性蛋白或功能性蛋白酶或辅酶的破坏，导致组织细胞的损伤性变化。甚至本身无害的葡萄糖、盐和水，如果服用过量，也能通过局部组织渗透压的改变损伤组织细胞。其他潜在的毒性物质包括空气污染，酒精饮品、药物、卫生制剂等使用不当，也可造成细胞损伤。

3. 生物性因素

生物性因素包括各种病原生物，如病毒、立克次体、支原体、细菌、螺旋体、真菌、原虫和蠕虫等，是细胞损伤的最常见原因。病原生物侵入机体生长繁殖，造成机械性损伤，诱发变态反应，释放内、外毒素或分泌某些酶，都可能损害细胞和组织的结构与功能。

4. 免疫因素

虽然免疫系统是机体抵御病原微生物的有效机制，当机体免疫系统对某些抗原刺激反应过度时，可引起变态反应或超敏反应，如支气管哮喘和过敏性休克；自身免疫可引起组织损伤，如系统性红斑狼疮、类风湿性关节炎等。

5. 遗传性因素

遗传畸变在损伤中的作用主要体现在两个方面：一是基因突变或染色体畸变，直接引起子代遗传病，如唐氏综合征（先天愚型）、血友病、急性溶血性贫血（蚕豆病）等；二是遗传物质缺陷，使子代产生容易诱发的某些疾病倾向（遗传易感性）。

6. 营养失衡

即便是在物质丰富的今天，营养缺乏仍是不容忽视的细胞损伤因素。虽然贫困人群的蛋白-热量摄入不足容易理解，如维生素D、蛋白质和碘的缺乏，分别导致佝偻病、营养不良和地方性甲状腺肿；铁、锌、硒等微量元素的缺乏，引起红细胞和脑细胞发育障碍；即使在富裕国家人群中，特定维生素缺乏也并非罕见，如胃肠道手术后造成的营养吸收障碍。营养失调也是致病和死亡的重要原因，如长期摄入高热量、高脂肪可致肥胖，明显地增加了2型糖尿病、肝脂变和动脉粥样硬化，甚至肿瘤发生的风险。

7. 物理因素

创伤、极端温度如高温、寒冷、辐射、电击、突发的气压变化等，环境中各种物理性因素超过机体生理耐受时，便可致细胞损伤。

二、细胞组织损伤的发病机制

细胞对损伤性刺激的反应取决于损伤的类型，持续时间，严重程度。小剂量毒素或短时间的缺血可能仅引起可逆性细胞损伤，而大剂量毒素或较长时间的缺血将导致不可逆性细胞损伤。损伤性刺激的结局取决于受损细胞的类型、状态、适应能力和基因背景。不同细胞类型接受同样刺激可产生极不相同的后果，如四肢横纹肌可耐受完全缺血2~3h，而不发生坏死；但心肌缺血20~30min即产生不可逆的心肌梗死。营养状态也很重要，充满糖原的肝细胞较糖原耗竭的肝细胞更能耐受缺血性损伤。基因决定的代谢途径多样性也导致组织细胞对伤害性刺激反应的差异，如细胞色素P-450编码基因变异的个体暴露于相同剂量毒素，因其催化分解毒素的速率差异而产生不同的结果。

细胞损伤的发生机制，主要体现在线粒体产生ATP障碍和反应性氧类（reactive oxygen species，ROS）物质累积，胞质内游离钙的增多、细胞膜损伤（质膜和溶酶体膜）几方面。它们互相作用或是互为因果，导致细胞损伤的发生发展。以下简要讨论主要的细胞损伤生化机制。

1. 线粒体的损伤和功能障碍

线粒体是细胞内氧化磷酸化和ATP产生的主要场所，参与细胞生长分化、信息传递和细胞凋亡等过程。线粒体对缺氧、化学毒素、放射线等损伤因素非常敏感。线粒体损伤导致多种生化反应异常，如氧化磷酸化过程障碍导致ATP耗竭，细胞膜泵功能下降，跨膜转运蛋白和脂质合成下降，Ca^{2+}内流，导致细胞内诸多成分损害；氧化磷酸化过程受阻，代偿性无氧酵解过程增强，细胞内pH降低，诸多酶类功能失活，ROS过度形成，对细胞蛋白、脂类和核酸造成损伤。线粒体损伤使得细胞色素C向胞质中渗漏，启动细胞凋亡。损伤的线粒体发生肿胀、空泡化，线粒体嵴变短，稀疏、甚至消失，基质内出现含钙无定形致密体。线粒体损伤是细胞不可逆损伤的重要早期标志。

2. 活性氧类物质所致的损伤

自由基（free radicals）是指最外层电子轨道上含有不配对电子的原子、粒子或分子，又称ROS，这类物质极不稳定，具有强氧化活性，包括处于自由基状态的氧（如超氧自由基、羟自由基），次氯酸自由基，一氧化氮自由基，以及不属于自由基的过氧化氢等。ROS生成增多，通过生物膜脂质过氧化、非过氧化线粒体损伤、DNA损伤和蛋白质交联等几个靶作用点，改变脂质、蛋白质、核酸及碳水化合物分子构型，引起脂质双层膜结构稳定性下降，DNA单链破坏与断裂，促进含硫蛋白质相互交联，并可直接导致多肽破裂成碎片。ROS可以是细胞代谢的内源性产物，也可以由外源性因素产生，极易与周围分子产生毒性自由基，形成链式放大反应，引起细胞损伤。

3. 胞质内游离钙增多引起的损伤

正常情况下，细胞内游离钙与细胞内钙转运蛋白结合，存储于内质网、线粒体等处的钙库内。细胞膜ATP钙泵和钙离子通道，参与胞质内低游离钙浓度的调节。细胞缺氧、中毒时，细胞内存储游离Ca^{2+}释放，细胞外游离钙流入，细胞内游离钙水平升高，促进胞质内磷脂酶、蛋白酶、ATP酶和核酸酶活化，导致细胞中磷脂、蛋白质、ATP和DNA等降解，造成细胞损伤。

4. 细胞膜完整性破坏

细胞膜通透性增高，最终导致细胞膜损坏，是大多数细胞不可逆损伤的恒定特征。物理性直接作用、酶性溶解、缺血缺氧、ROS、各种病原微生物毒素、补体成分等，都可破坏细胞膜性结构的通透性和完整性，影响细胞膜的信息和物质交换、免疫应答、细胞分裂与分化等功能。早期表现为选择性膜通透性丧失，最终导致明显的细胞膜结构损伤。细胞损伤中最重要的膜结构部位是细胞质膜、线粒体膜和溶酶体膜。细胞膜结构损伤的重要机制，涉及自由基形成和继发的脂质过氧化反应破坏膜结构，进行性膜磷脂减少，磷脂降解产物堆积并产生细胞毒性。细胞膜与细胞骨架的分离，也使细胞膜易受拉力损害。

第三节　细胞和组织损伤的形态学变化

生理状态下不会发生细胞和组织的损伤性改变，因此下述病变描述均属细胞和组织损伤的范畴。当内外环境改变超出组织细胞自身适应或维持自稳态的能力时，可引起组织细胞在物质代谢、结构和功能等多个层面上的异常变化，即为损伤（injury）。损伤的程度取决于损伤因素的性质、持续时间、强度，受损细胞的比例和类型，以及组织的再生能力和所处状态等。轻度损伤是可逆的，当病因去除后可基本恢复原有正常结构与功能，称为可逆性损伤（reversible injury）。当损伤严重，则呈不可逆性，最终导致细胞坏死、细胞凋亡，称为不可逆性损伤（irreversible injury）。

一、细胞和组织的可逆性损伤

大部分轻度的细胞和组织损伤在应激和有害因素去除后可恢复正常，称为可逆性损伤（reversible injury）。可逆性损伤的形态学变化称为变性（degeneration），是指细胞内和/或细胞间质中出现异常物质或正常物质过度蓄积的现象，变性细胞、组织或器官的功能下降。

1. 细胞水肿

细胞水肿（cellular swelling）又称水变性（hydropic degeneration），是细胞损伤中最常见，最早出现的形态学改变。由缺血、缺氧、感染、中毒等造成线粒体受损，ATP生成减少，细胞膜Na^+-K^+泵功能障碍，导致细胞内钠离子积聚，细胞内大量水和钠潴留所致。主要见于线粒体丰富，代谢活跃的细胞，如肝细胞、肾曲小管上皮细胞及心肌细胞等。

肉眼观察，细胞水肿的器官体积增大，苍白，肿胀，包膜紧张，切开时切面隆起，边缘外翻，重量增加，颜色变淡。光镜下，细胞肿胀，胞质疏松、淡染。细胞水肿的早期，胞质中可见嗜伊红小颗粒，故又称颗粒变性（图1-6）；当水钠进一步潴留，则细胞体积进一步变大，胞质疏松淡染，甚至出现细小空泡，称为空泡变性。电镜下，这些颗粒和空泡是肿胀的线粒体和扩张的内质网。多数情况下，胞浆中出现的颗粒就是肿大的线粒体，而细胞肿大是由于胞浆中水分增加及线粒体等细胞器肿胀所致。重度细胞水肿，细胞极度肿胀，变圆如气球，胞质透明，称气球样变。常见于病毒性肝炎和四氯化碳中毒时的肝细胞。

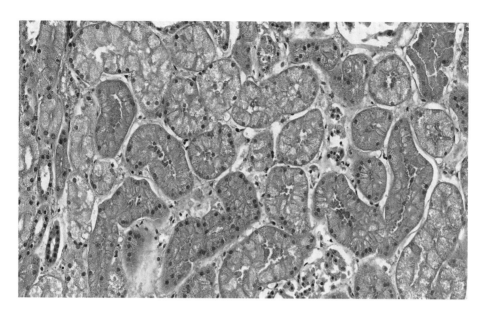

图1-6 肾曲小管细胞水肿

肾近曲小管上皮细胞明显肿大，管腔变小，有些上皮细胞胞浆着色较红，有些上皮细胞着色较淡，着色淡者胞浆内可见大量细微颗粒状物质，着色较淡者胞浆虽显疏松，颗粒状物质也明显可见

去除病因后，多数水肿的细胞结构和功能可完全恢复正常，但是严重的细胞水肿可发展为坏死。

2. 脂肪变

脂肪变（fatty change）是指非脂肪细胞内中性脂肪（主要是甘油三酯）的异常蓄积。脂肪主要在肝脏代谢，故脂肪变多发生于肝细胞，也可见于心肌细胞、骨骼肌细胞及肾小管上皮细胞等。脂肪变的原因包括感染、中毒、营养障碍、糖尿病、肥胖症、酗酒及缺氧等。一般认为脂肪变是可逆转的。

脂肪变初期，电镜下可见到由膜结构包绕的均质状的脂质体，之后逐渐融合成较大脂滴，无膜结构包绕，光镜下可观察到。苏木精-伊红（hematoxylin-eosin，HE）染色切片中，发生脂肪变的细胞质内可见大小不等的空泡（图1-7），该空泡是脂滴在制片过程中被脂溶性试剂溶解所致。为了证实胞质内蓄积物是脂肪成分，可用冰冻切片进行苏丹Ⅲ、苏丹Ⅳ或油红O染色，脂质被染成橙红色，也可被苏丹黑或锇酸染成黑色（图1-8）；而同样为胞质空泡样改变的细胞水肿和糖原沉积，却不被着染。如PAS染色为阳性，可确定为糖原沉积，非脂肪、非糖原的空泡可能为水分蓄积。

3. 玻璃样变

玻璃样变又称透明变性（hyaline degeneration），是指在HE染色切片中细胞内或细胞间质中出现均质状、红染、半透明的嗜酸性小滴、颗粒或者条索状物质。玻璃样变是一组形态相似，但化学成分和发生机制各不相同的病变。

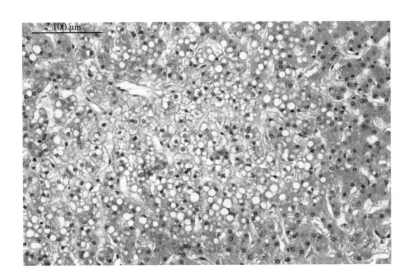

图1-7 肝脂肪变性

肝细胞胞浆内出现大小不等的脂肪空泡，可见较大胞质空泡的肝细胞核呈新月状，位于胞体一侧

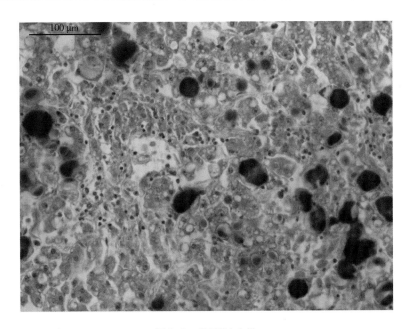

图1-8 肝脂肪变性

锇酸染色，脂滴染成黑色

根据病变累及的部位，玻璃样变常可分为：

（1）细胞内玻璃样变　细胞内蛋白质异常蓄积所致的形态学改变。如肾炎或其他疾病伴有大量蛋白尿时，肾近曲小管细胞胞质内常出现许多大小不等的圆形红染小滴。慢性炎症时，浆细胞粗面内质网中大量免疫球蛋白蓄积，内质网明显扩张，形成均质状、嗜酸性的 Russell小体。酒精性肝病时，肝细胞骨架成分中间丝前角蛋白变性聚集，形成Mallory

小体。

（2）结缔组织玻璃样变 见于陈旧的瘢痕组织（图1-9）、动脉粥样硬化的纤维斑块、机化的坏死组织以及萎缩的子宫和乳腺间质中，其发生机制尚不清楚。

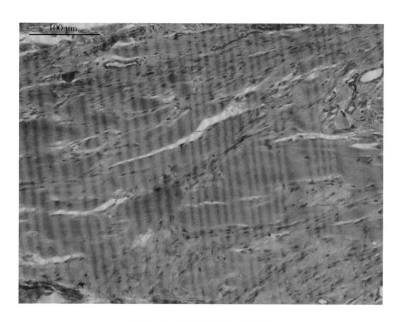

图1-9 结缔组织玻璃样变

瘢痕组织中胶原纤维增粗变宽，呈均质红染无结构状

（3）细小动脉壁玻璃样变 原发性高血压和糖尿病时，细小动脉管壁，尤其是脑、肾、脾的细小动脉管壁（图1-10），可发生玻璃样变，称为细动脉硬化（arteriolosclerosis）。这是由于血浆蛋白渗入内皮细胞下，加之基底膜样物质沉积于细小动脉壁，形成均质状、嗜伊红无结构的物质。玻璃样变的细小动脉管壁不同程度的增厚，管腔狭窄，导致受累脏器和组织局部缺血。

4. 淀粉样变

淀粉样变（amyloid change）是指细胞之间出现淀粉样物质的沉积，淀粉样物质有一系列特殊染色反应，如遇碘为棕褐色，再加稀硫酸则呈蓝色，与淀粉遇碘时所呈现的反应相似，故以为它是一种与淀粉相似的物质而得名，实则淀粉样变是一类形态学和特殊染色相近，但化学成分和形成机制不同的病变。

光镜下，淀粉样物质主要蓄积于细胞之间、小血管基膜下或沿网状纤维支架分布，HE染色呈淡红染、均质状。刚果红染色呈橘红色，偏振光显微镜下呈现特殊的苹果绿荧光。淀粉样变可分为全身性与局部性两种。全身性者可使许多脏器受累，常继发于长期慢性化脓性疾病及结核病等。局部性淀粉样变可见于阿尔茨海默病的脑组织、2型糖尿病的胰岛及甲状腺髓样癌的间质等。

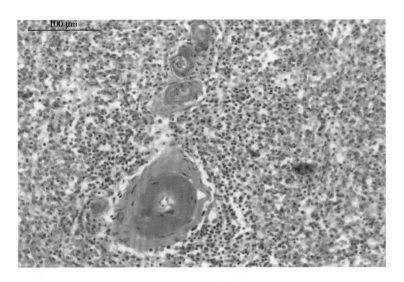

图1-10   脾中央动脉玻璃样变

中央动脉管壁增厚，管腔变小，动脉内膜下有均质红染无结构之玻璃样物质沉积

5. 黏液样变

黏液样变（mucoid change）又称黏液样变性（mucoid degeneration），是指间质中有黏多糖类物质和蛋白质的蓄积。黏液样变的镜下特点是在疏松的间质内，有多突起的星芒状细胞散布于灰蓝色的黏液基质中。黏液样变可表现为局部性和全身性。局限性黏液样变见于间叶组织肿瘤、动脉粥样硬化斑块、风湿病和营养不良患者的骨髓和脂肪组织等。

6. 病理性色素沉着

病理状态下，某些色素在细胞内、外异常蓄积，称为病理性色素沉着（pathological pigmentation）。色素可以是体内自身合成的（内源性色素），如脂褐素、含铁血黄素、黑色素及胆红素等；也可来源于体外（外源性色素），如纹身色素、碳尘等。

（1）含铁血黄素（hemosiderin）   含铁血黄素是血红蛋白降解所产生的衍生物。巨噬细胞吞噬红细胞或红细胞碎片，其溶酶体将血红蛋白的Fe^{3+}与蛋白质结合形成铁蛋白微粒，铁蛋白微粒多聚体即为光镜下所见的金黄色、黄棕色粗大的含铁血黄素颗粒。陈旧性出血灶或长期淤血区可见局灶性含铁血黄素沉积，如机化的血肿、慢性淤血的肺组织等。

（2）脂褐素（lipofuscin）   脂褐素是蓄积于胞浆内的黄褐色微细颗粒，电镜下显示为细胞自噬溶酶体中未被消化的细胞器碎片形成的不溶性残体，其成分是脂质和蛋白质的混合体，来源于细胞器膜相结构不饱和脂肪酸的过氧化反应。附睾管上皮细胞、睾丸间质细胞和神经节细胞的胞浆内正常时便含有脂褐素。脂褐素本身对细胞无损伤。老年人及一些慢性消耗性疾病患者的心肌细胞、肝细胞、肾上腺皮质网状带细胞等萎缩时，其胞浆内有多量脂褐素沉着。故此色素又有消耗性色素之称。

（3）黑色素（melanin）   黑色素是黑色素细胞合成的一种棕黑色内源性色素。黑色素细胞中的酪氨酸在酪氨酸酶的作用下，经由左旋多巴生成黑色素。局限性黑色素增多见于炎症局部、色素痣、黑色素瘤（图1-11）或基底细胞癌；全身性黑色素增多可由肾上腺皮质功能低下（如 Addison 病）所致，也发生于慢性肝病。

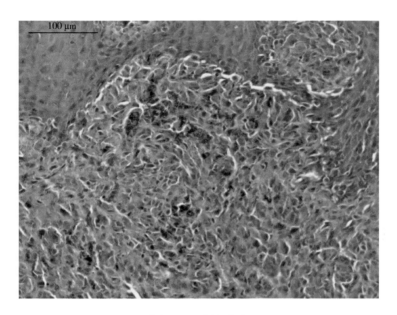

图1-11 黑色素瘤
黑色素沉积

（4）胆红素（bilirubin） 胆红素是正常胆汁中主要的色素，也来源于血红蛋白，但不含铁，在胞质中蓄积时表现为粗糙、金黄色、颗粒状。血中胆红素增高时，患者出现皮肤、黏膜黄染，称为黄疸。

7. 病理性钙化

病理性钙化（pathological calcification）是指在骨和牙之外的组织中有固态钙盐沉积，可位于细胞内或细胞外。钙盐的主要成分是磷酸钙和碳酸钙，有时钙化物质中还含有少量的铁、镁及其他无机盐。

病理性钙化可分为营养不良性钙化和转移性钙化两种。营养不良性钙化（dystrophic calcification）是指继发于组织变性坏死的钙盐沉着，钙盐常沉着在结核坏死灶、动脉粥样硬化斑块等变性坏死区。此型钙化血钙水平不升高，即没有全身性钙磷代谢障碍。转移性钙化（metastatic calcification）少见，此型钙化是由于全身性的钙磷代谢障碍，血钙和/或血磷增高，钙盐沉积在未损伤的组织上。转移性钙化可见于甲状旁腺机能亢进，接受超剂量的维生素D，各种肿瘤引起的骨质破坏严重等情况下。转移性钙化常发生在肾小管、肺泡、胃黏膜等处。肉眼观察，病理性钙化灶为细小、白色颗粒或团块，触之常有沙粒感或硬石感。光镜下，钙化物为嗜碱性、无定形的颗粒或团块，HE染色呈蓝色。严重钙化造成的组织硬化可导致组织器官功能的障碍。

二、细胞和组织的不可逆性损伤

不可逆性细胞损伤（irreversible injury）指细胞死亡（cell death），死亡细胞表现为代谢停止、功能丧失、结构破坏等不可逆状态，传统上细胞死亡有两种主要的形态学类型，即坏死和凋亡。坏死是细胞病理性死亡的主要形式，凋亡主要见于细胞生理性死亡，但也出现于许多病理性情况下。两者具有不同的发生机制、形态变化、生化特点以及生理、病理意义。

1. 坏死

坏死（necrosis）是以酶溶性变化为主的活体内局部组织中细胞死亡的表现形式。坏死细胞的细胞膜完整性丧失，细胞质内容物泄漏，引起周围组织的炎症反应（图1-12）。坏死与机体死亡是两个不同的概念，机体死亡是指呼吸、心跳停止，并进入不可恢复的状态，机体死亡后一般短暂的时间内，机体的许多组织仍然存活。多数情况下，坏死是由可逆性损伤发展而来的，少数情况下，坏死可因致病因素极为强烈而直接发生。

（1）坏死的形态学改变　坏死具有特征性的形态学表现，主要为细胞核和细胞质的变化，在单个细胞水平上有其共性，包括以下三方面。

① 细胞核改变：是细胞坏死的主要形态学标志，表现为：核固缩（pyknosis），核皱缩浓聚，体积缩小、深染，嗜碱性增强；核碎裂（karyorrhexis），表现为核膜破裂，核染色质崩解呈碎块状分散在胞质中；核溶解（karyolysis），由于细胞内pH降低，DNA酶和蛋白酶活化，导致染色质和核蛋白溶解，核嗜碱性减弱、浅染，仅能见到核的轮廓。在坏死后一两天内，细胞核完全消失。

② 细胞质变化：细胞坏死后，胞质嗜酸性明显增强。

③ 间质的变化：间质的基质逐渐崩解，胶原纤维肿胀、断裂、崩解、液化，最后融合成片状模糊的、无结构的红染物质。

（2）坏死的类型

单个细胞水平的坏死，细胞胞核与胞质变化具有相似性，仅能提供有限的细胞死亡信息。由于致病因子性质和组织本身结构的差异使局部组织（细胞）坏死表现出不同特征的组织学坏死类型，这些组织学坏死类型能提供更加丰富的细胞死亡信息，并具有不同的临床意义。坏死的类型取决于酶分解作用或蛋白质变性所占权重：当组织以蛋白质变性为主，易发生凝固性坏死；如果组织内有大量水解消化酶，多出现液化性坏死。一般而言，凝固性坏死、液化性坏死和纤维素样坏死是三种最基本的坏死类型，还有干酪样坏死、坏疽等一些特殊类型的坏死。

① 凝固性坏死（coagulative necrosis）：是细胞坏死的最常见类型。多见于心、肝、

脾、肾等实质性器官。常因局部缺血缺氧、细菌毒素、感染、某些物理性和化学性损伤引起。肉眼观察,早期坏死组织肿胀,随后坏死区呈灰黄色或灰白色、干燥、质实变硬,坏死灶周围常出现暗红色的炎性充血出血带,与正常组织界限清楚。镜下,坏死组织的细胞细微结构消失,但组织结构轮廓可保存数天(图1-12)。

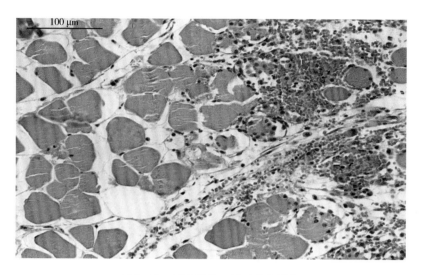

图1-12 骨骼肌坏死灶(化学性)

左侧肌纤维横断面,细胞坏死,细胞核消失,右侧可见充血,炎细胞浸润之炎性反应带

② 液化性坏死(liquefactive necrosis):组织坏死后迅速被酶分解变成液体状态称为液化性坏死。常发生在可凝固蛋白质少,富含水分、磷脂和溶酶体酶的组织中。如缺血缺氧引起的脑软化,由细菌或偶尔由真菌感染引起的脓肿(图1-13),由细胞水肿发展而来的溶解性坏死和脂肪坏死均属于液化性坏死。

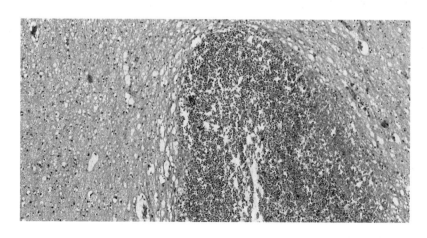

图1-13 脑脓肿

感染灶中脑组织破坏液化,脓液形成,可见脓腔内含有大量中性粒细胞浸润聚集,脓肿周围脑组织充血

③ 纤维素样坏死（fibrinoid necrosis）：旧称纤维素样变性，是结缔组织及小血管壁常见的坏死类型。病变部位组织结构消失，形成细丝状、颗粒状或小条块状、深红染的无结构物质，因其染色性质与纤维素相似，故名纤维素样坏死。常见于急性风湿病、结节性多动脉炎、系统性红斑狼疮、肾小球肾炎等变态反应性疾病，以及急进型高血压、胃溃疡底部小血管等。

④ 干酪样坏死（caseous necrosis）：是凝固性坏死一种特殊表现形式，常见于结核病，偶见于某些梗死灶、肿瘤和结核样麻风病等。干酪样坏死得名于坏死区淡黄色、松脆、干酪样的肉眼形态。光镜下，坏死区表现为无定形、粉染的颗粒状碎屑，结构完全消失，不见任何组织和细胞的原有形态轮廓。干酪样坏死常见于结核病（图1-14）。

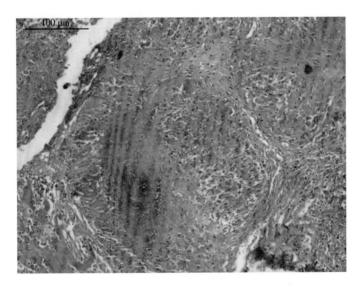

图1-14　干酪样坏死

结核菌感染之淋巴结（淋巴结结核），可见明显深红染颗粒状无结构

⑤ 坏疽（gangrene）：是指较大块组织坏死并继发腐败菌感染所形成的特殊形态改变。分为干性坏疽（图1-15）、湿性坏疽和气性坏疽三种类型。前两者多为继发于血液循环障碍引起的缺血性坏死。湿性坏疽和气性坏疽常伴有全身中毒症状。

（3）坏死的结局

① 溶解吸收：大多数坏死细胞及其碎片首先由坏死组织及周围中性粒细胞等释放的水解酶进行消化溶解，然后通过淋巴管和血管被吸收，不能吸收者可被巨噬细胞吞噬消化。坏死范围较大不易完全吸收时，可形成囊腔（cyst）。

② 分离排出：分离排出是指病变组织与健康存活组织解离并排出。坏死区较大且位于体表或与外界相通器官，不易完全溶解吸收，其周围渗出的中性粒细胞释放水解酶，加速坏死灶周边组织的溶解，使坏死灶与健康组织分离，形成组织缺损。皮肤、黏膜处浅表的

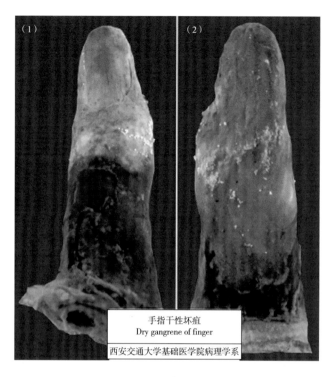

图1-15 手指干性坏疽

手指远端呈黑色、干枯、皱缩

缺损称为糜烂（erosion），深达皮下或黏膜下的缺损则称为溃疡（ulcer）。窦道（sinus）是指深部组织坏死后形成开口于皮肤或黏膜表面的异常盲管。瘘管（fistula）通常是指两个空腔脏器间或空腔脏器与体表间两端开口的异常通道。空洞（cavity）为液化性坏死物质从天然管道如支气管、输尿管排出后，肺、肾等器官或组织内遗留下的空腔。

③ 机化包裹：机化（organization）是新生肉芽组织长入并取代坏死组织、血栓及异物的过程。若坏死灶太大，肉芽组织难以向中心部位完全长入，则由周围增生的肉芽组织将其环绕，称为包裹（encapsulation）。机化和包裹的肉芽组织最终都可形成瘢痕组织。

④ 钙化：如果坏死细胞和细胞碎片未被迅速清除，它们易吸引钙盐及其他矿物质，并沉积于坏死区域，继发营养不良性钙化。

（4）坏死的影响 坏死对机体的影响与下列因素有关：

① 坏死细胞的生理重要性，如心、脑组织的坏死，后果严重；

② 坏死细胞的数量，如广泛的肝细胞坏死，可致机体死亡；

③ 坏死细胞周围同类细胞的再生情况，如肝、表皮细胞等易于再生的细胞，坏死组织的结构和功能容易恢复；而神经细胞、心肌细胞等坏死后，则无法再生修复；

④ 坏死器官的储备代偿能力，如肾、肺等成对器官，储备代偿能力较强。

2. 凋亡

凋亡（apoptosis）是活体内局部组织中单个细胞的程序性细胞死亡（programmed cell death）。凋亡是有别于坏死的另一种重要的细胞死亡形式，可存在于生理性及病理性细胞死亡过程中。

凋亡是有别于坏死的细胞死亡形式，两者在发生机制、生物化学、形态改变上有明显不同（表1-1）。

表1-1　凋亡和坏死的主要特征

特征	凋亡	坏死
诱因	生理性或弱的病理性刺激	病理性刺激
机制	多基因参与调控的主动细胞死亡	酶解性的被动细胞死亡
形态学	细胞皱缩，嗜酸性增强，核染色质凝集、边集，形成凋亡小体，质膜完整	细胞肿胀，核固缩、碎裂、溶解，质膜完整性丧失
范围	多为散在的单个细胞	常为集聚的多个细胞
周围反应	不引起周围组织炎症反应和修复再生	伴周围组织炎症反应和修复再生
生物化学	耗能，规律性DNA降解，有新蛋白合成	不耗能，溶酶体酶非特异性降解核酸、蛋白质等，无新蛋白合成

📚 本章小结

适应性形态变化，表现为萎缩、增生，肥大和化生。在细胞水平，萎缩指细胞体积的缩小，肥大是细胞体积增大，增生指单纯细胞数量增多，化生是细胞表型的变化，是分化成熟的组织为另一种分化成熟的组织所替代。这些变化有些可见于生理状态，多数由病理性刺激引起。器官水平的萎缩、肥大与细胞水平的相应变化不同，如器官萎缩可同时表现为细胞的体积缩小和数量减少。

损伤依据其程度不同分为可逆性损伤和不可逆性损伤。可逆性损伤包括细胞水肿和脂肪变。不可逆性损伤指组织、细胞的生命活动完全终止且不可恢复，主要表现为坏死和凋亡两种形式。坏死是机体的局部组织、细胞的死亡，单个细胞水平坏死细胞表现为核固缩，碎裂和溶解消失，细胞膜通透性增高，溶酶体酶渗漏，刺激周围组织形成炎症反应。单个细胞坏死形态上表现较为单一，然而在组织水平上表现多样，坏死的组织学类型如凝固性坏死、液化性坏死、脂肪坏死、纤维素样坏死、干酪样坏死等，可提供更为丰富的临床信息。凋亡是活体内局部组织中单个细胞程序性死亡的主要形式，见于正常发育过程，生理性组织、细胞更新，以及病理过程，死亡细胞碎片由吞噬细胞清理，不引起周围组织炎症反应。近年来越来越多的细胞程序性死亡模式被证实。

📖 课程思政

人类对疾病的认识，与人类文明的发达程度以及科学知识、技术发展的水平密切相关。希波克拉底（Hippocratés，公元前460—公元前377年）已经认识到疾病不是"上帝惩罚"，不是祭司和巫医的咒语，而是由于内外环境的超常变化而使机体产生的疾病状态，创立了疾病的体液学说。认为自然界存在四大元素"空气、水、火和土"，物质存在四种状态"潮湿、寒冷、温暖和干燥"。人体体液中也存在四种类似的物质状态："血液，黏液（痰）和胆汁，胆汁根据其性状又分为黄胆汁和黑胆汁"。体液的平衡是健康的基础，而体液系统紊乱则导致疾病的发生。疾病的体液学说体现了那个时代人们对疾病的朴素认知。同时代中国医学经典《黄帝内经·素问》（公元前300年）已经成型，也完整地提出内外环境变化的病因学，包括风、寒、暑、湿、燥、火六种外界因素变化，和喜、怒、忧、思、悲、恐、惊七种情感因素，此时人们对疾病的认知仍处于患病个体的整体水平。随着科学技术的进步和科学知识的积累，人们对机体的构造和病患部位有了进一步的认识，《黄帝内经·素问》中有了五脏（心、肝、脾、肺、肾），六腑（胆、胃、大肠、小肠、膀胱、三焦）的概念，并对各自的形态和生理病理意义做了系统的描述。意大利解剖学家莫尔加尼（Giovanni Battista Morgagni）通过大量解剖病例的积累，成为现代器官病理学的奠基人。随着细胞学说的建立，德国病理学家魏尔啸（Rudolf Ludwig Carl Virchow）从细胞学说的角度，以科学方法认识疾病，建立了细胞病理学，真正使人们对疾病的研究从"艺术"走上科学，病理学为临床医学实践提供了科学基础。

近百年来，由于其他学科的融合，新技术的不断涌现，医学科学得到了突飞猛进的发展，对疾病的认知，从细胞水平进入到分子水平，精准的分子靶向治疗在临床上已得到应用，然而细胞作为生命活动的基本单位，生物大分子的活动仍然体现在细胞水平，因而可以想到，从分子水平向细胞水平或者更高水平的整合可能是今后医学科学发展的方向。

📝 思考题

1. 名词解释：萎缩，肥大，增生，化生，细胞水肿，脂肪变性，透明变性，黏液变性，淀粉样变性，坏死，凋亡，凝固性坏死，液化性坏死，干酪样坏死。
2. 简述四种形式适应性变化组织学类型的原因和病理变化。
3. 简述脂肪变性的原因和好发部位。
4. 简述常见组织可逆性损伤（包括病理性色素沉积）的类型，病理变化和意义。
5. 简述坏死的类型和结局。

第二章
损伤的修复

📖 **学习目标**

1. 掌握再生的概念、各种细胞的再生能力；熟悉各种组织的再生过程；了解细胞再生的影响因素。

2. 掌握肉芽组织的概念、结构和功能，掌握瘢痕组织对机体的影响。

3. 掌握创伤愈合的概念、基本过程及类型；熟悉影响创伤愈合的因素。

机体对细胞组织损伤进行修补复原的过程，称为修复（repair）。修复有两种不同的形式：再生（regeneration）：由损伤周围的同种细胞进行修复；纤维性修复（fibrous repair）：由肉芽组织进行的修复，以后形成瘢痕，又称瘢痕修复。在多数情况下，上述两种修复形式同时存在。

第一节 再生

再生可分为生理性再生和病理性再生。生理性再生指生理过程中有些细胞和组织不断消耗、老化，由新生的同种细胞不断补充，以保持原有的结构和功能。如红细胞寿命120d，中性粒细胞只能存活1~3d，因此需要不断从淋巴造血器官再生新生细胞进行补充；子宫内膜周期性脱落，由基底部细胞增生加以恢复等。病理性再生指病理状态下，组织发生缺损后的再生，包括完全性再生和不完全性再生。完全性再生是指损伤组织被同种细胞增殖修复，如轻型肝炎肝细胞坏死后，由周围肝细胞增殖修复；而不完全性再生是指受损组织被纤维组织增生代替，不能或不能完全恢复原有组织结构功能，又称为纤维性修复，如重型肝炎大面积肝细胞坏死后，由结缔组织长入修复。

一、细胞的再生潜能

一般而言，低等动物细胞比高等动物细胞再生能力强；幼稚组织比成熟组织再生能力强；生理状态下经常更新的组织有较强的再生能力。

按再生能力的强弱，可将人体细胞分为三类：

1. 不稳定细胞（labile cells）

不稳定细胞又称持续分裂细胞。这类细胞不断增殖，以代替衰亡或者被破坏的细胞。这类细胞如表皮细胞、淋巴造血细胞、间质细胞、呼吸道和消化道黏膜上皮细胞、生殖器官管腔被覆细胞等。

2. 稳定细胞（stable cells）

稳定细胞又称静止细胞。生理状态下细胞增殖不明显，但当组织受到明显刺激时，则表现出较强的再生能力。这类细胞包括腺体或腺样器官的实质细胞，如胰腺、内分泌腺以及肾小管上皮细胞等。

3. 永久性细胞（permanent cells）

永久性细胞又称非分裂细胞。这类细胞一般遭受破坏后不能分裂增生，成为永久性缺失，这类细胞有神经细胞、骨骼肌细胞及心肌细胞。

二、各种组织的再生过程

1. 被覆上皮的再生

鳞状上皮缺损时，由创缘或底部基底细胞分裂增生，向缺损中心迁移，先形成单层上皮，以后增生分化为鳞状上皮。

2. 纤维组织的再生

由受损处的成纤维细胞分裂增生完成再生。成纤维细胞可由静止状态的纤维细胞转变而来，或由未分化的间叶细胞分化而来。当成纤维细胞停止分裂后，开始合成并分泌前胶原蛋白，在细胞周围形成胶原纤维，细胞逐渐成熟变成细长梭形的纤维细胞。

3. 软骨组织和骨组织的再生

软骨组织再生能力弱，骨组织再生能力强。软骨再生起始于软骨膜的增生，骨组织再生起始于骨母细胞。

4. 血管再生

毛细血管以生芽的方式完成再生，即基底膜在蛋白酶的作用下分解，该处内皮细胞增生形成幼芽，而后内皮细胞向前移动伴后续细胞增生形成新生毛细血管。新生的毛细血管基底膜不完整，内皮细胞间空隙较大，故通透性较高。大血管离断后需要手术吻合，吻合处两侧内皮细胞分裂增生，互相连接，恢复原来内膜结构，但离断的肌层不易完全再生，由结缔组织增生连接，形成瘢痕修复。

5. 肌组织的再生

肌组织的再生能力很弱。横纹肌的再生依据肌膜是否存在以及肌纤维是否完全断裂而有所不同。损伤较轻而肌膜未被破坏时，残存的肌细胞分裂分化出肌原纤维，从而恢复正常横纹肌的结构；如果肌纤维断端不能直接连接或者肌膜被破坏，则靠纤维瘢痕修复。平滑肌也有一定的分裂再生能力，如小动脉再生中就有平滑肌的再生，但较大的血管或者肠管断裂则主要通过纤维瘢痕修复。心肌再生能力非常弱，破坏后一般都是纤维瘢痕修复。

6. 神经组织再生

脑和脊髓内的神经细胞破坏后不能再生，由神经胶质细胞及其纤维修补，形成胶质瘢痕。而外周神经受损时，如果与其相连的神经细胞仍存活，则可完全再生。

第二节　纤维性修复

纤维性修复（fibrous repair）是指由肉芽组织进行的修复，以后肉芽组织转化为以胶原纤维为主的瘢痕，也称瘢痕修复。

一、肉芽组织的形态与成分

肉芽组织（granulation tissue）是由新生薄壁毛细血管以及增生的成纤维细胞、炎细胞（常以巨噬细胞为主，也有多少不等的中性粒细胞以及淋巴细胞）等成分构成的一种纤维结缔组织（图2-1），肉眼观察呈鲜红、湿润柔软呈颗粒状，形似鲜嫩的肉芽故名肉芽组织。

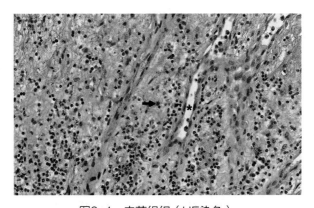

图2-1　肉芽组织（HE染色）

成纤维细胞（→）；新生的毛细血管（＊）

二、肉芽组织的作用及结局

肉芽组织在组织损伤修复过程中主要作用：①抗感染保护创面；②填补创口及其他组织缺损；③机化或包裹坏死、血栓、炎性渗出物以及其他异物。

肉芽组织在组织损伤后2~3d即可出现，自下而上或从周围向中心生长推进，填补伤口或取代异物。随着时间的推移，肉芽组织依据其生长的先后顺序逐渐成熟，其主要变化为：间质的水分逐渐吸收减少；炎细胞逐渐减少或消失；毛细血管管腔闭塞，数目减少；胶原纤维逐渐增多等改变。最后，肉芽组织改建成熟形成由大量平行或交错分布的胶原纤维束组成的瘢痕组织（scar，图2-2）。

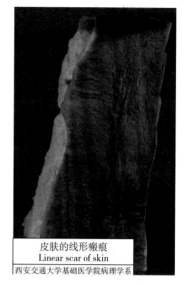

皮肤的线形瘢痕
Linear scar of skin
西安交通大学基础医学院病理学系

图2-2 皮肤线形瘢痕

皮肤瘢痕（→）

三、瘢痕组织对机体的影响

1. 瘢痕组织对机体有利的一面

（1）填补伤口和缺损，可使组织器官保持完整性。

（2）由于瘢痕组织含有大量胶原纤维，可使组织器官保持其坚固性。

2. 瘢痕组织对机体不利的一面

（1）瘢痕收缩　特别是发生于关节附近和重要器官的瘢痕，常引起关节挛缩或活动受限。

（2）瘢痕性粘连　特别是在器官之间或器官与体腔壁之间发生的纤维性粘连，会不同程度地影响器官功能。

（3）器官硬化　器官内广泛的纤维化玻璃样变，可发生器官硬化。

（4）瘢痕组织过度增生　又称肥大性瘢痕，这种肥大性瘢痕突出于皮肤表面并向周围不规则扩延，称为瘢痕疙瘩（keloid），临床上也称为蟹足肿。

第三节　创伤愈合

创伤愈合（wound healing）是指机体遭受外力作用，皮肤等组织出现离断或缺损后的愈合过程，包含各种组织的再生和肉芽组织增生、瘢痕形成的复杂组合，表现出各种过程的协同作用。

一、皮肤的创伤愈合基本过程

最轻度的创伤仅限于皮肤表皮层，可通过上皮再生愈合。稍重者有皮肤和皮下组织的离断，并出现伤口；严重创伤有肌肉肌腱以及神经的断裂和骨折等。在此以皮肤手术切口为例，叙述创伤愈合的基本过程。

1. 伤口的早期变化

伤口局部有不同程度的组织坏死和血管断裂出血，数小时内有炎症反应，局部红肿结痂。

2. 伤口收缩

2～3d后边缘的整层皮肤即皮下组织向中心移动，伤口迅速缩小，14天左右停止。

3. 肉芽组织增生与瘢痕形成

大约第3天开始，从伤口底部和边缘长出肉芽组织，第5～6天成纤维细胞产生胶原纤维，其后一周胶原纤维形成最为活跃，大约伤后一个月瘢痕完全形成。

4. 表皮与其他组织再生

创伤发生24h内，创口边缘基底细胞开始增生，并向伤口中心迁移，形成单层上皮，覆盖在肉芽组织表面。当上皮或基底细胞彼此接触时，则停止迁移，并增生分化为鳞状上皮。皮肤附属器（毛囊、汗腺和皮脂腺）如完全破坏，则不能完全再生，由瘢痕修复。

二、创伤愈合的类型

根据损伤程度以及有无感染，创伤愈合有以下两种类型。

1. 一期愈合（healing by first intention）

组织缺损少，创缘整齐，无感染，缝合严密，出血少，炎症反应轻微，形成瘢痕常为白色线状瘢痕。

2. 二期愈合（healing by second intention）

见于组织缺损大、创缘不整，哆开，无法整齐对和，或伴伤口感染。愈合时间长，瘢痕大而不整齐。

三、影响创伤愈合的因素

损伤程度、组织再生能力、伤口是否感染等因素决定修复的方式和愈合的时间。根据影响创伤愈合的因素的来源，可将其分为全身因素和局部因素。

1. 全身因素

（1）年龄　儿童和青少年组织再生能力强，创伤愈合快；而老年人则相反，创伤愈合慢，与老年人血管硬化导致的血液供应减少有关。

（2）营养 营养是影响创伤愈合的重要因素。蛋白质、碳水化合物、脂肪、维生素与微量元素对创伤愈合均有重要作用，严重的营养不良，将影响组织再生和创伤愈合。

比较常见的营养素缺乏有以下四种。

① 蛋白质缺乏：蛋白质（protein）来自希腊语"Protos"，原意为"主要的"，反映了其对机体正常生理活动的重要性。人体21种构成蛋白质的氨基酸按照来源分为非必需氨基酸和必需氨基酸。非必需氨基酸有12个，包括丙氨酸、精氨酸、天冬氨酸、天冬酰胺、半胱氨酸、谷氨酰胺、谷氨酸、甘氨酸、组氨酸、脯氨酸、丝氨酸、酪氨酸，这些氨基酸可由机体利用自身的碳骨架和游离氨基来合成。其中半胱氨酸与胶原合成有关，精氨酸可以增强胶原蛋白的沉积，谷氨酸可以作为核苷酸合成的前体，促进伤口愈合。虽然非必需氨基酸可由机体自行合成，但在某些特定情况下，如阻止机体合成某些氨基酸的疾病（如苯丙酮尿症）或某些慢性疾病对氨基酸的需求量增加，仍需从外界补充非必需氨基酸。必需氨基酸有8个，包括赖氨酸、苏氨酸、亮氨酸、异亮氨酸、缬氨酸、甲硫氨酸、色氨酸、苯丙氨酸，这些氨基酸机体无法自行合成，必须通过外界摄入获取。其中甲硫氨酸可促进肉芽组织及胶原蛋白形成，加速纤维增生。严重的蛋白缺乏会导致伤口愈合缓慢甚至不愈合。

② 碳水化合物和脂肪缺乏：碳水化合物可通过体内多种代谢途径转化为葡萄糖，为创伤愈合过程中白细胞的抗炎和吞噬活动供能。脂肪是细胞膜的重要成分，为创伤愈合过程中的各种细胞再生起到了重要作用。值得注意的是，碳水化合物和脂肪的过度摄入会增大机体代谢压力，不利于创伤愈合，尤其是对一些有基础代谢性疾病患者，如糖尿病人，影响明显。因此，碳水化合物和脂肪摄入应遵循适量原则。

③ 维生素缺乏：维生素A是骨骼和牙齿发育以及维持上皮细胞健康所必需的，因此对于骨折的创伤愈合来说，维生素A的补充十分重要。维生素B族与碳水化合物的代谢密切相关。维生素C对创伤愈合也起到关键性作用，这是由于α-多肽链中的脯氨酸和赖氨酸必须经羟化酶羟化才能形成前胶原分子，而维生素C具有催化羟化酶的作用，当维生素C缺乏时，前胶原分子形成受阻，影响胶原纤维形成，继而影响创伤愈合。维生素D有促进钙、磷吸收的作用，有利于骨伤的愈合。维生素E是参与合成胶原蛋白的重要组分，促进创口愈合。

④ 微量元素缺乏：微量元素如钠、钾、钙、磷、氯等与胶原合成有关。锌也会影响伤口愈合，其作用机制可能与锌是细胞内一些氧化酶的成分有关。

2. 局部因素

（1）局部血液循环 良好的血液循环能保障组织再生所需的营养物质，同时能加速对坏死物质的吸收和局部感染的控制。

（2）神经支配 正常的神经支配对组织再生有一定的作用。失去神经支配会导致神经性营养不良，从而影响组织细胞再生。

（3）感染　局部感染对再生修复非常不利，严重影响创伤愈合。原因在于感染微生物产生毒素和酶会加重局部损伤。此外，伤口感染渗出物多，增加了局部张力，延缓伤口愈合。

（4）异物　伤口内的异物如缝线、纱布和泥沙难以吸收，并对局部组织产生刺激，妨碍伤口愈合。临床上应及时清创处理，利于伤口愈合。

（5）电离辐射　能损伤血管，破坏细胞，抑制组织再生，影响伤口愈合。

🗃 知识拓展

为促进伤口愈合，患者/伤者强调高热能、高蛋白质、高维生素饮食，而不是高脂肪饮食，如各种瘦肉、牛乳、蛋类和豆类。同时，各种维生素在伤口愈合的饮食调理中也非常重要，一般伤口愈合期间各种维生素的需要量都应高于平常，可从蔬菜、水果中摄取。另外还应注意避免摄取不利于伤口愈合的刺激性食物，如韭菜、辣椒、葱等。

这里列举几种常见的有助于伤口愈合的食养原料：

【鸡蛋】鸡蛋营养丰富，消化吸收率高，易于烹饪，且价格低廉，已成为我国居民消费量最大的动物性食品之一。鸡蛋富含多种有助于创伤愈合的营养成分，如蛋白质、脂肪、维生素以及微量元素等。鸡蛋蛋白质包含全部的必需氨基酸，且含量丰富，是与人体蛋白质氨基酸模式最接近的蛋白质，是各类食物蛋白质中生物价值最高的一类。除了丰富的氨基酸含量，鸡蛋中还富含多种抗菌抗病毒活性的蛋白质，如卵黄免疫球蛋白、卵转铁蛋白、卵黏蛋白等，有助于抗炎和促进创伤愈合。鸡蛋中的脂肪主要以乳融状的形态存在于蛋黄中，极易消化，且富含多种不饱和脂肪酸，有助于降低人体内的血清胆固醇，不仅不会增加机体对脂肪的代谢压力，反而有助于稳定机体血脂水平，对于创伤愈合有极大的促进效用。鸡蛋富含多种维生素，包括维生素A、维生素D、维生素B_1、维生素B_2、维生素B_6、维生素B_{12}等，是单体食材中维生素含量最丰富的食材之一。另外，鸡蛋价格平价、符合中国人的饮食习惯，对于进食困难的人群也可以制作成蛋汤蛋羹进服，因此成为了助力伤口愈合的首选食养原料。

【牛乳】牛乳富含蛋白质、脂肪、乳糖、矿物质、维生素以及各种生物活性成分，营养价值较高，且易被人体消化吸收，也是人体获取营养物质的主要来源之一。牛乳中也包含全部的必需氨基酸，以及各种生物活性蛋白，如乳铁蛋白和转铁蛋白等。牛乳中脂肪酸含量高且种类丰富，特别是人体所需的必需脂肪酸如亚油酸、亚麻酸、花生四烯酸等含量较高，同时较高的脂肪含量还有助于机体对脂溶性维生素（维生素A、维生素D、维生素E等）的吸收，有助于创伤愈合。另外，牛乳中含有丰富的钙，并与酪蛋白中丝氨酸的磷酸残基结合形成更易于机体吸收的酪蛋白酸钙，因此牛乳是优良的补钙食品，对于骨折的愈合起到了有效的促进作用。牛乳易入口，易购买，方便食用，也成为助力伤口愈合的优选食养原料之一。但值得注意的是，牛乳中含有β-乳球蛋白，目前被认为是引起牛乳过敏的主要原因，β-乳球蛋白过敏人群可选用β-乳球蛋白含量较低的水牛乳、羊乳或人工减少β-乳球蛋白的加工牛乳。

【瘦肉】瘦肉内含有大量精氨酸，可刺激胰岛素分泌、促进肌肉组织生长和增强机体免疫力，对于促进创伤愈合尤其是骨折的愈合效果明显。肉类的选择也需注意：尽量避免羊肉、牛肉、狗肉等中医认为有"发性"的食材，可选择猪瘦肉、鸡肉等。另外，烹调方法也要注意，以清淡为主，建议用清水煮或者蒸，避免用煎炸、油腻、容易上火的方法烹调食物。

【豆制品】大豆制品中含有大量植物蛋白，对于严格素食主义者的创伤愈合有显著促进作用。虽然大部分植物蛋白被认为是不完全蛋白，即某些必需氨基酸含量极低，被称为"限制"氨基酸，但合理搭配多种豆类，将含有不同"限制"氨基酸的食物配合食用可有效改善该问题。另外，大豆制品中所含有的低聚糖经大肠细菌的发酵，产生二氧化碳、甲烷、氢气等，易使人腹胀，应注意摄入量。同时，生大豆制品中含有大量蛋白酶抑制剂和红血球凝集素等对人体有害物质，湿热处理可使这些有毒物质失活，因此摄入大豆类制品时，务必保证煮熟后再食用。

【蔬菜水果】新鲜蔬果，如番茄、胡萝卜等，可为机体提供大量的维生素和微量元素，对创伤的愈合起到促进作用。新鲜蔬果中还含有大量膳食纤维，有助于急重型创伤患者肠道的保护和功能恢复以及体内微环境的稳定。另外，选择新鲜蔬果尽可能减少含糖量高或淀粉含量高的食物，减少机体代谢负担，尤其是对于有基础代谢疾病的患者，如糖尿病患者。

【海产品】新鲜海产品中含有大量的锌，如牡蛎（锌含量最高的食物），锌对组织愈合与修复、机体代谢和机体免疫都有显著的促进作用。锌可与维生素C结合，参与体内胶原蛋白的合成，增加抵抗力，促进伤口愈合。但需要注意的是，海鲜在中医理论中属于"发性"食材，不利于创伤愈合，应适量摄入。

【中药药材】

黄芪：具有补气健脾，排毒生肌的功效，临床上可促进创伤愈合，有生肌敛疮的功效，可用于治疗疮疡、难溃难腐或溃后难敛等症，常与大枣、熟地、当归、枸杞、桂枝、鸡等煲汤同服。

人参：具有补益脾肺，大补元气，抗感染，促进肌肉、皮肤组织愈合的功效。目前，从人参中提取的有效成分"人参皂苷"和"人参肽"已被广泛应用于促进创伤愈合的多种内服和外敷药物中。

📖 课程思政

神奇的干细胞

干细胞是一类具有自我更新能力及多向分化潜能的细胞，能够产生高度分化的子细胞，同时也能分化为祖细胞。干细胞的发现与应用开启了"自体救治"的时代。

1999年和2000年，*Science*杂志连续两年将干细胞治疗列为年度十大科学突破之首；2007年和2012年的诺贝尔生理学奖或医学奖都颁给了干细胞相关研究的科学家；2016年，我国将"干细胞"研究正式列入国家重大科技项目"十三五"规划纲要。

干细胞在生命科学的细胞修复、发育生物学、药物学等领域有着极为广阔的应用前景，其中最为大家所熟知的是作为细胞治疗与组织器官替代治疗的"种子细胞"，如造血干细胞疗法。造血干细胞是人体所有血细胞和免疫细胞的起源，造血干细胞移植技术是治疗白血病、淋巴瘤等血液肿瘤的较为有效和理想的方法，已在临床治疗中得到不断地推广应用。然而要寻找与病人组织相容性抗原基因相匹配，不被排斥的造血干细胞难度较大，因此鼓励公民捐献造血干细胞，构建全国性的造血干细胞库的意义十分重大。和献血类似，捐献造血干细胞对供者的身体健康不会产生不良影响。中华骨髓库在全国各地举办了多场"造血干细胞"专题知识讲座，得到了广大人民群众的积极响应，尤其是党员，他们带头捐献造血干细胞，挽救了数以千计的白血病患者的生命，以捐献"生命火种"的方式帮助白血病患者重获新生。

鼓励在校大学生积极参与捐献造血干细胞，这是践行社会主义核心价值观、增强社会凝聚力和向心力的优秀体现。

📚 本章小结

本章主要讲述了机体的两种不同修复形式（再生和纤维性修复）、修复的具体过程、创伤愈合的过程及其影响因素。该章节涉及的损伤修复是最常见的病理生理改变之一，在日常生活中可通过食品营养学知识，来改善和促进机体各种损伤的修复。

📝 思考题

1. 什么是肉芽组织？它有着怎样的形态结构和功能？
2. 举例说明瘢痕对机体的影响。
3. 什么是一期愈合？什么是二期愈合？两者有何差别？
4. 肉类中含有大量蛋白质，大量摄入烤肉是否对创伤愈合有促进作用？
5. 严格素食主义者通过何种方式补充蛋白质？该方式是否能满足创伤愈合时机体对蛋白质需求？

第三章
局部血液循环障碍

学习目标

1. 掌握淤血的病理变化及其对机体的影响；掌握肺淤血及肝淤血的病理变化。
2. 掌握血栓形成的概念、条件及机制、血栓的类型、结局及对机体的影响。
3. 掌握栓塞与栓子的概念、栓塞的类型、栓子运行的规律、血栓栓塞的类型及对机体的影响。
4. 掌握梗死的概念，梗死形成的原因、条件、病变及类型。
5. 熟悉出血的病因、发病机制、病理变化及后果。
6. 了解水肿的发病机制及病理变化。

血液循环是机体进行正常的新陈代谢和功能活动的基本条件之一。血液循环的主要功能是运送氧和营养物质到各器官、组织和细胞。血液循环障碍包括全身性和局部性两种。局部血液循环障碍可以是局部因素所致，也可能是全身血液循环障碍的局部表现。局部血液循环障碍常表现为局部组织或器官的充血、淤血、水肿、出血、血栓形成、栓塞和梗死等。

第一节　充血和淤血

充血（hyperemia）和淤血（congestion）均指局部组织血管内血液含量增多（图3-1），但两者发生的机制和产生的后果不同。

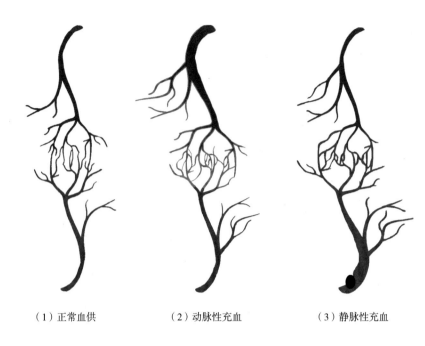

（1）正常血供　　　　　　（2）动脉性充血　　　　　　（3）静脉性充血

图3-1　充血模式图

一、充血

局部器官或组织因动脉输入血量的增多而发生的充血，称动脉性充血（arterial hyperemia），简称充血，表现为局部组织或器官细小动脉和毛细血管扩张，血液输入量增加。

（一）常见类型

凡是能引起细小动脉扩张的任何原因，都可引起局部组织或器官充血。常见的充血可分为：

1. 生理性充血

生理性充血指因器官生理需要和代谢增强而发生的器官和局部组织的充血。例如进食后的胃肠道黏膜充血和妊娠时的子宫充血等。

2. 病理性充血

病理性充血指各种病理状态下器官或局部组织的充血。

（1）炎症性充血　是较为常见的病理性充血，特别是在炎症反应的早期，致炎因子可通过组胺、缓激肽等血管活性物质的作用，使细动脉充血，局部组织变红和肿胀。

（2）减压后充血　局部组织和器官长期受压，当压力突然解除，细小动脉发生反射性扩张，引起充血，称为减压后充血。如快速抽出腹腔积液或摘除腹腔内巨大肿瘤后，腹腔内压力突然降低，局部压力迅速解除，受压组织内的细动脉发生反射性扩张，导致局部充血。

（二）病理变化

动脉性充血的组织和器官体积轻度增大，颜色鲜红，温度升高。镜下可见局部细动脉和毛细血管扩张充血。

（三）结局

动脉性充血是短暂的血管反应，原因消除后，局部血量恢复正常，通常对机体无不良后果。但在有高血压或动脉粥样硬化等疾病的基础上，可能由于情绪激动等原因造成脑血管充血、破裂，后果严重。

二、淤血

局部器官或组织静脉血液回流受阻，血液淤积于小静脉和毛细血管内，称淤血（congestion），又称静脉性充血（venous hyperemia）。淤血是一被动过程，可发生于局部或全身。

（一）原因

1. 静脉受压

静脉受压使管腔发生狭窄或闭塞，引起相应器官或组织淤血。如，妊娠后期子宫压迫髂静脉引起的下肢静脉性充血。

2. 静脉腔阻塞

静脉血栓或肿瘤细胞瘤栓等可阻塞静脉血液回流，引起局部淤血。由于组织静脉分支较多，相互联通，静脉淤血不易发生，只有在侧支循环不能有效地建立的情况下，静脉腔的阻塞才会出现淤血。

3. 心力衰竭

心力衰竭时心脏不能排出正常容量的血液进入动脉，心腔内血液滞留，压力增高，阻碍了静脉的回流，造成淤血。二尖瓣狭窄和高血压病引起左心衰竭时，可导致肺淤血；肺动脉瓣狭窄、肺源性心脏病引起的右心衰竭时，可导致体循环淤血。长期的左心衰竭与肺淤血使肺动脉高压，造成右心衰竭，使全身各器官淤血。

（二）病理变化

淤血的局部组织和器官肿胀。发生于体表时，由于微循环的灌注量减少，血液内氧合血红蛋白减少，局部皮肤呈紫红色，称发绀（cyanosis）。由于局部血液循环停滞、毛细血管扩张，散热增加，使体表温度下降。镜下观察淤血区的小静脉和毛细血管扩张，过多的红细胞积聚。

（三）结局

淤血的后果取决于器官或组织的性质、淤血的范围、部位、程度、发生的速度以及侧支循环建立的状况等。长期淤血可出现以下后果：

1. 淤血性水肿及出血

由于缺氧，毛细血管壁通透性增高，血浆由血管内进入组织间隙，形成淤血性水肿。毛细血管通透性进一步增高或破裂，引起红细胞漏出，称淤血性出血。

2. 实质细胞萎缩、变性、坏死

由于长期淤血，实质细胞因缺氧、营养不足、中间代谢产物堆积而萎缩、变性，甚至坏死。

3. 淤血性硬化

长时间的淤血使局部组织长期缺氧，实质细胞萎缩、变性、坏死，间质纤维组织增生，网状纤维胶原化，器官逐渐变硬，出现淤血性硬化。

（四）重要器官的淤血

1. 肺淤血

常由左心衰竭引起。在左心衰竭时，左心腔内压力升高，阻碍肺静脉回流，造成肺淤血。急性肺淤血时，肺体积增大，暗红色，切面流出泡沫状红色血性液体。镜下可见肺泡壁毛细血管高度扩张充血，肺泡腔内可见水肿液和数量不等的红细胞（图3-2）。慢性肺淤血时，镜下可见肺泡壁毛细血管扩张充血，肺泡间隔增厚纤维化，肺泡腔内除可见水肿和出血外，还可见部分巨噬细胞吞噬红细胞后，红细胞中血红蛋白分解成含铁血黄素存留在巨噬细胞内，称"心衰细胞"（heart failure cells，图3-3）。肺淤血性硬化时，肉眼观察肺脏质地变硬，呈棕褐色，称为肺褐色硬化（brown induration，图3-4）。肺淤血的患者临床上有明显的气促、缺氧、发绀、咳粉红色泡沫痰等症状。

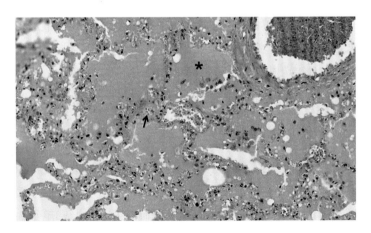

图3-2　急性肺淤血伴肺水肿（HE染色）

肺泡壁毛细血管显著扩张充血（→），肺泡腔内充满水肿液（＊）

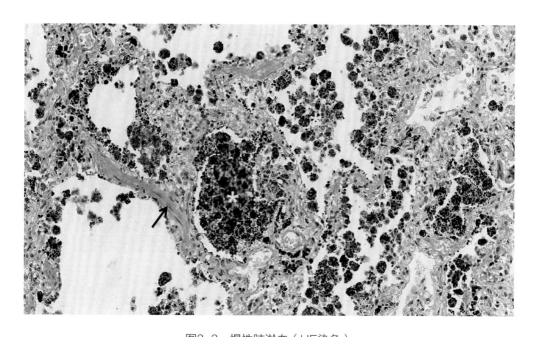

图3-3 慢性肺淤血（HE染色）

肺泡间隔纤维化、增厚（→），肺泡腔内有大量吞噬含铁血黄素颗粒的巨噬细胞（心衰细胞，*）

2. 肝淤血

常由右心衰竭引起，极少数情况下见于肝静脉或下腔静脉的阻塞。肉眼观察，肝脏体积增大，重量增加，包膜紧张，呈暗红色。镜下，小叶中央静脉和肝窦扩张，充满红细胞，但小叶周边区肝细胞由于靠近肝小动脉，缺氧程度较轻，可仅出现脂肪变性。在慢性肝淤血时，镜下观察肝小叶中央区因严重淤血呈暗红色，两个或多个肝小叶中央淤血区可相连，而肝小叶周边区肝细胞则因脂肪变性呈黄色（图3-5），最终肉眼观察肝的切面上出现红（淤血区）、黄（肝脂肪变区）相间的状似槟榔切面的条纹，称为槟榔肝（nutmeg liver，图3-6）。患者可出现肝区疼痛、肝功能障碍等表现。长期慢性肝淤血，除小叶中央肝细胞萎缩消失外，间质纤维组织明显增生，可形成淤血性肝硬化。

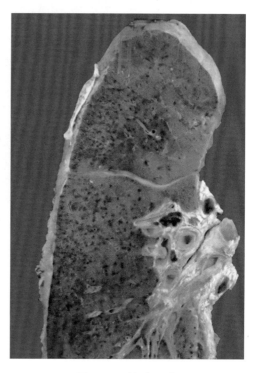

图3-4 肺褐色硬化

肺质地变硬，呈棕褐色，有多处散在分布的铁锈色小点

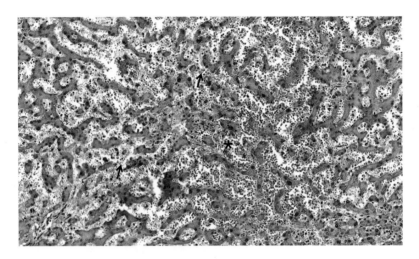

图3-5　慢性肝淤血（HE染色）

肝窦明显扩张充血（＊），肝小叶中央区肝细胞明显萎缩消失，肝板断裂（→）

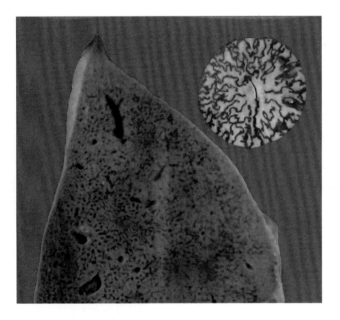

图3-6　慢性肝淤血（槟榔肝）

肝切面上出现槟榔状条纹，状似槟榔切面（见右上角图）

📚 知识拓展

　　左心衰竭主要表现为肺淤血，以不同程度的呼吸困难为主，并伴有咳嗽，咯血、头昏乏力等症状。右心衰竭以体循环淤血为主要特征，如肝淤血，可见颈静脉充盈，肝区肿大、下肢水肿等症状。

　　心力衰竭营养治疗的目的主要是通过限制钠盐摄入，控制体内水钠潴留；适当限制热量和蛋白质摄入预防和缓解水肿，减轻心脏负担；补充充足的维生素，如维生素B$_1$、维生素C等，供给心肌所需的营养物质。

这里列举几种常见的具有改善或缓解心力衰竭患者症状的食养原料：

【丹参】

功效：活血祛瘀，通经止痛，清心除烦，凉血消痈。

主治：用于胸痹心痛，脘腹胁痛，心烦不眠，月经不调，痛经经闭等。

【降香油】

功效：性味温、辛，有行气活血，止痛，止血的功效。

主治：肝郁胁痛、脘腹疼痛、胸痹刺痛、跌扑损伤、外伤出血等。

第二节 出血

血液从血管或心腔逸出至组织间隙、体腔或身体表面，称为出血（hemorrhage）。根据发生部位不同，出血可分为内出血（指血液逸入体腔或组织内）和外出血（指血液流出体外）。

一、病因和发病机制

出血有生理性出血和病理性出血。前者如正常月经周期内的子宫内膜出血，后者按血液逸出的机制可分为破裂性出血和漏出性出血。

（一）破裂性出血

由心脏或血管壁破裂所致，一般出血量较多，常见的原因有：

1. 血管机械性损伤

如割伤、刺伤等。

2. 血管壁或心脏病变

如心肌梗死室壁瘤、动脉粥样硬化等。

3. 血管壁周围病变侵蚀

如肺结核空洞侵蚀空洞壁的血管；消化性溃疡侵蚀溃疡底部的血管等。

（二）漏出性出血

由于微循环内血管壁的通透性增高，使得红细胞漏出至血管外。常见的原因有：

1. 血管壁的损害

常见原因，由于缺氧、感染、中毒、药物、维生素C缺乏等因素对毛细血管壁的损害引起。

2. 血小板减少或功能障碍

血小板的质和量是维持毛细血管壁通透性正常的重要因素，如再生障碍性贫血、白血病、骨髓内广泛性肿瘤转移等均可使血小板生成减少；原发性或继发性血小板减少性紫癜、弥散性血管内凝血（disseminated intravascular coagulation，DIC），使血小板破坏或消耗过多时均容易引起出血。临床上，在血小板数少于5×10^9/L时，即有出血倾向。

3. 凝血因子缺乏

如凝血因子如Ⅷ（血友病A）、Ⅸ（血友病B）、凝血酶原Ⅳ、Ⅴ、Ⅶ、Ⅺ、Ⅹ等因子的先天性缺乏；或者肝脏疾病如肝炎、肝硬化、肝癌时，凝血因子Ⅶ、Ⅸ、Ⅹ合成减少；或者DIC时凝血因子消耗过多等。

二、病理变化

（一）内出血

内出血可见于体内任何部位，血液积聚于体腔内称体腔积血，如心包积血、腹腔积血等。微小的出血进入皮肤、黏膜、浆膜面形成较小（直径1～2mm）的出血点称为瘀点；而稍微大（直径3～5mm）的出血称为紫癜；直径超过1～2cm的皮下出血灶称为瘀斑。组织内局限性的大量出血，称为血肿（hematoma），如皮下血肿等。新鲜的出血呈红色，以后随红细胞降解形成含铁血黄素而呈棕黄色。这些局部出血灶的红细胞被降解，由巨噬细胞吞噬，血红蛋白被酶解转变为胆红素（呈蓝绿色），最后变成棕黄色的含铁黄素，成为出血灶的特征性颜色改变。镜下组织血管外见红细胞和巨噬细胞，巨噬细胞胞质内可见吞噬的红细胞及含铁血黄素。

（二）外出血

鼻黏膜出血排出体外称衄血；肺出血咳出称为咯血；胃出血而吐出称吐血（呕血），小便内有血液（红细胞）称血尿；子宫大出血称血崩。

三、后果

出血对机体的影响取决于出血量、出血速度和出血部位。破裂性出血如果出血迅速，在短时间内丧失循环血量的20%～25%时，可发生失血性休克。漏出性出血若出血广泛时，也可导致失血性休克。发生在重要器官的出血，出血量虽少，也可引起严重后果，如心脏破裂引起心包内积血，引起心脏压塞，可导致急性心功能不全而引起死亡。

知识拓展

凝血功能异常（如血小板减少或功能障碍、凝血因子缺乏等）导致的出血，建议尽早到医院就诊，明确病因，及时治疗。治疗期间，可以适当多摄入新鲜蔬菜水果和富含优质蛋白质的食物，如鱼肉、鸡蛋、牛乳等。但需要特别注意的是，尽量避免摄入生冷辛辣的、带刺的或者带有骨渣的食物，以免诱发或加重胃肠道出血症状。

这里列举几种常见的有助于凝血的食养原料：

【红衣花生】花生红衣能增加血小板的含量，改善血小板的质量，抑制纤维蛋白的溶解，改善凝血因子的缺陷，对多种原因引发的出血疾病有明显效果。

【维生素K含量较高的食物】维生素K含量较高的食物如蛋黄、干酪、酸乳、菠菜、甘蓝、生菜、豌豆、大豆油、动物肝脏等。维生素K又称凝血维生素，具有促进血液正常凝固等生理作用。

第三节 血栓形成

在活体的心脏和血管内血液发生凝固或血液中某些有形成分凝集形成固体质块的过程，称为血栓形成（thrombosis）。所形成的固体质块称为血栓（thrombus）。

在生理状态下，血液中存在着凝血系统和抗凝血系统（纤维蛋白溶解系统），两系统的动态平衡，既保证了血液潜在的可凝固性，又保证了血液的流动状态。若在某些促凝因素的作用下，打破了二者的动态平衡，触发内源性或外源性凝血系统，即可形成血栓。

一、血栓形成的条件和机制

血栓形成是血液在流动状态由于血小板的活化和凝血因子被激活致血液发生凝固。血栓形成的条件包括：

1. 心血管内皮细胞的损伤

心血管内皮细胞的损伤是血栓形成最重要和最常见的原因。在正常情况下，完整的内皮细胞主要起抗凝作用，机制如下：

（1）屏障作用 内皮细胞构成细胞薄膜屏障，把血液中的凝血因子、血小板和有促凝作用的内皮下胶原间隔开。

（2）抗血小板黏集 内皮细胞可合成具有抑制血小板黏集作用的前列环素（PGI_2）、一氧化氮（NO）和二磷酸腺苷酶（ADP酶）。

（3）灭活凝血酶和凝血因子　内皮细胞合成蛋白S，肝素样分子从而灭活凝血酶和凝血因子。

（4）促进纤维蛋白溶解　内皮细胞合成组织型纤维蛋白酶原活化因子（tissue type plasminogen activator，t-PA），促进纤维蛋白溶解（图3-7）。

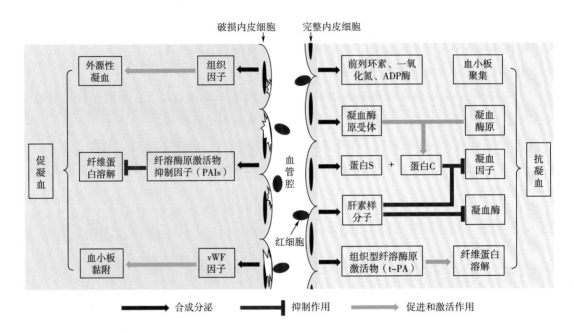

图3-7　内皮细胞的作用（抗凝和促凝）

完整的内皮细胞具有抗凝作用：①合成前列环素（PGI$_2$）、一氧化氮（NO）和分泌二磷酸腺苷酶（ADP酶）；②合成凝血酶调节蛋白；③合成S蛋白；④合成膜相关肝素样分子；⑤合成组织型纤溶酶原活化因子（t-PA）。内皮细胞损伤后具有促凝作用：①释放组织因子；②分泌纤维蛋白溶酶原活化因子的抑制因子（PAIs）；③释放vWF

然而，在内皮损伤时，则可引起局部凝血，机制如下：

（1）内皮细胞构成的细胞薄膜屏障破坏。

（2）激活凝血　内皮细胞损伤后，内皮下胶原暴露，激活内源性凝血过程；同时内皮细胞损伤后还可以释放组织因子，激活外源性凝血过程。

（3）辅助血小板黏附　内皮细胞损伤释放血管性假血友病因子（vWF），介导血小板和内皮下胶原黏附。

（4）抑制纤维蛋白溶解　内皮细胞分泌纤维蛋白酶原活化因子的抑制因子PAIs，抑制纤维蛋白溶解（图3-7）。

内皮损伤导致血栓形成多发生于静脉内膜炎、动脉粥样硬化性溃疡、风湿性和细菌性心内膜炎、心肌梗死等心血管内膜（壁）上的病变。

2. 血流状态的改变

血流状态的改变主要指血流缓慢和形成旋涡，对血栓的形成发挥有利的作用。正常血流红细胞和白细胞在血管的中轴，构成轴流；血小板在轴流外围；周边为流得较慢的血浆，构成边流。血浆将血液的有形成分和血管内膜间隔开，阻止血小板和内膜接触进而激活。当血流缓慢或形成漩涡，血小板进入边流，易于接触内膜而凝集，同时活化的凝血因子和凝血酶在局部易达到凝血所需浓度，有利于血栓的形成。

3. 血液凝固性增加

血液凝固性增加指血液中血小板和凝血因子增多，或纤维蛋白溶解系统活性降低，导致血液呈高凝状态。此状态可见于原发性（遗传性）和继发性（获得性）疾病。遗传性高凝状态最常见于第Ⅴ因子基因突变，患有复发性深静脉血栓形成的患者第Ⅴ因子基因突变率高达60%。获得性高凝状态可由多种原因导致：如晚期肿瘤时肿瘤细胞可以释放组织因子等促凝因子，容易诱发广泛的血栓发生；此外，严重创伤、大面积烧伤、大手术后或产后导致大失血时，血液浓缩，血中纤维蛋白原、凝血酶原及其他凝血因子（Ⅻ、Ⅶ）的含量增多，血中补充大量幼稚的血小板，其黏附性增加，易于发生黏集形成血栓。

以上几种血栓形成的条件往往同时存在，在血栓形成中共同发挥作用。

二、血栓形成的过程及血栓的形态

（一）形成过程

在血栓形成的过程中，首先是血小板黏附于内膜损伤后暴露的胶原表面，被胶原激活后发生肿胀变形，随后释出血小板颗粒，再从颗粒中释放出ADP、血栓素A_2、5-羟色胺（5-HT）及血小板第Ⅳ因子等物质，使血流中的血小板不断地在局部黏附，形成血小板小堆，此时血小板的黏附是可逆的，可随着血流冲散消失。但随着内源及外源性凝血途径激活，凝血酶原转变为凝血酶，凝血酶将纤维蛋白原转变为纤维蛋白，后者与受损内膜处基质中的纤维连接蛋白结合，使黏附的血小板堆牢牢固定于受损的血管内膜表面，成为不可逆的血小板血栓，并作为血栓的起始点（图3-8）。

血小板血栓在镜下呈无结构的淡红色，其间可见少量纤维蛋白。电镜下见血小板的轮廓，但颗粒消失，由于不断生成的凝血酶、ADP和血栓素A_2的协同作用，使血流中的血小板不断激活和并黏附于血小板血栓上，致其不断增大。由于血小板血栓的阻碍，血流在其下游形成旋涡，形成新的血小板小堆。如此反复进行，血小板黏附形成不规则的梁索状或珊瑚状突起，称为血小板小梁。在血小板小梁间则由网有大量红细胞的纤维蛋白网填充（图3-9）。

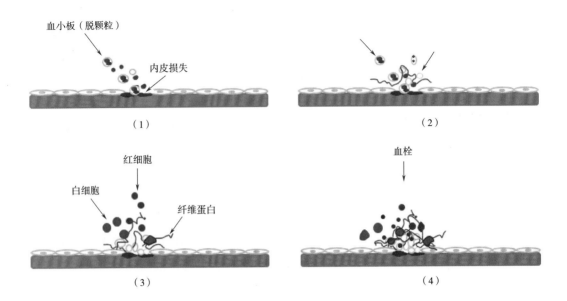

图3-8 血栓形成过程示意图

（1）血管内皮损伤，暴露内皮下的胶原，血小板与胶原黏附；（2）血小板释放颗粒（含ADP、5-HT，并合成血栓素A$_2$）；（3）ADP、5-HT、血栓素A$_2$激活血中血小板，互相黏集，并将纤维蛋白原转变为纤维蛋白，网住白细胞和红细胞；（4）内膜受损处血栓形成

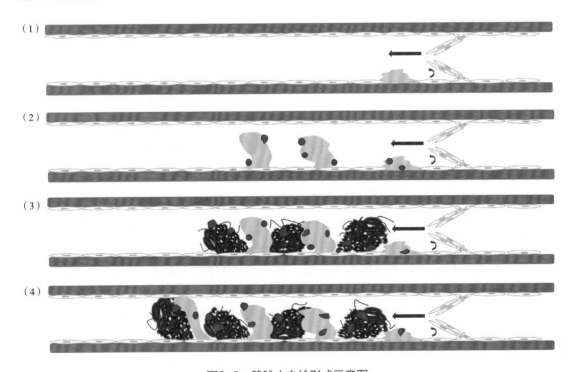

图3-9 静脉内血栓形成示意图

（1）静脉瓣膜内血流形成涡流，血小板沉积；（2）血小板继续沉积形成小梁；（3）血小板梁间形成纤维蛋白网，网内充满红细胞；（4）血管腔阻塞，局部血流停滞致血液凝固

由血小板黏附小堆形成的血小板血栓是血栓形成的第一步，血栓形成后的发展、形态和组成以及血栓的大小则取决于血栓发生的部位和局部血流状态。

（二）类型和形态

血栓类型可分为以下四种：

1. 白色血栓

白色血栓（pale thrombus）常位于血流较快的心瓣膜、心腔内和动脉内。在静脉性血栓中，白色血栓位于延续性血栓的起始部，即血栓的头部。肉眼观察白色血栓呈灰白色小结节或赘生物状，表面粗糙、质实，与血管壁紧密黏着不易脱落。镜下主要由血小板及少量纤维蛋白构成，又称血小板血栓或析出性血栓。

2. 混合血栓

静脉血栓在形成血栓头部后，其下游的血流变慢和出现旋涡，导致另一个血小板小梁状的凝集堆形成。镜下可见在血小板小梁之间的血液发生凝固，纤维蛋白形成网状结构，网内充满大量的红细胞（图3-10）。由于这一过程反复交替进行，致使肉眼观察所形成的血栓呈灰白色和红褐色层状交替结构，称为层状血栓，即混合血栓（mixed thrombus）。静脉内的延续性血栓的体部为混合血栓，肉眼观察呈粗糙、干燥、圆柱状，与血管壁粘连。有时可辨认出灰白与褐色相间的条纹状结构（图3-11）。

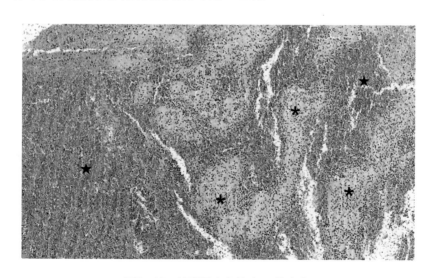

图3-10　静脉混合血栓（HE染色）

血小板梁（✶）；小梁间充斥的大量红细胞和纤维素网（★）

3. 红色血栓

红色血栓（red thrombus）主要见于静脉内，当混合血栓逐渐增大并阻塞血管腔时，血栓下游局部血流终止，血液发生凝固，成为延续性血栓的尾部。镜下见在纤维蛋白网眼内充满血细胞，其细胞比例与正常血液相似，绝大多数为红细胞和呈均匀分布的少量白细胞。肉眼观察红色血栓呈暗红色，新鲜时湿润，有一定弹性，与血管壁之间无黏连，与死后血凝块相似。经过一定时间后，由于血栓内的水分被吸收而变得干燥、无弹性、质脆易碎，可脱落形成栓塞。

4. 透明血栓

透明血栓（hyaline thrombus）发生于微循环的血管内，主要在毛细血管，因此只能在显微镜下观察到，又称为微血栓（microthrombus）。透明血栓主要由嗜酸性同质性的纤维蛋白构成，又称为纤维素性血栓（fibrinous thrombus），最常见于DIC。

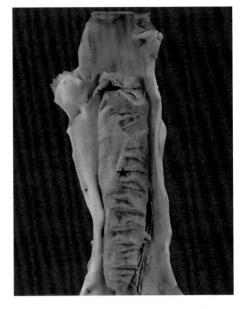

图3-11　下腔静脉血栓（纵切面）
静脉内的延续性血栓（★）

三、血栓的结局

（一）软化溶解和吸收

新近形成的血栓，由于血栓内的纤溶酶的激活和白细胞崩解释放的溶蛋白酶，可使血栓软化并逐渐被溶解。血栓的溶解速度主要由血栓的大小和新旧程度决定。小的新鲜的血栓可被快速完全溶解；大的血栓多为部分软化，若被血液冲击可形成碎片状或整个脱落，随血流运行到组织器官中，在与血栓大小相应的血管中停留，作为栓子造成血栓栓塞。

（二）机化和再通

存在时间较长的血栓，如果纤溶酶系统活性不足，则可发生机化。血栓形成后的1~2d，镜下观察已开始有内皮细胞、成纤维细胞和肌成纤维细胞从血管壁长入血栓并逐渐取代血栓，由肉芽组织逐渐取代血栓的过程，称为血栓机化（图3-12）。在血栓机化过程中，由于水分被吸收，血栓干燥收缩或部分溶解而出现裂隙，周围新生的血管内皮细胞长入并被覆盖于裂隙表面形成新的血管，并相互吻合沟通，使被阻塞的血管部分地重建血流，这一过程即再通。

（三）钙化

若血栓未能软化又未完全机化，可发生钙盐沉着而钙化（calcification）。血栓钙化后变成坚硬的质块，依其所存在的血管类型，称为静脉石或动脉石。机化的血栓，在纤维组织玻璃样变的基础上也可发生钙化。

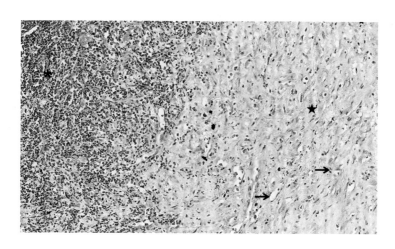

图3-12　动脉血栓伴机化（HE染色）

红色血栓（＊）；新生毛细血管（→）；肉芽组织（★）

四、血栓对机体的影响

血栓的形成对机体有利有弊。有利的一面是对破裂的血管起止血的作用。但多数情况下血栓形成对机体有不同程度的不利影响，这取决于血栓的部位、大小、类型和血管腔阻塞的程度，以及有无侧支循环的建立。

（一）阻塞血管

动脉血管管腔未完全阻塞时，可引起局部器官或组织缺血，实质细胞萎缩。若完全阻塞而又无有效的侧支循环时，则引起局部器官或组织缺血性坏死（梗死）。静脉血栓形成，若未能建立有效的侧支循环，则引起局部淤血、水肿、出血，甚至坏死。

（二）栓塞

当血栓与血管壁黏着不牢或在血栓软化、碎裂过程中，血栓的整体或部分脱落成为栓子，随血流运行，引起栓塞。

（三）心瓣膜变形

风湿性心内膜炎和感染性心内膜炎时，心瓣膜上反复形成的血栓发生机化，可使瓣膜增厚变硬、瓣叶之间粘连，造成瓣膜口狭窄；瓣膜增厚、卷缩，腱索增粗缩短，则引起瓣膜关闭不全。

（四）广泛性出血

DIC时在微循环内形成的广泛性纤维素性血栓可引起广泛性出血。由于严重创伤、大面积烧伤、羊水栓塞等原因致使促凝物质释放入血液，启动外源性凝血过程；或由于感染、缺氧、酸中毒等引起广泛性内皮细胞损伤，启动内源性凝血过程，引起微血管内广泛性纤维素性血栓形成，主要发生在肺、肾、脑、肝、胃肠、肾上腺等器官，导致组织广泛坏死及出血。在纤维蛋白凝固过程中，凝血因子大量消耗，加上纤维蛋白形成后促使血浆素原激活，血液出现不凝固性，可引起患者全身广泛性出血和休克。

🏛 知识拓展

　　随着现代人生活水平的提高，从过去的"咸鱼青菜"到如今的"大鱼大肉"，人们的心血管系统疾病患病率大幅增加。最常见的如血液变得黏稠，这恰恰是血栓形成的前提。血栓形成的条件包括心血管内皮细胞的损伤，血流状态的改变和血液凝固性的增加。血栓一旦形成，大多数一发病就会出现严重症状，如脑梗塞引起的偏瘫失语；心肌梗塞出现的心前区绞痛，肺梗塞引起的剧烈胸痛、呼吸困难、咯血等症状；如下肢血栓形成则会引发两腿疼痛，或出现冰凉感和间歇性跛行等。因此，在平时的生活中，我们要更加注意预防血栓形成。

　　这里列举几种常见的有助于预防血栓形成及溶栓的食养原料：

【冬虫夏草】

　　功效：可促进内皮细胞生长增殖，通过降低细胞内活性氧，减轻细胞氧化应激损而发挥对内皮细胞的保护作用。

【大豆】

　　成分：含有丰富的不饱和脂肪酸、维生素E和卵磷脂。

　　功效：这三者均可降低血中的胆固醇。

【玉米】

　　成分：含有丰富的钙、镁、硒等矿物质以及卵磷脂、亚油酸、维生素E。

　　功效：均具有降低血清胆固醇的作用。

【茄子】

　　成分：富含维生素P。

　　功效：能增强细胞黏着力，降低血清胆固醇，提高微血管弹性，有降脂、通脉作用。

【纳豆】

　　成分：如纳豆激酶、吡嗪、抗菌肽、维生素K_2。

　　功效：纳豆激酶和吡嗪是两种在人体内直接和间接溶解血栓的活性物质，既可以阻止血栓的形成又可以溶解血栓。

第四节　栓塞

在循环血液中出现的不溶于血液的异常物质，随血流运行阻塞血管腔的现象称为栓塞（embolism）。阻塞血管的异常物质称为栓子（embolus）。最常见的栓子是脱落的血栓或其节段。罕见的为脂肪滴、空气、羊水和肿瘤细胞团。

一、栓子的运行途径

栓子一般随血流方向运行，最终停留在口径与其相当的血管并阻断血流（图3-13）。来自不同血管系统的栓子，其运行途径不同。

1. 静脉系统及右心栓子

静脉系统及右心栓子来自体静脉系统及右心，随血流进入肺动脉主干及其分支，引起肺栓塞。某些体积小而又富于弹性的栓子（如脂肪栓子）可通过肺泡壁毛细血管回流入左心，再进入体循环系统，阻塞动脉小分支。

2. 主动脉系统及左心栓子

主动脉系统及左心栓子来自主动脉系统及左心，随动脉血流运行，阻塞于各器官的小动脉内，常见于脑、脾、肾及四肢的指、趾部等。

3. 门静脉系统栓子

门静脉系统栓子来自肠系膜静脉等门静脉系统，可引起肝内门静脉分支的栓塞。

4. 交叉性栓塞（crossed embolism）

交叉性栓塞又称反常性栓塞（paradoxical embolism），偶见来自右心或腔静脉系统的栓子，在右心压力升高的情况下通过先天性房（室）间隔缺损到达左心，再进入体循环系统引起栓塞。

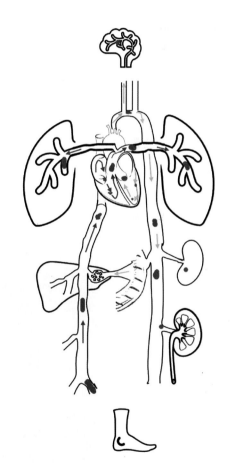

图3-13　栓子运行途径与栓塞模式图

栓子运行途径如箭头所示，一般随血流方向运行

5. 逆行性栓塞（retrograde embolism）

逆行性栓塞极罕见于腔静脉内血栓，在胸、腹压突然升高（如咳嗽或深呼吸）时，使血栓一时性逆流至肝、肾、髂静脉分支并引起栓塞。

二、栓塞的类型和对机体的影响

栓塞有以下几种类型。

（一）血栓栓塞

由血栓或血栓的一部分脱落引起的栓塞称为血栓栓塞（thromboembolism），是栓塞最常见的原因。由于血栓栓子的来源、大小和栓塞部位的不同，对机体的影响也有所不同。

1. 肺动脉栓塞

造成肺动脉栓塞（pulmonary embolism）的栓子绝大多数（95%以上）来自膝或膝以上的深部静脉，如腘静脉、股静脉和髂静脉。根据栓子的大小和数量，其引起栓塞的后果不同。

（1）中、小栓子多栓塞肺动脉的小分支　常见于肺下叶，除多发性或短期内多次发生栓塞外，因为肺有双重血液循环，肺动脉和支气管动脉间有丰富的吻合支，侧支循环可起代偿作用，一般不引起严重后果。若在栓塞前，肺已有严重的淤血，微循环内压升高，使支气管动脉供血受阻，可引起肺组织的出血性梗死。

（2）大的血栓栓子栓塞肺动脉主干或大分支　肉眼观察可见较长的栓子可栓塞肺动脉干或大分支（图3-14）。患者可突然出现呼吸困难、发绀、休克等症状。严重者可因急性呼吸和循环衰竭死亡（猝死）。

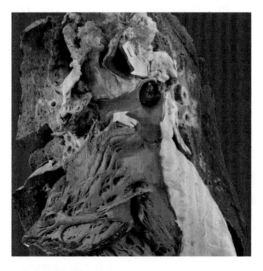

图3-14　肺动脉血栓栓塞（横截面）

血栓栓子（★）堵塞在肺动脉大分支

（3）若栓子小但数目多，可广泛地栓塞肺动脉多数小分支，也可引起右心衰竭猝死。

2. 体循环动脉栓塞

80%体循环动脉栓塞的栓子来自左心腔，常见于亚急性感染性心内膜炎时心瓣膜上的赘生物、二尖瓣狭窄时左心房附壁血栓。动脉栓塞的主要部位为下肢、脑、肠、肾和脾。栓塞的结局取决于栓塞的部位和局部的侧支循环情况以及组织对缺血的耐受性。当栓塞的动脉缺乏有效的侧支循环时，可引起局部组织的梗死。

（二）脂肪栓塞

循环血流中出现脂肪滴阻塞小血管，称为脂肪栓塞（fat embolism）。栓子常来源于长骨骨折、脂肪组织严重挫伤和烧伤，这些损伤可导致脂肪细胞破裂和释出脂滴，由破裂的骨髓血管窦状隙或静脉进入血液循环引起脂肪栓塞。脂肪肝时，由于上腹部猛烈挤压、撞击，使肝细胞破裂释出脂滴进入血流。通过苏丹Ⅲ和油红染色可以在血管腔中看到脂滴。

创伤性脂肪栓塞时，脂肪栓子从静脉入右心，再到达肺，直径大于20μm的脂滴栓子引起肺动脉分支、小动脉或毛细血管的栓塞；直径小于20μm的脂滴栓子可通过肺泡壁毛细血管经肺静脉至左心达体循环的分支，引起全身多器官的栓塞，最常阻塞脑的血管，引起脑水肿和血管周围点状出血。少量脂肪栓塞组织和器官可无肉眼变化，仅在组织的冷冻切片脂肪染色时可见管腔内有脂滴。临床表现上，在损伤后1~3d内出现突然发作性的呼吸急促、呼吸困难和心动过速。从脂滴释出的游离脂肪酸还可引起局部中毒，损伤内皮细胞，出现特征性的瘀斑皮疹。

脂肪栓塞的后果，取决于栓塞部位及脂滴数量的多少。少量脂滴入血，可被巨噬细胞吞噬吸收，或由血中脂酶分解清除，无不良后果。若大量脂滴（9~20g）短期内进入肺循环，使75%的肺循环面积受阻时，可引起窒息和因急性右心衰竭而死亡。

（三）气体栓塞

大量空气迅速进入血液循环或原溶于血液内的气体迅速游离，形成气泡阻塞心血管，称为气体栓塞（gas embolism）。前者为空气栓塞（air embolism），后者是在高气压环境急速转到低气压环境的减压过程中发生的气体栓塞，称减压病（decompression sickness）。

1. 空气栓塞

空气栓塞多由于静脉损伤破裂，外界空气由缺损处进入血流所致。如头颈、胸壁和肺手术或创伤时损伤静脉、使用正压静脉输液以及人工气胸时，空气可因吸气时静脉腔内负压而被吸引，由损伤口进入静脉。分娩或流产时，由于子宫强烈收缩，可将空气挤入子宫壁破裂的静脉窦内。

空气进入血液循环的后果取决于进入的速度和气体量。少量气体入血，可溶解于血液内，不会发生气体栓塞。若大量气体（多于100mL）迅速进入静脉，随血流到右心后，因心脏搏动，将空气与血液搅拌形成大量血气泡，使血液变成泡沫状充满心腔，阻碍了静脉血的回流和向肺动脉的输出，造成了严重的循环障碍。患者可出现呼吸困难、发绀，致猝死。进入右心的部分气泡，可直接进入肺动脉，阻塞小的肺动脉分支，引起肺小动脉气体栓塞。

2. 减压病

减压病又称沉箱病（caisson disease）和潜水员病（diver disease），是人体从高气压环境迅速进入常压或低气压环境，原来溶于血液、组织液和脂肪组织的气体包括氧气、二氧化碳和氮气迅速游离形成气泡。氧和二氧化碳可再溶于体液内被吸收，但氮气在体内溶解迟缓，致在血液和组织内形成很多微气泡或融合成大气泡，引起气体栓塞，又称为氮气栓塞。氮气析出时因气体所在部位不同，其临床表现也不同。位于皮下时引起皮下气肿（特别是富于脂肪的皮下组织）；位于肌肉、肌腱、韧带内引起关节和肌肉疼痛；位于局部血管内引起局部缺血和梗死，常见于股骨头、胫骨和髂骨的无菌性坏死；若短期内大量气泡形成，阻塞了多数血管，特别是阻塞冠状动脉时，可引起严重血液循环障碍甚至迅速死亡。

（四）羊水栓塞

羊水栓塞（amniotic fluid embolism）是分娩过程中一种罕见严重并发症，发生率大约是1/50000，而死亡率高于80%。主要是在分娩过程中，羊膜破裂、早破或胎盘早期剥离，又逢难产胎儿阻塞产道时，由于子宫强烈收缩，宫内压增高，可将羊水压入子宫壁破裂的静脉窦内，经血液循环进入肺动脉分支、小动脉及毛细血管内引起羊水栓塞。羊水栓塞的证据是在显微镜下观察到肺小动脉和毛细血管内有羊水的成分，包括角化鳞状上皮、胎毛、胎脂、胎粪和黏液（图3-15）。也可在母体血液涂片中找到羊水的成分。本病发病急，后果严重，患者常在分娩过程中或分娩后突然出现呼吸困难、发绀、抽搐、休克、昏迷，甚至死亡。

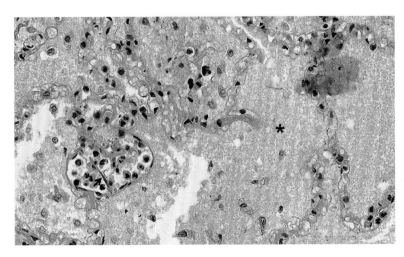

图3-15　羊水栓塞（HE染色）

羊水栓塞患者肺泡腔内可见红色水肿液（＊）以及胎儿角化上皮（→）

（五）其他栓塞

肿瘤细胞和胎盘滋养叶细胞均可侵蚀血管，骨折时骨髓细胞可进入血流，这些情况都可引起细胞栓塞；动脉粥样硬化灶中的胆固醇结晶脱落引起动脉系统的栓塞；寄生在门静脉的血吸虫及其虫卵栓塞肝内门静脉小分支。

第五节 梗死

器官或局部组织由于血管阻塞、血流停滞导致缺氧而发生的坏死，称为梗死（infarction）。梗死一般是由于动脉的阻塞而引起的局部组织缺血坏死。静脉阻塞使局部血流停滞造成细胞缺氧，也可引起梗死。

一、梗死形成的原因和条件

任何引起血管管腔阻塞，导致局部组织血液循环中断、缺血的原因均可引起梗死。

（一）梗死的原因

1. 血栓形成

血栓形成导致动脉血流中断或灌流不足是梗死形成的最常见原因。主要见于冠状动脉血栓引起的心肌梗死或脑动脉血栓引起的脑组织梗死。静脉内血栓形成一般只引起淤血、水肿，但肠系膜静脉血栓形成可造成所属静脉引流肠段梗死。

2. 动脉栓塞

动脉栓塞多为动脉血栓栓塞，或羊水、脂肪栓塞等，常引起脾、肾、肺和脑的梗死。

3. 动脉痉挛

在严重的冠状动脉粥样硬化或合并硬化灶内出血的基础上，冠状动脉可发生强烈和持续的痉挛，引起心肌梗死。

4. 血管受压闭塞

如肿瘤组织压迫血管；肠扭转、肠套叠和嵌顿疝时，肠系膜静脉和动脉受压或血流中断引起的坏死。

（二）梗死的条件

血管阻塞后是否造成梗死，与以下因素有关：

1. 供血血管的特性

具有双重血液循环的器官，其中一条动脉阻塞，而另一条动脉可以维持供血时，常不易梗死。如肺有肺动脉和支气管动脉供血，肺动脉小分支的血栓栓塞不会引起肺梗死。肝脏因为肝动脉和门静脉双重供血，肝梗死很少见。但当器官动脉的吻合支较少，动脉迅速发生阻塞，不易建立有效的侧支循环时，容易发生梗死。如肾、脾及脑。

2. 局部组织对缺血的敏感程度

大脑的神经细胞对缺血缺氧的耐受性最低，3～4min的缺血即可引起梗死。心肌细胞对缺血也很敏感，缺血持续30min以上就会发生心肌细胞死亡。骨骼肌、纤维结缔组织对缺血耐受性最强。严重的贫血或心功能不全，血氧含量降低，均可促进梗死的发生。

二、梗死的形态特征及类型

（一）梗死的形态特征

梗死是局部组织的坏死，其形态因不同组织器官而有所差异。

1. 梗死灶的形状

梗死灶的形状与器官供血的血管分布特征有关。多数器官的供血血管呈锥形分支，如脾、肾、肺等。故肉眼观察梗死灶也呈锥形，切面呈扇面形，其尖端指向血管阻塞处（多为门部），底部为器官的表面（图3-16）；肠系膜血管呈扇形分支并支配某一肠段，因此肠梗死灶呈节段形；而心冠状动脉分支不规则，故心肌梗死灶形状不规则呈地图状。

2. 梗死灶的质地

梗死灶的质地与坏死的类型有关。实质器官梗死多为凝固性坏死，常见的有心、脾、肾等器官。新鲜梗死灶由于组织崩解，局部胶体渗透压升高而吸收水分，使局部肿胀，表面和切面均有

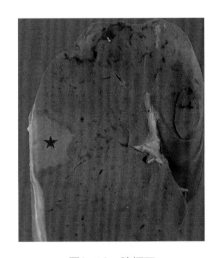

图3-16 脾梗死

切面左侧中央部分可见灰白色梗死灶（★），梗死区域呈扇形，尖端指向脾门

微隆起。梗死若靠近浆膜面，则浆膜表面常有一层纤维素性渗出物被覆。陈旧性梗死因含水分较少，略干燥，质地变硬，表面下陷。脑梗死为液化性坏死，新鲜时质软疏松，日久后逐渐液化成囊状。

3. 梗死的颜色

梗死的颜色与病灶内的含血量有关。当含血量少时颜色灰白，称为贫血性梗死（anemic infarct）或白色梗死。含血量多时，肉眼观察组织呈暗红色，称为出血性梗死（hemorrhagic infarct）或红色梗死（图3-17）。

（二）梗死的类型

根据梗死灶内含血量的多少和是否合并细菌感染，将梗死分为三种类型。

1. 贫血性梗死

贫血性梗死发生于组织结构较致密，侧支循环不充分的实质器官，如脾、肾、心和脑组织。当动脉分支阻塞时，局部组织缺血缺氧，发生梗死，梗死灶颜色灰白色，称为贫血性梗死。梗死边缘侧支血管内的血液通过通透性增高的血管漏出于病灶周围，在肉眼或在显微镜下的梗死灶周围出现明显的出血带。显微镜下观察贫血性梗死灶呈凝固性坏死，早期细胞尚可见核固缩、核碎裂和核溶解等改变，胞质嗜伊红染色，均匀一致，组织轮廓尚保存

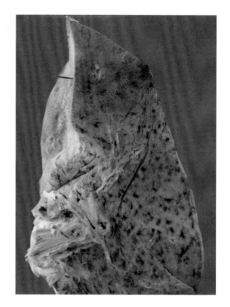

图3-17 肺出血性梗死

肺尖部可见一楔形梗死灶，梗死灶呈暗黑色

（图3-18）。梗死的早期，梗死灶与正常组织交界处因炎症反应常见一充血出血带，数日后因红细胞被巨噬细胞吞噬后转变为含铁血黄素而呈黄褐色。晚期病灶表面下陷，质地变坚实，梗死灶发生机化，由肉芽组织取代，最终形成瘢痕组织。

图3-18 脾贫血性梗死（HE染色）

左侧粉红染区域，为梗死区（★），组织细胞结构模糊、消失，仅可见原有组织轮廓支架

2. 出血性梗死

（1）发生条件

① 严重淤血：当器官原有严重淤血时，血管阻塞引起的梗死为出血性梗死，如肺

淤血。严重淤血是肺梗死形成的重要先决条件。肺淤血发生时，肺静脉和毛细血管内压增高，影响了肺动脉分支阻塞后建立有效的肺动脉和支气管动脉侧支循环，致肺出血性梗死。

②组织疏松：肠和肺的组织较疏松，梗死初期疏松的组织间隙内可容纳多量漏出的血液，当组织坏死吸收水分而膨胀时，也不能把漏出的血液挤出梗死灶外，因此梗死灶为出血性。

（2）常见类型

①肺出血性梗死：常位于肺下叶，尤好发于肋膈缘，常多发，病灶大小不等，呈锥形（楔形），尖端朝向肺门，底部紧靠肺膜，肺膜表面有纤维素性渗出物。梗死灶质实，因弥漫性出血呈暗红色，略向表面隆起，长时间后由于红细胞崩解颜色变浅，肉芽组织长入逐渐机化，梗死灶变成灰白色，由于瘢痕组织收缩使病灶表面局部下陷。显微镜下观察梗死灶呈凝固性坏死，可见肺泡轮廓，肺泡腔、小支气管腔及肺间质充满红细胞（图3-19）。早期（48h内）红细胞轮廓尚保存，之后崩解。梗死灶边缘与正常肺组织交界处的肺组织充血、水肿及出血。

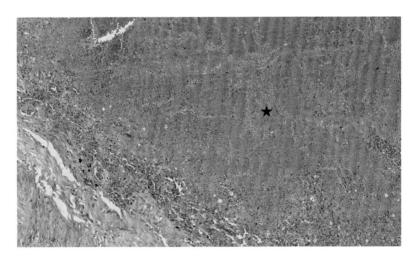

图3-19　肺出血性梗死（HE染色）

右侧为深红色梗死区（★），可见肺泡壁轮廓模糊，肺泡腔内充满红细胞

②肠出血性梗死：多见于肠系膜动脉栓塞和静脉血栓形成，或在肠套叠、肠扭转、嵌顿疝、肿瘤压迫等情况下引起出血性梗死。肉眼观察肠梗死灶呈节段性暗红色，肠壁因淤血、水肿和出血呈明显增厚，随之肠壁坏死，质脆易破裂，肠浆膜面可有纤维素性脓性渗出物被覆（图3-20）。临床上，由于血管阻塞，肠壁肌肉缺氧引起持续性痉挛致剧烈腹痛；因肠蠕动加强可因逆蠕动引起呕吐；肠壁坏死累及肌层及神经，可引起麻痹性肠梗阻；肠壁全层坏死可致穿孔及腹膜炎，后果严重。

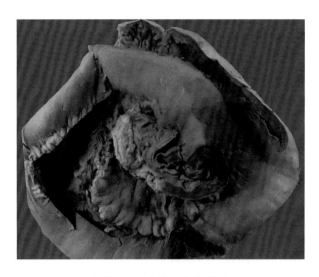

图3-20 小肠出血性梗死

肠壁可见节段状分布的黑色梗死区域，梗死区域肠壁肿胀增厚，肠内黏膜皱襞消失

3. 败血性梗死（septic infarct）

败血性梗死由含有细菌的栓子阻塞血管引起，常见于急性感染性心内膜炎。含细菌的栓子从心内膜脱落，顺血流运行引起相应组织器官动脉栓塞。梗死灶内可见有细菌团及大量炎细胞浸润，若有化脓性细菌感染时，可出现脓肿。

三、梗死对机体的影响和结局

（一）梗死对机体的影响

梗死对机体的影响与发生梗死的器官、梗死灶的大小和部位，以及有无细菌感染等因素相关。重要器官的大面积梗死可引起器官严重功能障碍，甚至导致患者死亡。如大面积心肌梗死可导致心功能不全或死亡。梗死若发生在脾、肾，则对机体影响较小，常常仅引起局部症状。如肾梗死可出现腰痛和血尿，不影响肾功能。肺、肠、四肢的梗死，若继发腐败菌感染，可引起坏疽。

（二）梗死的结局

梗死灶形成后，引起病灶周围的炎症反应，继而肉芽组织长入。在梗死发生24～48h后，肉芽组织已开始从梗死灶周围长入病灶内。随后梗死灶可被肉芽组织完全取代机化，日久变为纤维瘢痕；大的梗死灶不能完全机化时，则由肉芽组织包裹，日后转变成瘢痕组织包绕，病灶内部可发生钙化。

第六节　水肿

水肿（edema）是指组织间隙内的体液增多。如果体液积聚在体腔则称为积水，如胸腔积水、腹腔积水（腹水）、脑积水等。按水肿波及的范围可分为全身性水肿和局部性水肿。按发病原因可分为肾性水肿、肝性水肿、心性水肿、营养不良性水肿、淋巴性水肿、炎性水肿等。全身水肿是指严重的全身性水肿，除浆膜腔积水外，伴明显的皮下组织水肿。

一、水肿的发病机制

毛细血管血压的增加或胶体渗透压的降低均能导致组织间液的增加和水肿形成。水肿也可因局部炎症介质影响血管通透性引起。当淋巴管阻塞时，淋巴液回流障碍也会导致水肿（图3-21）。由淤血引起的水肿，其水肿液为低蛋白含量的漏出液，相对密度往往低于1.012。相反，由炎症形成的水肿液为富含蛋白的渗出液，相对密度一般大于1.020。

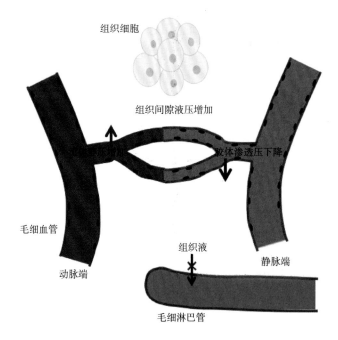

图3-21　影响水分进出毛细血管的因素

毛细血管流体静压增加和胶体渗透压降低时，液体进入组织间隙引起水肿，此时毛细淋巴管吸收过多的组织间液。如果组织间液的量超越淋巴管引流的能力，则发生持续的组织水肿。

（一）静脉流体静压的增高

局部静脉流体静压的增高可由静脉回流障碍引起。如下肢深部静脉血栓形成使受影响的下肢出现水肿。全身性静脉流体静压增高则往往由右心充血性心力衰竭引起，主要表现为全身性水肿。

（二）血浆胶体渗透压的降低

血浆胶体渗透压主要由血浆白蛋白维持。当血浆白蛋白合成减少或大量丧失时，血浆胶体渗透压下降，平均实际滤过压相应增大，组织液生成增加。血浆白蛋白降低的原因很多，如蛋白质合成障碍，见于肝硬化或严重营养不良；蛋白质分解代谢增强，见于慢性消耗性疾病，如结核、恶性肿瘤等；蛋白质丧失过多，见于肾病综合征时大量蛋白质从尿中丧失。

血浆胶体渗透压降低致使液体进入组织间隙，结果血浆容量减少，随着肾灌流量的相应减少，也会出现继发性醛固酮增多症（secondary aldosteronism）。然而，水钠的潴留并不能纠正血浆白蛋白含量，因而不能恢复血浆容量，反而加重了水肿。

（三）淋巴回流障碍

当淋巴道堵塞时，淋巴回流受阻或不能代偿地加强回流时，含蛋白的水肿液在组织间隙聚积，可形成淋巴性水肿。如乳腺癌由于癌细胞浸润阻塞乳腺皮肤表浅淋巴管，导致皮下组织水肿，临床出现所谓“橘皮”样外观。丝虫病时，腹股沟淋巴管和淋巴结纤维化，淋巴回流受阻，引起患侧下肢和阴囊水肿，严重时称象皮病（elephantiasis）。

二、水肿的病理变化

水肿的肉眼改变为组织肿胀，颜色苍白而质软，切面有时呈胶冻样。镜下水肿液积聚于细胞和纤维结缔组织之间或腔隙内，HE染色为透亮空白区，细胞外基质成分被水肿液分隔。若水肿液内蛋白质含量多时，可呈同质性微粒状深红染。蛋白质含量少时，则呈淡红染。

（一）皮下水肿

不同原因引起的皮下水肿，其部位分布各异，可以是弥漫性，也可以局部性。右心衰竭性水肿是典型的体位性水肿，长期站立时下肢水肿，而卧床时骶部水肿。由肾功能不全或肾病综合征引起的水肿在早期时首先影响疏松的结缔组织，如眼睑水肿。皮肤水肿时表面紧张、苍白，用手指压时留下凹陷，称为凹陷性水肿。

（二）肺水肿

引起肺水肿最常见原因是左心室心力衰竭，其次为肾衰竭、成人呼吸窘迫综合征

（adult respiratory distress syndrome，ARDS）、肺部感染和过敏反应。水肿液积聚于肺泡腔内，使肺肿胀有弹性，质变实，重量较正常增加2~3倍，切面有淡红色泡沫状液体渗出。

（三）脑水肿

脑水肿可以位于局部受损伤的脑组织，也可全脑性水肿。脑外伤可以引起局部或全脑水肿，取决于损伤的性质和程度。脑水肿在肉眼观察时脑组织肿胀，脑回变扁平，脑沟变浅，重量增加。镜下见脑组织疏松，血管周围空隙增宽。

三、水肿对机体的影响

水肿对机体的影响取决于水肿的部位、程度、发生速度及持续时间。全身性皮下水肿有时可以指示心力衰竭和肾衰竭，有助于诊断。局部皮肤水肿会影响伤口的愈合和感染的清除。脑水肿由于可引起颅内压增高，诱发脑疝，或压迫脑干血管供应，造成患者的快速死亡。喉头水肿可引起气管阻塞，严重者可致患者窒息死亡。

🛢 知识拓展

如果是因为蛋白质缺乏引起的水肿，应当从认知上改变患者对饮食的看法，正确选择食物，保证其充分的能量和蛋白质摄入，进而全面改善其营养状况。蛋白质的选择应以乳制品（如脱脂乳、半脱脂乳、全牛羊乳等）、豆浆、蛋类、肝泥、肉类等为主。在补充蛋白和能量时，要注意供给量应该从小量开始，逐步增加，同时还应该重视补充维生素和矿物质。如果是疾病引起的组织水肿，应当及时治疗，在纠正不良体征的同时，根据不同的病因进行合理的营养干预。

这里列举几种常见的具有消除水肿功效的食养原料。

【薏苡仁】

功效：健脾益气，渗湿利水，祛风湿。

用法：内服：煎汤，10~30g；或入丸、散，浸酒，煮粥，作羹。

【绿豆】

功效：清热，消暑，利水，解毒。

用法：内服：煎汤，25~50g；研末或生研绞汁。外用：研末调敷。

【赤小豆】

功效：利水消肿退黄；清热解毒消痈。

用法：内服：煎汤，10~30g；或入散剂。外用：适量，生研调敷；或煎汤熏洗。

【鱼腥草】

功效：清热解毒，消痈排脓，利尿通淋。

用法：内服：煎汤，15~25g，不宜久煎；或鲜品捣汁，用量加倍。外用：适量，捣敷或煎汤熏洗。

📕 课程思政

来源于"炸药"的救命药

大家都知道，硝酸甘油是心绞痛患者的救命药，是当前预防和治疗冠心病急性发作的主要药物。然而这种救命药却来自于"炸药"。1866年，瑞典化学家诺贝尔解决了硝酸甘油的稳定性问题，发明了以硝酸甘油为主要成分的炸药。然而硝酸甘油是怎样从炸药厂走进制药厂的呢？

据说，19世纪英国有一家生产硝酸甘油炸药的化工厂接连发生怪事，有几位工人周末在家休息时接二连三地发生猝死，苏格兰场立即组成调查组进入工厂进行调查，结果发现，原来这些工人早就患有冠心病。但由于平时吸入了硝酸甘油尘粒，结果使心脏冠状血管得以扩张，心肌供血供氧得以增加，故平时未能发现他们有病。他们的死因反而是周末在家里休息时，没能及时吸入硝酸甘油尘粒而发病所致。这一惊人发现立即引起了医药学者的重视，从而开展了一系列关于硝酸甘油的研究，1879年，英国伦敦威斯敏斯特医院的威廉·默雷尔提出将硝酸甘油稀释后就可以转变成一种比较安全的物质，该物质可以用来治疗心绞痛。

但是硝酸甘油治疗心绞痛的具体机制一直没有阐明，直到一百多年后三位美国科学家发现了硝酸甘油可以释放NO，从而能够扩张血管平滑肌从而使血管舒张，促进血液循环的机制，人们才逐渐解开了硝酸甘油发挥作用的谜底。三位科学家也因此获得了1998年诺贝尔生理学/医学奖。

知识无处不在，我们要留意观察生活中的点点滴滴，善于发现问题，然后不断努力解决问题，认识问题的本质，从无垠的知识海洋中汲取有益的营养。

📖 本章小结

本章局部血液循环障碍讲述了体液内环境失衡后机体的各种反应，包括①血量的改变：充血、淤血；②血管内出现异常物质，如血栓形成以及由此引发的栓塞和梗死；③血管完整性改变引起的出血和水肿等。该章节的病变主要涉及心脑血管系统和各个重要脏器的改变，人们在日常生活中可通过食品营养学知识，健康合理的饮食来一定程度预防局部血液循环障碍的发生。

📝 **思考题**

1. 淤血的原因是什么？长期淤血的后果又是什么？

2. 什么是槟榔肝？它是如何发生的？

3. 心力衰竭细胞是如何形成的？

4. 血栓是如何发生的？又如何预防？

5. 梗死是如何发生的？其影响又是什么？

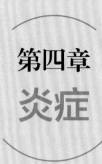

第四章
炎症

📖 **学习目标**

1. 掌握炎症的概念、原因、基本病变、局部表现、全身反应及意义。

2. 掌握急性炎症的病理学类型及结局。

3. 熟悉急性炎症过程中的血管反应、白细胞反应及炎症介质在炎症过程中的作用。

4. 掌握一般慢性炎症的病理变化特点、慢性肉芽肿性炎的概念、常见类型及其病变特点。

机体各种组织和器官均可以发生炎症，且不同部位的炎症其病因、临床表现、治疗方法都可能不同，那为什么把这些不同组织和器官发生的、由不同病因引起的疾病都称为炎症反应？各种内、外源性损伤因子作用于机体造成损伤时，机体局部和全身会发生一系列的反应，以局限和消灭损伤因子，清除坏死的组织和细胞，并启动修复，我们把这种复杂的以防御为主的机体反应称为炎症反应。如果没有炎症反应，各种感染将得不到控制，创伤将不会开始愈合，组织损伤将可能留有永久的缺损伤口。

第一节 炎症的概述

一、炎症的概念

炎症（inflammation）是具有血管系统的活体组织对损伤因子的刺激所发生的以防御性反应为主的基本病理过程。血管反应是炎症过程的中心环节，因此并非所有的防御反应都是炎症反应，单细胞和多细胞生物对局部损伤发生的吞噬反应并不能称为炎症。只有当生物体进化到具有血管系统时，才能发生以血管反应为中心环节的复杂炎症反应。

炎症是损伤、抗损伤和修复的综合过程，包括如下步骤：①各种内、外源性损伤因子对机体的组织和细胞造成损伤；②在损伤周围组织中的前哨细胞（巨噬细胞、树突状细胞、肥大细胞）识别损伤因子及坏死组织，产生炎症介质；③炎症介质激活机体的血管反应及白细胞反应，使白细胞和血浆蛋白渗出到损伤部位；④白细胞及血浆蛋白协同作用，稀释、中和、杀伤损伤因子及清除坏死组织；⑤炎症反应消退和终止；⑥受损组织修复。

炎症是最常见的病理过程，机体绝大多数疾病都有炎症反应参与。目前最流行的代谢性疾病和肿瘤，均有炎症反应参与或直接由炎症反应引起，如最常见的动脉粥样硬化目前认为是动脉血管壁的慢性炎症；糖尿病的发生被认为是慢性炎症损伤了胰岛功能使胰岛素分泌减少或降低了周围组织利用胰岛素的能力；很多肿瘤的发生都是在慢性炎症的基础上发展形成，而肿瘤一旦形成，其组织中也存在有抗肿瘤的炎症反应。炎症的主要功能是消除致病因子，去除坏死组织，从而进行组织修复，因此炎症是最重要的保护性反应。但是，炎症反应对机体有不同程度的危害：①当炎症引起重要器官的组织和细胞发生比较严重的变性和坏死时，可影响受累组织和器官的功能；②当炎性渗出物过多累及重要器官时，可造成严重后果，如化脓性脑膜炎时的脓性渗出物过多可以导致颅内压升高，甚至形成脑疝；③炎症引起的过度增生有时也可以严重影响器官功能，如风湿病可引起心瓣膜增厚、卷曲、缩短，造成瓣膜口的狭窄和关闭不全；④长期慢性炎症可引起多种慢性疾病，如肥胖、心血管疾病、2型糖尿病和肿瘤等。

二、炎症的原因

1. 致炎因子

凡是能引起组织和细胞损伤的因子都能引起炎症反应，坏死组织本身也可以成为致炎因子，可以概括为以下几类：

（1）物理性因子　机械性创伤、高温、低温、射线等。

（2）化学性因子　外源性化学物质包括强酸、强碱、强氧化剂等，药物及毒物；内源性化学物质包括尿酸、尿素、胆固醇结晶，超过正常浓度的内源性物质都可成为致炎因子，如血糖是人体代谢所必需，但是其浓度过高也可造成损伤引起炎症。

（3）生物性因子　由病原体引起的炎症称为感染（infection），包括细菌、病毒、真菌、寄生虫、支原体、衣原体、立克次氏体等。感染的病原体都是外源性的，其可以诱发免疫反应而引起炎症；病毒可通过在细胞内复制而导致感染细胞的坏死；细菌及其释放的内、外毒素及分泌的某些酶可激发炎症。

（4）坏死组织　任何原因引起任何组织的坏死都能成为致炎因子，其引起的炎症反应也是修复的起始。

（5）变态反应或异常免疫反应　免疫反应过高或过低，都可造成组织损伤。

（6）异物　手术缝线、二氧化硅晶体或物质碎片等残留机体内可导致慢性炎症。

2. 机体识别致炎因子

炎症反应的第一步是通过细胞受体或血浆蛋白识别病原体或坏死细胞。

（1）识别病原体的细胞受体　吞噬细胞、树突状细胞及其他细胞可通过受体识别侵入的病原体，其中研究比较多的是Toll样受体（Toll-like receptors，TLRs）家族，表达在细胞膜和内涵体膜上，因此可以识别细胞外和吞入的病原体。TLRs识别大多数病原体共有的基序，通常称为病原相关分子模式（pathogen associated molecular patterns，PAMPs），表达TLRs的细胞识别病原相关分子模式而活化并产生一系列分泌蛋白或膜蛋白（细胞因子等），引起炎症反应。

（2）细胞损伤的感受器　所有细胞都有细胞内受体可识别细胞损伤释放的或发生改变的分子，包括尿酸、胞浆内DNA、ATP、细胞内低钾及其他，这些受体识别后可激活多个蛋白形成复合体，称为炎症小体（inflammasome），诱导IL-1β及IL-18剪切成熟，引起炎症反应。炎症小体已被证明涉及许多疾病，如痛风、糖尿病、动脉粥样硬化和阿尔茨海默病等。

（3）血浆蛋白　补体系统识别侵入血液的病原体，产生炎症介质；甘露糖结合凝集素（mannose-binding lectin）识别病原体的糖分子，促进病原体的吞噬和激活补体；胶原凝集素（collectin）也可结合病原体，促进其被吞噬。

三、炎症局部的基本病变

所有炎症的基本病理变化都包括变质、渗出和增生。在炎症过程中，这些变化以一定的顺序先后发生。

1. 变质（alteration）

变质是指炎症局部组织细胞的变性、坏死。变质可以发生于实质细胞，也可以发生于间质。实质细胞常出现的变质性变化包括细胞水肿、脂肪变性、凝固性坏死、干酪样坏死、液化性坏死等。间质常出现的变质性变化包括黏液样变性、纤维素样坏死等。变质可以由致炎因子的直接作用所致，也可以由血液循环障碍及炎症反应产物的间接作用引起。变质反应的轻重不仅取决于致炎因子的性质、强度及持续时间，还取决于机体组织细胞的种类及反应性。

2. 渗出（exudation）

渗出是指炎症局部血管内的血液成分（液体、蛋白质和血细胞）通过血管壁到达血管外（组织间隙、体腔、体表和黏膜表面）的过程。从血管内渗出的所有成分统称为渗出液（exudate）。渗出是炎症最具特征性的变化，白细胞、抗体输送到炎症灶，发挥防御作用。

3. 增生（proliferation）

增生是指炎症局部的实质细胞和间质细胞数量增多。实质细胞的增生如慢性肝炎时肝细胞的增生；间质增生的成分包括巨噬细胞、内皮细胞、成纤维细胞等。实质细胞和间质细胞的增生是相应生长因子刺激的结果，而生长因子主要由炎细胞及周围细胞释放。炎症增生具有限制炎症扩散和修复损伤组织的功能。

任何一种炎症都包括这三种病变，但某一种炎症的某一个阶段局部病变往往以其中一种病变为主。一般而言，病变早期（和/或急性炎症）往往以变质、渗出为主；病变后期（和/或慢性炎症）多以增生为主。对机体而言，变质是一种损伤过程，渗出、增生是抗损伤和修复过程。通常情况下，炎症反应是可控的、自限性的。

四、炎症的局部表现和全身表现

1. 局部表现

古罗马时期医学家Celsus描述了炎症的四个主要表现：红、肿、热、痛，这些特征对应于血管扩张、水肿和组织损伤等炎症反应。19世纪的德国病理学家Virchow增加了炎症第五个表现的描述，即功能丧失。红（redness或rubor）是由于局部血管扩张、充血所致；肿（swelling或tumor）是由于局部血管通透性升高，液体和细胞成分渗出所致；热（heat或calor）是由于动脉性充血、血流加快、代谢旺盛所致；痛（pain或dolor）是由于渗出物刺激、压迫、牵拉感觉神经末梢所致；功能障碍（loss of function）则是由于实质细胞受损、渗出物影响或疼痛所致。

2. 全身表现

当炎症局部病变比较严重时，特别是病原微生物在体内蔓延扩散时，常出现明显的全身反应，包括发热、外周血白细胞数目改变、血浆急性期蛋白增多、心率加快、血压升高、寒战、厌食等。

发热是各种刺激致白细胞释放内源性致热源所致，如白细胞介素1（IL-1）和肿瘤坏死因子（TNF）作用于下丘脑的体温调节中枢，通过提高局部环氧合酶水平，促进花生四烯酸转变为前列腺素E（PGE）而引起发热。

外周血白细胞计数增加是炎症反应常见的表现，特别是细菌感染所引起的炎症。白细胞计数通常可达15000～20000/mL；在一些极端情况下，白细胞计数可达40000～100000/mL，称为类白血病反应（Leukemoid reactions）。外周血白细胞计数增加主要是由于IL-1和TNF促进骨髓储存库中白细胞的释放，故而相对不成熟的杆状核中性粒细胞比例增加，称之为"核左移"。如果持续感染，还能促进集落刺激因子（CSFs）的产生，引起骨髓造血前体细胞的增殖。

血浆蛋白绝大多数是由肝合成，在急性炎症状态下，有些血浆蛋白的浓度可升高几百倍。研究最多的三个蛋白是C反应蛋白（CRP）、纤维蛋白原（fibrinogen）和血清淀粉样蛋白（SAA）。肝细胞合成这些蛋白受细胞因子尤其是IL-6的刺激；许多急性期蛋白，如CRP和SAA，可结合微生物细胞壁，发挥调理素的作用。

严重的细菌感染可致败血症，大量的细菌产物进入血管或血管外组织中，刺激细胞或组织产生多种细胞因子，最瞩目的包括TNF和IL-1。TNF可引起弥漫性血管内凝血（DIC）、代谢失衡如酸中毒、低血压性休克等。IL-1可激活血管内皮细胞及其他炎细胞、引起发热等。

第二节　急性炎症

根据炎症持续的时间，炎症分为急性炎症（acute inflammation）和慢性炎症（chronic inflammation）。急性炎症持续时间短，数小时到数天，一般不超过一个月，以渗出病变为主，浸润的炎细胞以中性粒细胞为主。慢性炎症持续时间较长，数月到数年甚至数十年，以增生性病变为主，浸润的炎细胞以巨噬细胞和淋巴细胞为主。

急性炎症反应快速运送白细胞及血浆蛋白到损伤部位，在那里白细胞清除病原体及坏死组织。因此，急性炎症过程中，血流动力学改变、血管通透性增加和白细胞渗出非常明显，是机体进行防御反应的中心环节。

一、急性炎症过程中的血管反应

急性炎症过程中发生的血流动力学改变及血管通透性增加，都是为白细胞及血浆蛋白的渗出做准备。

1. 血流动力学的改变

按如下顺序发生。

（1）细动脉短暂收缩　损伤后立刻出现，多由神经反射引起，持续时间短，仅几秒钟。

（2）血管扩张和血流加速　首先是细动脉扩张，然后毛细血管床开放，局部血流加速、血量增多和能量代谢增强，局部发红、发热。血管扩张的发生机制与神经和体液因素有关，其中体液因素更突出，如组胺、一氧化氮、缓激肽和前列腺素等炎症介质作用于血管平滑肌而引起血管扩张。

（3）血流速度变慢　血管通透性升高致血浆外渗，血液黏稠度增加，血流阻力增大，血流速度减慢，甚至血流瘀滞（stasis），有利于白细胞进入边流、黏附内皮及游出。

以上血流动力学改变出现的速度及持续时间取决于致炎因子的性质和强度。极轻度刺激引起的血流加快仅持续10～15min，然后逐渐恢复；轻度刺激下血流加快可持续数小时；

较重的刺激可在15～30min内出现血流瘀滞；严重损伤可在几分钟内发生血流瘀滞。

2. 血管通透性增加

血管通透性增加是炎症过程中液体和蛋白质渗出的重要机制。导致血管通透性增加的机制包括以下几种。

（1）内皮细胞收缩　内皮细胞在组织胺、缓激肽、白细胞三烯等炎症介质刺激下立即收缩，内皮细胞间出现间隙，导致血管通透性升高。由于炎症介质的半衰期较短，内皮细胞在没有炎症介质刺激时复原，血管通透性恢复，也称为速发短暂反应（immediate transient response）。

（2）内皮细胞损伤　严重刺激如烧伤或化脓菌感染可直接损伤局部血管内皮细胞致其坏死脱落，血管壁通透性明显增加且发生迅速，可持续数小时到数天，直到损伤血管形成血栓或内皮细胞再生修复为止，小动脉、毛细血管和小静脉均可受累，也称为速发持续反应（immediate sustain response）。有些损伤，如中等程度的热损伤、某些细菌毒素、X射线或紫外线损伤，其造成内皮细胞损伤、血管通透性增强发生较晚，常在受损后2～12h开始，但损伤可持续数小时到数天，称为迟发持续性渗漏（delayed prolonged leakage）。另外，白细胞黏附于内皮细胞被激活，释放具有毒性的氧代谢产物和蛋白水解酶，也可造成内皮细胞损伤和脱落，引起血管通透性升高。

（3）内皮细胞穿胞作用增强　当内皮细胞暴露于某些介质如血管内皮细胞生长因子（VEGF）时，存在于内皮细胞连接处的囊泡体相互融合形成穿胞通道，富含蛋白质的液体通过穿胞通道渗出到血管外的现象称为穿胞作用（tran scytosis）。

（4）新生毛细血管的高通透性　新生毛细血管以出芽的方式从已存在的血管长出，由于新生内皮细胞间连接还没有完全形成以及基底膜不完整，新生毛细血管通透性较高。VEGF等介质一方面促进血管生成，同时还可以使血管通透性升高。

虽然这些增加血管通透性的机制可分开，但是所有这些机制都可参与到某一个特定刺激引起的反应中。例如，烧伤时，血管渗漏可通过化学介质引起的内皮细胞收缩、内皮细胞直接损伤和白细胞介导的内皮细胞损伤等机制先后或同时发挥作用。

二、液体渗出

炎症过程中渗出的液体、蛋白质和细胞成分总称为渗出液（exudate），渗出液积聚在组织间隙和体腔，可造成炎性水肿和积液。

渗出液的产生是基于血管壁的通透性增高和白细胞主动游出所致，因此渗出液与前述淤血时发生的漏出液明显不同（表4-1），在临床工作中，鉴别渗出液与漏出液有助于病因诊断。

渗出是炎症最特征性的变化，渗出液具有积极的防御作用：①稀释中和毒素，减轻毒素对局部组织的损伤作用；②为局部浸润的白细胞带来营养和带走代谢产物；③渗出物中的补体和抗体有利于消灭病原体；④渗出液中的纤维素交织成网，可限制病灶的扩散，有利于白细胞游走吞噬、杀灭病原体，同时在炎症后期还可以成为修复的支架；⑤渗出液中的白细胞吞噬和杀灭病原体，清除坏死组织组织；⑥炎症局部的病原微生物和毒素随渗出液的淋巴回流到达局部淋巴结，有利于细胞和体液免疫形成。

表4-1 渗出液和漏出液的区别

项目	渗出液	漏出液
蛋白量	多	少
相对密度	>1.020	<1.012
外观	浑浊	澄清
细胞数	多（>500个）	少（<100个）
蛋白定性	阳性	阴性
凝固性	能自凝	不能自凝

然而，渗出液过多有压迫和阻塞作用，如肺泡腔内渗出物增多可影响换气功能，胸膜腔内渗出物过多可压迫肺，心包腔内渗出液过多可致心包填塞，喉头严重水肿可引起窒息。另外，渗出物中的纤维素吸收不良可发生机化，可引起肺肉质变、浆膜粘连甚至浆膜腔闭锁。

三、白细胞渗出及其作用

白细胞渗出是炎症反应最重要的特征，病理诊断炎症的主要依据是白细胞是否渗出及渗出种类。白细胞从血管游出，聚集到炎症病灶，发挥吞噬作用和免疫作用，同时也通过释放蛋白水解酶、化学介质和氧自由基等，引起机体正常组织损伤。

1. 白细胞渗出

白细胞渗出是一个复杂的连续过程，包括白细胞边集和滚动、黏附、游出、趋化等阶段，在局部发挥重要的防御作用。

（1）白细胞边集和滚动（margination and rolling） 正常血管内血液流动呈层流状态，白细胞在轴流。炎症状态下，随着血流缓慢和液体的渗出的发生，毛细血管后小静脉中的白细胞逐渐离开轴流进入边流，称为白细胞边集（margination）。随后，在细胞因子及其他炎症介质的作用下，白细胞和内皮细胞被激活并表达黏附分子，白细胞表面和内皮细胞表面的黏附分子发生结合，但在血流冲击下又分离，白细胞在内皮细胞表面慢慢向前翻滚，称为白细胞滚动（rolling）。介导白细胞滚动的主要黏附分子选择素（selectin）是一种细胞表面受体。目前已经发现三种选择素：E选择素，表达于内皮细胞；P选择素，表达于内皮细胞和血小板；L选择素，表达于白细胞。内皮细胞正常情况下不表达或仅表达少量选择素，感染灶或损伤灶释放的细胞因子激活内皮细胞，使其选择素表达水平增高。因此，白细胞主要结合于炎症病灶处的血管内皮细胞并游出血管。内皮细胞的E选择素和P选择素与白细胞表面的糖蛋白唾液酸化Lewis X结合，介导中性粒细胞、单核细胞、淋巴细胞在内皮细胞表面的滚动。

（2）黏附（adhesion） 白细胞在内皮细胞表面滚动的过程中不断相互激活，白细胞表达整合素（integrin），与内皮细胞表面的配体（免疫球蛋白超家族分子）相互识别结合，使得白细胞紧密黏附于内皮细胞。整合素分子是由α和β两个亚单位组成的异二聚体，不仅介导白细胞与内皮细胞的黏附，还介导白细胞与细胞外基质的黏附。正常情况下，白细胞表面的整合素以低亲和力的形式存在，与配体不结合；但在炎症状态下，各种细胞释放的炎症介质，尤其是具有趋化作用的因子，激活白细胞使其表面的整合素发生构象改变，转变为高亲和力的形式。与此同时，内皮细胞也被各种细胞释放的细胞因子（尤其是TNF和IL-1）激活，整合素配体表达量增加，白细胞通过整合素与内皮细胞表面的配体结合后，其细胞骨架发生改变，紧密黏附于内皮细胞。

（3）游出（transmigration） 白细胞穿过血管壁进入周围组织的过程称为白细胞游出，通常发生在毛细血管后小静脉。白细胞游出主要是由炎症病灶产生的化学趋化因子介导的，这些化学趋化因子刺激白细胞以阿米巴样的运动方式从内皮细胞连接处游出。位于白细胞和内皮细胞表面的血小板内皮细胞黏附分子（platelet endothelial cell adhesion molecule，PECAM，又称CD31）介导两者结合并促进白细胞游出血管内皮。穿过内皮细胞的白细胞可分泌胶原酶降解血管基底膜，进入周围组织。

炎症不同阶段游出的白细胞种类不同。在急性炎症及炎症早期，中性粒细胞迅速对细胞因子发生反应，并与黏附分子结合，最先游出到炎症病灶。24~48h以后，中性粒细胞发生细胞死亡（坏死或凋亡），中性粒细胞能释放单核细胞趋化因子，进一步吸引单核细胞聚集，且单核细胞在组织中寿命较长，因此24h后病灶中则以单核细胞浸润为主。此外，致炎因子不同，渗出的白细胞也不同，如葡萄球菌和链球菌感染以中性粒细胞浸润为主，病毒感染以淋巴细胞浸润为主，一些过敏反应及寄生虫感染以嗜酸性粒细胞浸润为主。

（4）趋化作用（chemotaxis） 白细胞从血管游出后并不到处乱跑，而是聚集在炎症病灶。趋化作用是指白细胞沿浓度梯度向着化学刺激物所在部位作定向移动，这些具有吸引白细胞定向移动的化学刺激物称为趋化因子（chemotactic agent）趋化因子可以是外源性的，也可以是内源性的。最常见的外源性趋化因子是细菌产物，尤其是含有N-甲酰甲硫氨酸末端的多肽。内源性趋化因子包括补体成分（特别是C5a），白细胞三烯（主要是LTB4）和细胞因子（特别是IL-8等）。趋化因子具有特异性，有些趋化因子只吸引中性粒细胞，而另一些趋化因子则吸引单核细胞或嗜酸性粒细胞。不同的白细胞对趋化因子的反应性不同，粒细胞和单核细胞对趋化因子的反应较明显，而淋巴细胞对趋化因子的反应则较弱。

趋化因子与白细胞表面的特异性G蛋白偶联受体结合后，激活Rac/Rho/cdc42家族的GTP酶和一系列激酶，这些信号导致肌动蛋白聚合并分布在细胞运动的前缘，肌球蛋白纤维则分布在细胞后缘，白细胞通过延伸丝状伪足而拉动细胞向前运动，引起细胞的移位。

2. 白细胞激活

白细胞聚集到炎症病灶后，通过多种受体识别病原体、坏死组织、细胞因子而被激活，发挥杀伤和清除作用。在此过程中，吞噬作用和免疫作用发挥了重要功能。

（1）吞噬作用（phagocytosis）　是指白细胞吞噬病原体、坏死组织碎片和异物的过程。

①吞噬细胞种类：具有吞噬作用的细胞主要有中性粒细胞和巨噬细胞。

中性粒细胞又称小吞噬细胞，常出现于炎症早期、急性炎症和化脓性炎症。中性粒吞噬能力较强，其胞质内含有嗜天青颗粒和特异性颗粒，嗜天青颗粒中含有髓过氧化物酶（MPO）、酸性水解酶、中性蛋白酶、阳离子蛋白、溶酶体酶和磷脂酶A2，特异性颗粒中含有溶菌酶、乳铁蛋白和碱性磷酸酶等。在杀伤、降解病原体的过程中发挥重要作用。

巨噬细胞又称大吞噬细胞，常见于炎症晚期、慢性炎症和非化脓性炎症。炎症灶中的巨噬细胞大多来自血液中的单核细胞，少数来自局部的组织细胞，其溶酶体中含有酸性磷酸酶和过氧化物酶。巨噬细胞受到外界刺激激活后，细胞体积增大，细胞表面皱襞增多，线粒体和溶酶体增多，功能增强。

②吞噬过程：包括识别和黏着、吞入、杀伤和降解三个阶段。

识别和黏着（recognition and attachment）：吞噬细胞借助其表面的清道夫受体、甘露糖受体及各种调理素受体识别并黏着病原体、细胞碎片及异物。清道夫受体可与各种病原体的细胞壁结合。甘露糖受体是一种细胞凝集素，可与糖蛋白和糖脂末端的甘露糖和海藻糖残基结合。病原体的细胞壁含有甘露糖和岩藻糖，而哺乳类细胞的糖蛋白和糖脂的末端为唾液酸或N-乙酰半乳糖胺，所以吞噬细胞能吞噬病原体而不会吞噬自身细胞。调理素（opsonin）是一类能增强吞噬细胞吞噬功能的血清蛋白质，主要为Ig-Fc段、C3b。

吞入（engulfment）：吞噬细胞与被吞噬颗粒状物体黏着后便伸出伪足，随着伪足的延伸和相互融合，由吞噬细胞的细胞膜包围吞噬物形成泡状小体，即吞噬体（phagosome），然后吞噬体与初级溶酶体融合，形成吞噬溶酶体（phagolysosome），病原体在溶酶体内容物的作用下被杀伤和降解。在此过程中，白细胞发生活跃的细胞膜重构和细胞骨架重构。

杀伤和降解（killing and degradation）：进入吞噬溶酶体的细菌可被依赖氧的机制和不依赖氧的机制杀伤和降解。

依赖氧的机制主要是通过活性氧和活性氮杀伤病原体。还原型辅酶II（NADPH）在激活的NADPH氧化酶作用下氧化而产生超氧阴离子（O_2^-）。大多数超氧负离子经自发性歧化作用转变为过氧化氢（H_2O_2），进一步被还原成高度活跃的羟自由基（HO·）。过氧化氢不足以杀灭细菌，中性粒细胞胞质内的嗜天青颗粒含有髓过氧化物酶（MPO），可催化H_2O_2

和Cl⁻产生HOCl⁻。HOCl⁻是强氧化剂和杀菌因子。H_2O_2-MPO-卤素是中性粒细胞最有效的杀菌系统。此外，活性氮（主要是NO）也参与微生物的杀伤作用，NO由一氧化氮合成酶作用于精氨酸而产生，NO与超氧负离子相互作用而生成高活性的自由基-过氧亚硝酸盐（ONOO·）。这些氧自由基和氮自由基攻击和破坏微生物的蛋白、脂质和核酸。

不依赖氧机制包括：①溶酶体内的细菌通透性增加蛋白（bacterial permeability-increasing protein，BPI）可激活磷脂酶和降解细胞膜磷脂，使菌外膜通透性增加，导致细菌死亡；②溶菌酶可通过水解细菌糖肽外衣杀伤病原菌；③白细胞特异性颗粒所含的乳铁蛋白和嗜酸性粒细胞的主要碱性蛋白（major basic protein，MBP），虽然它们的杀菌能力有限，但对许多寄生虫具有毒性；④防御素（defensins）存在于白细胞颗粒中，是一种富含精氨酸的阳离子多肽，对病原微生物及某些哺乳类细胞有毒性。

吞噬作用是炎症防御反应的重要环节，但在某些特殊情况下也会给机体带来不利影响。如结核分枝杆菌由于其特殊的细胞壁结构，在感染早期被巨噬细胞吞噬后可抵抗宿主的杀伤，并在吞噬细胞内受到保护，维持胞内繁殖和扩散，在结核分枝杆菌致病性上有重要意义。

（2）免疫作用　参与免疫反应的细胞主要有淋巴细胞、浆细胞和巨噬细胞。巨噬细胞将抗原加工处理后呈递给T或B淋巴细胞，T细胞受到抗原刺激后转化为致敏T淋巴细胞，当其再次与相应抗原接触时，激活的T淋巴细胞可直接杀伤靶细胞，或通过释放一系列淋巴因子作用于靶细胞，发挥细胞免疫作用。B淋巴细胞在抗原刺激下，可以增殖转化为浆细胞，产生抗体引起体液免疫反应。

3. 白细胞介导的组织损伤作用

白细胞在化学趋化、激活和吞噬过程中，可以脱颗粒形式向细胞外间质释放溶酶体酶、活性氧自由基、前列腺素及花生四烯酸代谢产物等物质。这些物质可引起血管内皮细胞和组织损伤，加重原有致炎因子的损伤作用。此外，坏死、崩解的白细胞也可释放大量毒性物质，引起组织的损伤。这种白细胞介导的组织损伤可见于急性肾小球肾炎、移植排斥反应、急性免疫性滑膜炎等伴有中性粒细胞参与的炎症。

白细胞向组织间隙释放产物的机制包括：①吞噬溶酶体在完全封闭之前仍与细胞外相通，溶酶体酶可外溢；②某些不能被吞噬的物质（如沉积在肾小球基底膜的免疫复合物），可引起白细胞的细胞膜运动，导致溶酶体酶释放到细胞外间质中；③白细胞对细菌或其他异物发挥表面吞噬作用时也可释放溶酶体酶；④白细胞吞噬了能溶解溶酶体膜的物质（如尿酸、二氧化硅等），可使溶酶体酶释放；⑤中性粒细胞的特异性颗粒可直接通过出胞作用分泌到细胞外。

4. 白细胞功能缺陷

任何影响白细胞黏附、趋化、吞入、杀伤和降解的先天性或后天性缺陷均可导致白细胞功能障碍引起患者炎症失控。

（1）黏附缺陷　人白细胞黏附缺陷（leukocyte adhesion deficiency，LAD）是遗传性缺陷，可分为LAD-1和LAD-2；LAD-1是由于白细胞整合素LFA-1和Mac-1的CD18-β亚单位合成缺陷，导致白细胞黏附、迁移、吞噬和氧化应激反应障碍，主要表现患者反复细菌感染和创伤愈合不良。LAD-2则是由于岩藻糖代谢障碍使唾液酸化Lewis X缺乏，临床表现与LAD-1相似但症状较轻，也表现为反复细菌感染。

（2）吞入和脱颗粒障碍　Chediak-Higashi 综合征是常染色体隐性遗传性疾病，表现为细胞器移动障碍导致吞噬体与溶酶体融合出现异常，同时T细胞分泌颗粒障碍。引起严重的免疫缺陷和患者反复细菌感染。

（3）杀菌活性障碍　由于吞噬细胞NADPH氧化酶某种成分的基因缺陷，导致依赖氧的杀菌机制异常，可引起慢性肉芽肿性疾病。

（4）骨髓白细胞生成障碍　主要由再生障碍性贫血、肿瘤化疗和肿瘤广泛骨转移所致，造成白细胞数目下降。

四、炎症介质

炎症过程中的血流动力学改变、血管壁通透性增加、白细胞渗出等一系列的反应都是在一些化学因子的作用下实现的，我们把这些由细胞释放或由血液产生的参与或引起炎症反应的化学因子称为炎症介质（inflammatory mediator）或化学介质（chemical mediator）。

炎症介质具有以下共同特点：①来源于细胞或血浆，来自细胞的炎症介质有些储存于细胞颗粒中，在需要的时候脱颗粒释放到细胞外，有些是在致炎因子的刺激下即刻合成；来自血浆的炎症介质主要在肝脏合成，以前体的形式存在，需经蛋白酶水解才能激活。②多数炎症介质通过与靶细胞表面的受体结合发挥作用，少数炎症介质本身具有酶活性或可介导氧化损伤。③炎症介质作用于靶细胞可引起靶细胞产生次级炎症介质，放大或抵消初级炎症介质的作用。④一种介质可作用于一种或多种靶细胞，可对不同的细胞和组织产生不同的作用。⑤炎症介质半衰期短，一旦被激活或分泌到细胞外，迅速被降解灭活，或被拮抗分子抑制或清除。⑥多数炎症介质对正常组织有潜在的致损伤能力。

1. 细胞释放的炎症介质

（1）血管活性胺　组胺（histamine）和5-羟色胺（serotonin，5-HT）储存在细胞的分泌颗粒中，在急性炎症反应时最先释放。

组胺含量最丰富的细胞是血管周围的肥大细胞，组胺也存在于血液中的嗜碱粒细胞和血小板。能引起肥大细胞颗粒释放组胺的刺激包括：物理刺激如创伤、冷、热等；IgE抗体与肥大细胞结合，遇抗原与IgE结合时引起超敏反应；补体成分C3a和C5a，又称过敏毒素（anaphylatoxin）；神经肽（P物质）和细胞因子（IL-1，IL-8）。组胺主要通过与血管内皮细胞的H1受体结合发挥作用，可使细动脉扩张，血管内皮细胞收缩，细静脉通透性升高。

5-HT主要存在于血小板和肠嗜铬细胞。胶原纤维、凝血酶、ADP、免疫复合物、血小板活化因子（PAF）等可刺激血小板聚集并释放5-HT，其作用与组胺相似，可使血管扩张、通透性升高。

（2）花生四烯酸代谢产物　花生四烯酸（arachidonic acid，AA）是二十碳不饱和脂肪酸，广泛存在于细胞膜磷脂分子中，在磷脂酶的作用下释放。花生四烯酸通过环氧合酶途径产生前列腺素（prostaglandins，PG）、通过脂质氧化酶途径产生白细胞三烯（leukotriene，LT）和脂质素（lipoxins），如图4-1所示。

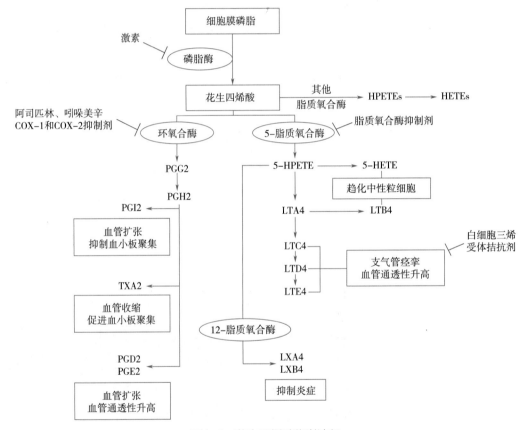

图4-1　花生四烯酸代谢途径

① 前列腺素（PG）和血栓素（TXA）：包括PGE2、PGD2、PGF2、PGI2和TXA2等，分别由特异性酶作用于中间产物生成。由于不同的细胞含有不同的酶，所以不同细胞产生的花生四烯酸代谢产物不同。如血小板含有TXA2合成酶催化产生TXA2，可使血小板聚集和血管收缩；而内皮细胞没有TXA2合成酶，但是内皮细胞有前列环素合成酶，可产生PGI2，抑制血小板聚集和使血管扩张。TXA2和PGI2作用相反，两者之间存在着平衡：在正常细胞，PGI2作用显著，TXA2作用受限，血小板聚集受抑制；当内皮细胞受损时，PGI2产生减少，TXA2产生增多促血小板聚集。PGD2主要由肥大细胞产生，而产生PGE2和PGF2的细胞

种类则较多。PGD2、PGE2和PGF2协同作用，可以引起血管扩张并促进水肿发生。PG还可以引起发热和疼痛，所以临床上抑制PG产生的药物也称解热镇痛药。PGE2使机体对疼痛的刺激更为敏感，并在感染过程中与细胞因子相互作用引起发热。

② 白细胞三烯：是花生四烯酸通过5-脂质氧合酶途径产生的，花生四烯酸首先转化为5-羟基过氧二十碳四烯酸（5-HPETE），然后再转化为白细胞三烯LTB4、LTC4、LTD4、LTE4及5-羟基二十碳四烯酸（5-HETE）。5-HETE是中性粒细胞的化学趋化因子。LTB4主要由中性粒细胞和一些巨噬细胞产生，是强有力的中性粒细胞趋化因子和白细胞功能反应（黏附于内皮细胞、产生氧自由基和释放溶酶体酶）的激活因子。LTC4、LTD4、LTE4主要由肥大细胞产生，可引起明显支气管痉挛和血管通透性升高。

③ 脂质素：当白细胞进入组织后，它们的花生四烯酸代谢产物逐渐从促炎的白细胞三烯转变为抗炎的脂质素，抑制中性粒细胞的趋化反应和黏附于内皮细胞，作为白细胞三烯的内源性拮抗剂，与炎症的消散有关。

（3）血小板激活因子（platelet activating factor，PAF） PAF是磷脂源性炎症介质，由嗜碱粒细胞、血小板、中性粒细胞、单核-巨噬细胞和血管内皮细胞产生，除了具有促进血小板聚集功能外，还可以引起血管收缩和支气管收缩，但是PAF在低浓度下可使血管扩张、通透性升高，比组胺作用强100～10000倍。PAF还可刺激血小板和其他细胞合成类花生酸物质（eicosanoids）、细胞因子等介质，增强白细胞黏附、趋化和脱颗粒等炎症反应。虽然PAF具有上述促进炎症的功能，但是有关PAF拮抗剂在不同炎症状态下的试验都是令人失望的。

（4）细胞因子（cytokine）和化学趋化因子（chemokine） 细胞因子主要由激活的淋巴细胞和巨噬细胞产生，参与免疫反应和炎症反应。TNF和IL-1是介导炎症反应的两个重要细胞因子，在内毒素、免疫复合物和物理性因子等刺激下，主要由激活的巨噬细胞、肥大细胞和内皮细胞等产生。TNF和IL-1可促进内皮细胞黏附分子的表达以及其他细胞因子的释放，促进肝脏合成各种急性期蛋白，促进骨髓向外周血释放白细胞，激活白细胞和其他细胞（成纤维细胞、滑膜细胞、其他间充质细胞），可引起患者发热、嗜睡、食欲减退及心率加快等。

化学趋化因子是一个小分子蛋白质（8～10ku）家族，其主要功能是刺激白细胞游出以及调控白细胞在淋巴结及其他组织中的分布。目前发现大约有40个化学趋化因子和20多个受体，根据其半胱氨酸残基排列可分为四组：① C-X-C 化学趋化因子：如CXCL8（IL-8）对中性粒细胞有趋化作用；② C-C 化学趋化因子：如CCL2（MCP-1）和CCL3（MIP-1α）主要趋化巨噬细胞，CCL11（eotaxin）趋化嗜酸性粒细胞；③ C化学趋化因子：如XCL1（lymphotactin）；④ CX$_3$C 化学趋化因子：CX$_3$CL1（fractalkine）可趋化单核细胞和T淋巴细胞并使其黏附于内皮细胞。

（5）白细胞产物 主要包括中性粒细胞和巨噬细胞释放的活性氧和溶酶体酶。

中性粒细胞和巨噬细胞受到微生物、免疫复合物、细胞因子或其他炎症介质刺激后，合成和释放活性氧，包括超氧阴离子、过氧化氢和羟自由基等。活性氧的大量释放可使组织损伤，包括内皮损伤、血管通透性升高、实质细胞和红细胞损伤、细胞外基质破坏等；少量释放可促进趋化因子、细胞因子、细胞间黏附分子的表达，增强和放大炎症反应。

中性粒细胞和巨噬细胞还可以释放溶酶体颗粒而引起炎症反应。溶酶体中含有多种酶，如酸性水解酶、中性蛋白酶、溶菌酶等，酸性水解酶在吞噬溶酶体内降解细菌及其碎片；中性蛋白酶包括弹力蛋白酶、胶原酶和组织蛋白酶，可降解各种细胞外成分，包括胶原纤维、基底膜、纤维素、弹力蛋白和软骨基质等，在化脓性炎的组织破坏中起重要作用；中性蛋白酶还可以直接剪切C3和C5产生血管活性介质C3a和C5a，并促进激肽原产生缓激肽样多肽。

（6）神经肽（neuropeptide）　是泛指存在于神经组织并参与神经系统功能的内源性生物活性物质，包括P物质（substance P）和神经激肽A（neurokinin A），可由感觉神经或活化的白细胞分泌产生。P物质是小分子多肽，可传导疼痛，引起血管扩张和通透性升高，肺和胃肠道的神经纤维分泌较多的神经肽。

2. 血浆中的炎症介质

血浆中存在着三种相互关联的系统，即激肽系统、补体系统和凝血/纤维蛋白溶解系统，当内皮损伤胶原暴露时，可激活与炎症相关的三大系统。

（1）激肽系统　胶原暴露激活XII因子，激活激肽释放酶（kallikreins），作用于血浆的高分子激肽原使其转化为缓激肽（bradykinin），可使细动脉扩张、血管通透性增加、支气管平滑肌收缩，并可引起疼痛。缓激肽的这些作用很快被激肽酶灭活，所以持续时间短暂。

（2）补体系统　补体系统由20多种蛋白质组成，是存在于血浆和组织液中的一系列具有酶活性的蛋白质，不仅是抵抗病原体的重要免疫因子，还是重要的炎症介质。补体可通过经典途径（抗原-抗体复合物）、替代途径（病原微生物表面分子如内毒素和脂多糖）和凝集素途径激活，产生如C3a，C5a，C3b，在炎症过程中发挥重要作用：① 过敏毒素作用：C3a和C5a通过刺激肥大细胞释放组胺使血管扩张和通透性升高，引起类似过敏反应的病理变化，故称为过敏毒素，这类作用可被抗组胺药物阻断；② 白细胞黏附、趋化作用：C3a和C5a是中性粒细胞、嗜酸粒细胞、嗜碱粒细胞和单核细胞的趋化因子，C5a可使白细胞激活，增加白细胞表面整合素的亲和力，促进白细胞黏附；③ 调理吞噬：C3b可与细菌细胞壁结合，增加具有C3b受体的中性粒细胞和单核细胞的吞噬作用；④ 细胞溶解：C5-9膜攻击复合体沉积于细胞表面可导致细胞膜孔形成，使细胞对离子及水的通透性升高而导致渗透性坏死，这一作用对于杀伤细菌非常重要。

（3）凝血系统和纤维蛋白溶解系统　XII因子激活不仅能启动激肽系统，而且能启动凝血和纤维蛋白溶解系统。凝血系统激活后产生凝血酶、纤维蛋白多肽和凝血因子Xa，凝血酶通过结合于血小板、内皮细胞、平滑肌细胞和许多其他细胞的蛋白酶激活受体（protease-activated receptors，PARs），促进白细胞游出和一系列炎症反应。纤维蛋白多肽能够增加血管通透性和白细胞趋化反应，Xa可促进增加血管通透性和白细胞渗出。纤维蛋白溶解系统激活后产生纤溶酶（plasmin），可降解C3产生C3a，纤维蛋白降解所产生的降解产物也具有增加血管通透性的作用。

3. 抗炎药物的作用靶点

（1）环氧合酶抑制剂　包括阿司匹林和其他非甾体抗炎药（NSAIDs），通过抑制COX-1和COX-2功能而抑制所有前列腺素的产生（因此对疼痛和发热有效，故也称解热镇痛药）；选择性COX-2抑制剂是一类新的非甾体抗炎药，其对COX-2的抑制作用是COX-1的200～300倍。但是选择性COX-2抑制剂有增加心脑血管事件的风险，可能是因为其损害了内皮细胞产生抗凝的PGI_2，而留下血小板完整的促凝的TXA_2。

（2）脂质氧化酶抑制剂　脂质氧化酶不受NSAIDs的影响，目前有许多新的脂质氧化酶的抑制剂出现，如弃白通（zileuton），抑制白细胞三烯的产生，在治疗支气管哮喘中有效。

（3）皮质类固醇激素（corticosteroids）　是广谱抗炎药，可抑制COX-2、磷脂酶A2、促炎细胞因子（如TNF和IL-1）及iNOS等基因的转录。

（4）白细胞三烯受体拮抗剂　孟鲁斯特（montelukast）是白细胞三烯LTB4的受体拮抗剂，对治疗支气管哮喘部分有效。

（5）细胞因子或细胞因子受体拮抗剂　TNF受体拮抗剂在治疗慢性炎症中有效，尤其是对类风湿关节炎、银屑病和几种肠炎，而IL-1受体拮抗剂则没有什么疗效。TNF受体拮抗剂治疗的合并症之一是增加了分枝杆菌的易感性，因其降低了巨噬细胞对胞浆内细菌的杀伤。IL-6受体拮抗剂对治疗类风湿性关节炎有效，IL-17拮抗剂则对治疗银屑病和其他慢性炎症非常有效。

五、急性炎症的病理学类型

急性炎症的标志是小血管扩张及血管外组织中白细胞和液体的积聚，但由于受累的组织类型、组织反应的轻重程度以及致炎因子等的不同，急性炎症的形态学表现有差异。不同的大体及镜下特点可能为不同的致炎原因提供线索。根据渗出物主要成分和病变特点，将急性炎症分为浆液性炎、纤维素性炎、化脓性炎和出血性炎。

1. 浆液性炎

浆液性炎（serous inflammation）以浆液渗出为主，主要来自血浆，也可由浆膜的间皮细胞分泌，含有3%～5%蛋白质（主要为白蛋白），同时混有少量中性粒细胞和纤维素。浆液性炎常发生于黏膜、浆膜、滑膜、皮肤和疏松结缔组织等。黏膜的浆液性炎又称浆液性卡他性炎，卡他（catarrh）是指渗出物沿黏膜表面顺势下流的意思，如感冒早期的流清鼻、流眼泪。浆膜的浆液性炎可引起体腔积液，如胸腔积液、腹腔积液、心包腔积液等。滑膜的浆液性炎如风湿性关节炎可引起关节腔积液。皮肤的浆液性炎可引起皮肤水泡或皮下水肿。疏松结缔组织的浆液性炎，如毒蛇咬伤可致炎性水肿。

浆液性炎可见于较轻的炎症或炎症早期阶段，轻型炎症易于消退，浆液性炎也可转化为纤维素性炎或化脓性炎。浆液性渗出物过多会对机体造成不利影响，甚至导致严重后果，如严重的喉头水肿会引起窒息，胸膜腔或心包腔大量积液可影响肺、心功能。

2. 纤维素性炎

纤维素性炎（fibrinous inflammation）以纤维蛋白原渗出为特征，继而形成纤维素。HE染色切片中纤维素呈红染、网状、条索状或颗粒状，常混有中性粒细胞和坏死组织碎片。纤维蛋白原大量渗出，说明血管壁损伤严重，通透性增加明显，多由某些细菌毒素（如白喉杆菌、痢疾杆菌和肺炎球菌的毒素）或各种内、外源性毒物（如尿毒症的尿素和外源性的汞中毒）引起。纤维素性炎好发于黏膜、浆膜和肺组织。黏膜发生的纤维素性炎，其渗出的大量纤维素与白细胞、坏死的黏膜上皮混合在一起，形成一层灰白色的膜状物，称假膜或伪膜（pseudomembrane）。如细菌性痢疾时，纤维素渗出在结直肠黏膜表面形成灰白色假膜。白喉时在咽喉部及气管表面渗出物形成假膜，由于咽喉部黏膜与深部组织结合牢固，故咽喉部的假膜不易脱落，称为固膜；而气管黏膜与深部组织结合较疏松，故气管表面的假膜容易脱落，称为浮膜，大片脱落可引起窒息。浆膜发生的纤维素性炎常见于胸膜和心包膜，如结核性纤维素性胸膜炎和风湿性心包炎，后者由于心脏的不停搏动，渗出在心外膜表面的纤维素形成大量绒毛状结构，称为"绒毛心"，如图4-2所示。肺的纤维素性炎见于大叶性肺炎的红色及灰色肝样变期，肺泡腔内充满大量纤维素及白细胞而实变如肝样。

当渗出的纤维素量较少时，可由中性粒细胞释放的蛋白水解酶溶解，或被吞噬细胞吞噬清除，或通过自然管道排出体外，病变处得以恢复。若渗出的纤维素过多，或渗出的中性粒细胞数量少，或组织内抗胰蛋白酶含量过多时，可致纤维素清除障碍而发生机化，造成浆膜的纤维素性粘连、浆膜腔闭锁或肺肉质变。

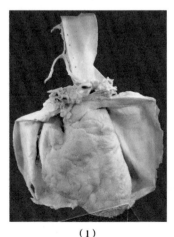
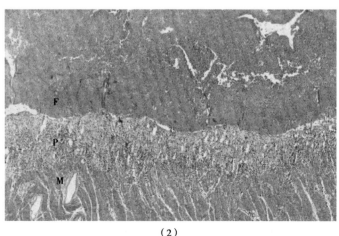

| （1） | （2） |

图4-2   纤维素性心外膜炎

（1）心脏表面可见绒毛状纤维素渗出物；（2）心外膜表面可见大量纤维素性渗出物（F：纤维素；P：心外膜；M：心肌）

3. 化脓性炎

化脓性炎（suppurative or purulent inflammation）是以大量中性粒细胞渗出为主，并有不同程度的组织坏死和脓液形成为特征的炎症。化脓性炎多由化脓菌（葡萄球菌、链球菌、脑膜炎双球菌、大肠杆菌和绿脓杆菌等）感染所致。脓液（pus）是一种灰黄色或黄绿色浑浊的液体，其中含有大量变性坏死的中性粒细胞、坏死组织碎片、少量浆液和细菌。其中的中性粒细胞大多数发生变性和坏死，也称脓细胞（pus cells）。依据病因和发生部位不同可将化脓性炎分为表面化脓和积脓、脓肿和蜂窝织炎。

（1）表面化脓和积脓　表面化脓（surface suppuration）是指发生于黏膜或浆膜组织的化脓性炎症。黏膜的化脓性炎，脓性渗出物可沿黏膜表面流出，称为脓性卡他，深部组织的中性粒细胞浸润不明显，如化脓性支气管炎和化脓性尿道炎，脓液可沿支气管和尿道排出体外。当化脓性炎发生于黏膜或浆膜不能排出时，则造成积脓（empyema），如图4-3所示，脓液蓄积于体腔或自然管腔内，如胆囊积脓、输卵管积脓。

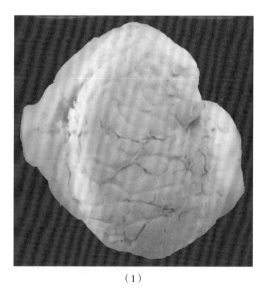
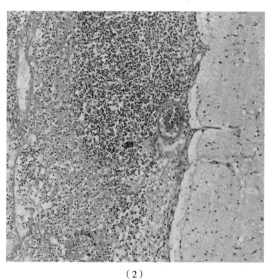

（1）　　　　　　　　　　　　　　　　（2）

图4-3　化脓性脑膜炎

（1）蛛网膜下可见脓液蓄积，尤其是在血管周围；（2）镜下可见脑膜表面脓液渗出，血管扩张。

（2）蜂窝织炎　疏松结缔组织的弥漫性化脓性炎称为蜂窝织炎（phlegmonous inflammation），常发生于皮肤、肌肉和阑尾。蜂窝织炎主要由溶血性链球菌感染引起，链球菌分泌透明质酸酶能降解疏松组织中的透明质酸，细菌及脓液易扩散；链球菌还可分泌链激酶，激活纤维蛋白溶解系统，溶解纤维素，脓液稀薄，易于通过结缔组织间隙和淋巴管扩散。表现为疏松结缔组织内大量中性粒细胞弥漫性浸润，组织高度水肿，与周围组织界限不清，但组织坏死不明显，如图4-4所示。因此，单纯蜂窝织炎预后较好，炎症得到及时控制后可完全吸收，一般不留痕迹。

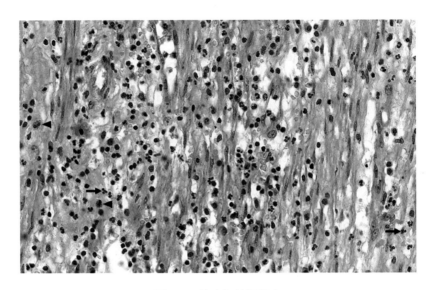

图4-4　蜂窝织性阑尾炎

阑尾肌层内可见大量中性粒细胞弥漫性浸润，并伴有不同程度的肌纤维坏死溶解

（3）脓肿　是指局限性化脓性炎，局部组织坏死液化，形成一个充满脓液的腔，称为脓肿（abscess）。脓肿可发生于皮下和内脏，主要由金黄色葡萄球菌感染引起，这些细菌可产生大量毒素使局部组织坏死，继而大量中性粒细胞浸润，之后中性粒细胞坏死释放蛋白酶溶解坏死组织形成脓液及脓腔，如图4-5所示。金黄色葡萄球菌可产生血浆凝固酶，促进

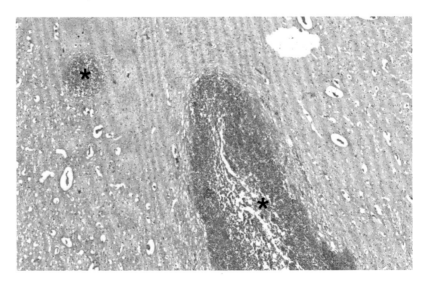

图4-5　脑脓肿

脑组织中可见两个区域（＊）脑组织结构完全破坏，被中性粒细胞取代

渗出的纤维蛋白原转化成纤维素，因而脓液比较稠厚，病变比较局限。金黄色葡萄球菌还具有层粘连蛋白受体，使其容易通过血管壁而在远处产生转移性脓肿。脓肿早期，周围有充血、水肿和大量炎细胞浸润；经过一段时间后，脓肿周围形成肉芽组织，即脓肿膜，具有吸收脓液、限制炎症扩散的作用。小脓肿可以吸收消散，较大脓肿由于脓液较多，吸收困难，常需要切开排脓或穿刺抽脓，脓腔局部由肉芽组织修复，最后形成瘢痕。

疖是毛囊、皮脂腺及其周围组织的脓肿。疖中心部分液化变软后，脓液便可破出。痈是多个疖的融合，在皮下脂肪和筋膜组织中形成许多相互沟通的脓肿，必须及时切开排脓。

4. 出血性炎

出血性炎（hemorrhagic inflammation）是以渗出物中含有大量的红细胞为特征的炎症，常见于流行性出血热、钩端螺旋体病和鼠疫等。

上述各型炎症可单独发生，也可合并存在，如浆液性纤维素性炎、纤维素性化脓性炎等；在炎症的发展过程中一种炎症可转变成另一种炎症，如浆液性炎可转变为纤维素性炎或化脓性炎。

六、急性炎症的终止及结局

机体对急性炎症反应有严密调控，大多数急性炎症反应可适时终止。目前已知的机制包括：①炎症介质被降解、清除：多数炎症介质的半衰期很短，或可以被酶降解；②中性粒细胞死亡，中性粒细胞在血管外存活时间短，渗出到血管外24h后开始死亡；③花生四烯酸代谢途径转变，由促炎的白细胞三烯转变为抗炎的脂质素；④巨噬细胞表型转换，由促炎的M1型转化为抗炎的M2型，并释放抗炎细胞因子TGF-β和IL-10，抑制炎症反应，促进修复及纤维化；⑤胆碱能放电抑制巨噬细胞产生TNF。

大多数急性炎症能够痊愈，少数可迁延为慢性炎症，极少数可蔓延扩散到全身。

1. 痊愈

致炎因子被清除后，若炎性渗出物较少、坏死组织范围较小，可被完全溶解吸收，通过周围健康细胞的再生，局部完全恢复原有组织结构功能，不留痕迹，称为完全痊愈。若坏死范围较大，则由肉芽组织修复，不能完全恢复原有组织结构和功能，称为不完全痊愈。

2. 迁延为慢性炎症

如果致炎因子不能在短期清除，在机体内持续起作用，不断地损伤组织造成炎症迁延不愈，使急性炎症逐渐转变为慢性炎症，病情可时轻时重。

3. 蔓延扩散

在机体抵抗力低下，或病原体毒力强、数量多的情况下，病原体可不断繁殖，并沿组织间隙或脉管系统向周围和全身组织器官扩散，病情转向恶化。

（1）局部蔓延　炎症局部的病原体可通过组织间隙或自然管道向周围组织和器官扩散

蔓延。如气管炎沿支气管播散引起肺炎，急性膀胱炎可向上蔓延引起输尿管炎和肾盂肾炎。

（2）淋巴道蔓延　急性炎症渗出的富含蛋白的炎性水肿液或白细胞可通过淋巴液回流至淋巴结。其中所含的病原体也可沿淋巴液扩散，引起淋巴管炎和相应淋巴结炎。如足部感染时腹股沟淋巴结可肿大，在足部感染灶和肿大的腹股沟淋巴结之间出现红线，即淋巴管炎。病原体可进一步通过淋巴液回流入血，引起血行蔓延。

（3）血道蔓延　炎症病灶中的病原体可直接侵入血液或通过上述淋巴液回流入血，病原体的毒性产生也可被吸收入血，引起菌血症、毒血症、败血症和脓毒败血症。

①菌血症（bacteremia）：细菌由局部病灶入血，血液中可查到细菌，全身无中毒症状。许多炎症性疾病都会在某个阶段出现菌血症，但大多应该是一过性的，肝、脾和骨髓的吞噬细胞可组成一道防线清除病菌。

②毒血症（toxemia）：细菌的毒性产物被吸收入血，临床出现寒战、高热等中毒症状，同时伴有心、肝、肾等实质细胞的变性和坏死，严重时可出现中毒性休克，但血培养皿中无菌。

③败血症（septicemia）：细菌有局部病灶入血后不仅没有被清除，而且还大量繁殖并产生大量毒素，引起全身中毒症状和病理变化，称为败血症。败血症除了毒血症的临床表现外，还常出现皮肤和黏膜出血点，以及脾和淋巴结肿大等。此时血液中可培养出病原菌。

④脓毒败血症（pyemia）：化脓菌所引起的败血症可进一步发展为脓毒败血症。此时除有败血症的表现外，可在全身一些脏器中出现多发性栓塞性脓肿（embolic abscess），或称转移性脓肿（metastatic abscess）。显微镜下小脓肿中央的小血管或毛细血管中可见细菌菌团，周围有大量中性粒细胞浸润伴有局部组织的坏死液化形成脓液。

第三节　慢性炎症

慢性炎症是指持续数周至数年甚至数十年的炎症，其中炎症反应、组织损伤和修复反应不同程度合并存在。慢性炎症大多由急性炎症发展而来，也可以隐匿发生而无急性炎症经过。

慢性炎症的发生与以下因素有关：①病原体持续存在，如结核杆菌、肝炎病毒、梅毒螺旋体等，这些病原体一般毒力较弱，抗清除能力强，常可激发免疫反应，特别是迟发性过敏反应，有时可表现为特异性肉芽肿性炎；②长期或反复暴露于内源性或外源性毒性因子，如长期暴露于二氧化硅可引起硅沉着病，血液中尿酸浓度升高可引起痛风，胆囊结石可引起慢性胆囊炎等；③对自身组织产生免疫反应，常有自身抗体形成，如类风湿性关节炎和系统性红斑狼疮等。

根据慢性炎症的形态学特点，将其分为两大类：一般慢性炎症（又称非特异性慢性炎症）和肉芽肿性炎（又称特异性慢性炎症）。

一、一般慢性炎症（非特异性慢性炎症）

1. 一般慢性炎症的特点

一般慢性炎症的主要特点：①炎症灶内浸润的炎细胞主要是巨噬细胞、淋巴细胞、浆细胞、肥大细胞等慢性炎细胞，反映了机体对损伤的持续反应；②常伴有较明显的纤维结缔组织、血管、上皮细胞和腺体等实质细胞的增生，以替代和修复损伤的组织；③同时伴有不同程度的组织破坏，主要由致炎因子或炎细胞引起。慢性炎症的纤维结缔组织增生常伴有瘢痕形成，可造成管道性器官的狭窄或梗阻，产生较为严重的后果。

特定部位的一般慢性炎症表现出特殊的形态结构。黏膜表面的长期慢性刺激可使黏膜上皮、腺体、肉芽组织增生，形成突出于黏膜表面的带蒂肿块，称为炎性息肉（inflammatory polyp），如鼻黏膜息肉、胃黏膜及肠黏膜息肉、宫颈管息肉、胆囊息肉等。息肉体积一般较小，直径多在2cm以下。在一些实性器官中，如肺、眼眶等部位，一般慢性炎症增生形成一个境界清楚的瘤样团块，称为炎性假瘤（inflammatory pseudotumor）。组织学上炎性假瘤由纤维组织、炎细胞、肉芽组织和增生的实质细胞组成，临床影像上易与真性肿瘤相混淆，最终需要病理检查区别。

2. 主要慢性炎细胞

（1）单核-巨噬细胞系统的激活是慢性炎症的一个重要特征。单核-巨噬细胞系统包括血液中的单核细胞和组织中的巨噬细胞，后者弥漫分布于结缔组织或器官中，如肝脏中的库普弗细胞（Kupffer cell）、脾脏和淋巴结中的窦组织细胞、肺泡的巨噬细胞、中枢神经系统的小胶质细胞等。慢性炎症过程中的巨噬细胞有两条主要的活化途径——经典活化和替代活化，主要依靠活化信号：①巨噬细胞经典活化可由微生物产物如内毒素通过TLRs和其他感受器所诱导，也可由T淋巴细胞源性信号如IFN-γ诱导。经典活化的巨噬细胞也称M1型巨噬细胞，可产生NO和ROS，上调溶酶体酶以杀伤吞入的病原体，分泌细胞因子如IL-1、IL-6、TNF等刺激炎症反应。②巨噬细胞替代活化可由T淋巴细胞产生的干扰素以外的细胞因子如IL-4和IL-13所诱导，替代活化的巨噬细胞也称M2型巨噬细胞，其杀菌活性降低，它们分泌细胞因子如IL-10和TGF-β等抑制炎症反应而促血管生成、纤维母细胞活化和胶原合成。

（2）淋巴细胞是慢性炎症中浸润的另一种重要炎细胞，淋巴细胞是在黏附分子和化学趋化因子介导下，从血液中渗出并运动到炎症病灶。淋巴细胞接触抗原后可被激活，B淋巴细胞可分化为浆细胞而产生抗体，也可产生针对自身抗原的自身抗体；T淋巴细胞可产生一系列细胞因子，促进炎症反应。巨噬细胞和淋巴细胞在慢性炎症过程中相互作用，使炎症反应连绵不断：巨噬细胞吞噬并处理抗原后，把抗原信息提呈给T淋巴细胞，并产生IL-12刺激T淋巴细胞；激活的T淋巴细胞产生细胞因子IFN-γ，反过来又激活巨噬细胞。

（3）嗜酸粒细胞浸润是IgE介导的炎症反应和寄生虫引起的炎症反应的特点，在化学趋化因子eotaxin介导下运动到靶器官。嗜酸粒颗粒中的主要碱性蛋白是一种阳离子蛋白，对寄生虫有独特的毒性，也能引起哺乳类上皮细胞的坏死。

（4）肥大细胞在结缔组织中广泛分布，是人体重要的前哨细胞。肥大细胞表面存在免疫球蛋白IgE的Fc受体，在对昆虫叮咬、食物或药物的过敏反应及对寄生虫的炎症反应中发挥重要作用。

二、肉芽肿性炎

1. 肉芽肿性炎的概念

肉芽肿性炎（granulomatous inflammation）是以肉芽肿形成为特征的特殊慢性炎症。肉芽肿（granuloma）是以巨噬细胞局限性增生为主所形成的境界清楚的结节状病灶。病灶较小，直径0.5～2mm，巨噬细胞在不同类型的肉芽肿中发生形态和功能改变，可衍生为类上皮细胞、风湿细胞、多核巨细胞等。不同病因可引起不同形态的肉芽肿，病理学家可根据肉芽肿的典型形态特点可做出病因诊断。

2. 肉芽肿性炎的常见病因

（1）细菌感染　结核、麻风、伤寒。

（2）螺旋体感染　梅毒。

（3）真菌、寄生虫　组织胞浆菌、新型隐球菌和血吸虫病。

（4）异物　外科缝线，石棉，胆固醇结晶，尿酸结晶（异物肉芽肿）。

（5）原因不明　结节病。

3. 肉芽肿的形成

肉芽肿是在细胞免疫的基础上形成的。一些病原菌（如结核分枝杆菌、麻风杆菌），由于其特殊的菌壁结构致抵抗吞噬能力较强，当被巨噬细胞吞噬后不易被杀伤降解。巨噬细胞吞噬病原体后将抗原呈递给T淋巴细胞，并使其激活产生细胞因子IL-2及IFN-γ等，IL-2可进一步激活其他T淋巴细胞而IFN-γ又进一步激活巨噬细胞。另一些病原（如缝线、粉尘等）则不能被吞噬细胞降解，引发慢性炎症反应，病灶中释放的各种炎症介质也可激活巨噬细胞。在趋化因子作用下，巨噬细胞不断移动并聚集在炎症病灶局部，巨噬细胞通过上述免疫反应途径或非免疫反应途径被激活，在形态和功能上均发生改变，形态上可转化为上皮样细胞、多核巨细胞。

4. 肉芽肿性炎的常见类型及形态特点

（1）感染性肉芽肿　指由细菌、螺旋体、真菌、寄生虫等病原体感染引起的肉芽肿。

以结核性肉芽肿（结核结节）为例，如图4-6所示，其主要的成分包括：中央可有干酪样坏死，周围主要是类上皮细胞，类上皮细胞之间可有多核巨细胞，外周可见淋巴细胞及成纤维细胞。类上皮细胞的特点是细胞边界不清，细胞之间有连接（有类似上皮细胞间的连接）；核圆形或卵圆形，染色淡，1~2个核仁；胞浆淡红色，细胞内各细胞器增加；而细胞膜Fc受体和C3b受体减少，说明其吞噬能力下降；具有细胞外分泌的功能。多核巨细胞的核可有几个、几十个甚至几百个，排列整齐，可位于细胞的周边呈花环状或马蹄形，也可以密集在胞体的一端，又称朗格汉斯多核巨细胞（Langhans multinucleate giant cell）。

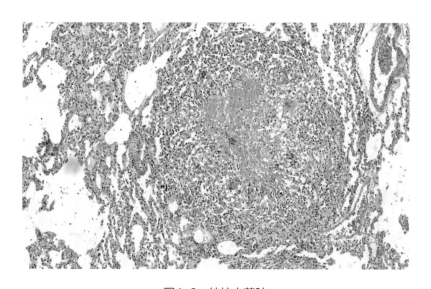

图4-6 结核肉芽肿

肺组织中可见一境界清楚的结节，中心有干酪样坏死，周围有类上皮细胞、朗格汉斯多核巨细胞和淋巴细胞

（2）异物肉芽肿 是指由缝线、粉尘等异物引起的肉芽肿，其中心为异物，周围有数量不等的巨噬细胞、异物巨细胞、淋巴细胞和成纤维细胞等，异物巨细胞的多核排列杂乱无章。

肉芽肿的最终结局可转变为瘢痕组织，其中的成纤维细胞增多，产生胶原，自身转变为纤维细胞，其他细胞则减少或消失。

本章小结

机体各种组织和器官都可以发生炎症，很多疾病过程都有炎症反应的参与，临床上很多患者由于发炎引起症状而就诊，但是炎症本质上是一种以血管反应为主的防御反应，其过程受到多种炎症介质的严格调控；大多数的急性炎症都可以自发消退而痊愈，少数炎症可以转变为慢性，甚至扩散蔓延危及生命。病理诊断炎症的主要依据是炎细胞及渗出物，但是临床医师更希望搞清楚引起炎症的原因，以便诊断病因进行有效的治疗。除了病因治疗，临床上多数是对症治疗，那就需要了解炎症的调控机制，知道每一种药物的作用靶点，从而选择合适的药物，有效地缓解患者的临床症状。

📖 知识拓展

　　炎症反应是机体最常见的过程，其本质是保护性反应，炎症反应一般情况下都是可控的和自限性的。但是临床上有很多患者的炎症反应失去控制、迁延不愈，尤其是自身免疫性炎症反应，需要医生的帮助才能得到控制。除了针对病因的抗细菌或抗病毒治疗外，对慢性炎症治疗目前主要的是抑制炎症反应，使用如激素、细胞毒性药物、单克隆抗体等，基本都是减缓炎症性疾病的进程，很难彻底治愈。在西医治疗之外，有些患者也尝试求助于中医中药治疗，对有些疾病也有一定的疗效。

　　具有消炎作用的中草药：

　　【蒲公英】实验证明蒲公英煎液有广谱抗菌和明显杀菌功效。它对急性扁桃体炎、结膜炎、尿路感染、乳腺炎、气管炎、胃炎等均有显著疗效，生食效果更佳。

　　【鱼腥草】主治肺炎、肺脓肿、泌尿系感染、痢疾、乳腺炎、肾炎、蜂窝组织炎、中耳炎、外用毒蛇咬伤和疖、痈等。它对流感病毒有抑制作用，此外还有镇痛、止血、止咳、利尿等作用。

　　【板蓝根】主治咽喉炎、急性扁桃体炎、流行性感冒、流行性腮腺炎、急性传染性肝炎等。它对感冒病毒有抑制作用，对伤寒、肠炎等也有抑制作用。

　　【金银花】主治上呼吸道感染、肺炎、肺脓肿、急性阑尾炎、钩端螺旋体病、细菌性痢疾、疖、痈、丹毒、子宫糜烂等。

　　【马齿苋】凉拌生吃马齿苋或煎水服用，对急性肠炎、乳腺炎、肾炎水肿、痔疮出血等均有治疗效果。特别是治疗细菌性痢疾，用大量鲜马齿苋捣汁冲服，效果极佳。

　　【山楂】药理研究证明，山楂对大肠杆菌、绿脓杆菌及金黄色葡萄球菌等均有抑制作用，经常食用能防治由这些致病菌引起的消化道、呼吸道及其他器官组织的感染性疾病。

　　【柴胡】主治上呼吸道感染、疟疾、肝炎、胆囊炎、月经不调、脱肛等，有解热、镇静、降压、镇咳的作用。

　　【黄连】主治急性细菌性痢疾、急性结肠炎、急性结膜炎、口疮、疖、痈、吐血、消渴和烧伤等。对一些流感病毒也有抑制作用。对钩端螺旋体和滴虫有杀灭作用，此外还有降压和抗心律失常作用。功效是清热去湿、泻火解毒。

　　具有消炎作用的食物：

　　【三文鱼】三文鱼富含的ω-3脂肪酸消炎效果可与阿司匹林等抗炎药类似。建议每周吃2~3次三文鱼。核桃和鸡蛋也含ω-3脂肪酸。

　　【豆类】豆类富含膳食纤维，有助保持血糖稳定，减少体内炎症反应。建议每周吃一天素食，特别多吃豆类。

【浆果】浆果富含抗氧化剂，有助于抗击炎症。其他彩色果蔬也要多吃。

【绿茶】绿茶含大量抗氧化剂，可有效减轻炎症，建议每天喝3～4杯。

【燕麦】燕麦等全谷食物不仅富含能抗炎的硒等重要营养素，而且还含丰富的膳食纤维。建议每天吃燕麦或全谷面包。

课程思政

阿司匹林——百年神药的不朽传奇

提到阿司匹林，想必大家再熟悉不过了。作为一种解热镇痛药，它已走进千家万户，在全世界范围内广泛使用。阿司匹林与青霉素、安定一起被认为是医药史上三大经典杰作。可以说阿司匹林是现在世界上最常用的，也是历史最悠久的一种药。今天，每年全球阿司匹林的产量多达五万吨。如果把他们都制成500mg每片的片剂，其数量就可达1000亿片。

公元前约300年前，古希腊人发现柳树皮具有止痛作用。勤劳而智慧的中国古人也很早就发现了柳树的药用价值，据《神农本草经》记载，柳之根、皮、枝、叶均可入药，有祛痰明目，清热解毒，利尿防风之效，外敷可治牙痛。1828年，法国药剂师Henri Leroux和意大利化学家Joseph Buchner首次从柳树皮中提炼出黄色晶体活性成分，并命名为水杨苷（salicin）。十年后，另一位意大利化学家Raffaele Piria从晶体中提取到更强效活性化合物，命名为水杨酸，从此被广泛应用于退烧止痛。但因其纯度不高、稳定性差且具有强烈的副作用，导致无人问津，研究工作始终未能更上一层楼。1852年法国蒙彼利埃大学化学教授Charles Gerhart 首次发现了水杨酸分子的结构，并通过化学方法合成水杨酸。1876年邓迪皇家医院医生John Maclagan在The Lancet 报道首个水杨酸盐类的临床研究，该研究发现水杨酸能缓解风湿患者的发热和关节炎症，使得该类药物在临床上的应用价值得以凸显。1897年，德国拜耳公司化学家Felix Hoffman给水杨酸分子加了一个乙酰基，通过修饰水杨酸合成高纯度的乙酰水杨酸，并很快通过了其对疼痛、炎症及发热的临床疗效测试。1899年3月6日，Felix Hoffman 合成的乙酰水杨酸化合物被正式命名为阿司匹林（Aspirin）并在德国柏林专利局注册。A指乙酰基（Acetyl），spir来自水杨酸的另一种来源灌木绣线菊（spireae），in则是当时药名的常用的结尾。至此，世界上伟大的"神妙灵药"——阿司匹林诞生了。

阿司匹林被正式命名后，很快就成了世界上最畅销的药物，而拜耳公司也在世界各地包括美国设立了阿司匹林的生产厂家。1930年，由于德国在第一次世界大战中战败，阿司匹林作为战争赔偿失去了专利权保护，得以在全世界普及，惠及全世界人民。1971年，英国科学家John Vame 发现阿司匹林能够通过抑制环氧化酶来抑制前列腺素的合成，从而达到止痛消炎的作用，并且能够预防血小板的凝结，减轻血栓带来的危险。1989年，美国研究人员报告早期的研究表明阿司匹林可能推迟高级别痴呆的开始期。1994年荷兰鹿特丹科学家Henk C. S. Wallenburg实验证明阿司匹林可能帮助治疗孕妇的先兆子痫综合征。1995年阿司匹林临床研究表明能够降低直结肠癌的发生率和死亡率。2013年中国科学院昆明植物研究所罗怀容研究组发现阿司匹林抗线虫衰老、延长线虫寿命。2012年美国和日本学者的研究表明，阿司匹林可以降低遗传性结直肠癌基因PIK3CA携带者发病和死亡的风险。2015年来自英国的研究人员的研究表明，皮肤癌、乳腺癌和大肠癌细胞会产生大量的前列腺素E2（PGE2），这一分子具有减弱机体对病变细胞的免疫应答，帮助肿瘤细胞逃逸免疫监控的功能。而阿司匹林作为环氧酶抑制剂，能够抑制前列腺素的合成，重新唤醒免疫系统对肿瘤病变细胞的监视效果。

当然，任何一种药物也避免不了副作用的产生。阿司匹林在发挥它广泛治疗作用的同时，也同样面临着这一问题！据报道，长期或大量服用阿司匹林后或多或少有反酸、食欲差、腹胀、腹痛等症状，由于阿司匹林会抑制一些保护胃黏膜的激素的合成，严重时会引起胃黏膜糜烂，导致上消化道出血。偶尔也会出现尿酸增高、药物性皮炎、过敏性哮喘、抑制凝血功能、性功能减退等症状。

阿司匹林在临床的应用属于典型的老药新用，目前其解热镇痛作用已被其他药物所掩盖，主要用于预防心脑血管疾病及肿瘤，其在抗衰老方面的作用还在研究。这提示我们临床用药要善于观察，发现已有药物的新作用，合理选药，精准治疗。另外在新药研发上，我们需要持续不断地努力，发现一个好药，造福亿万患者。

思考题

1. 简述炎症反应和免疫反应的异同点。

2. 炎症是对机体的保护性反应，但临床上患者多是在发炎的时候来就诊，如何理解炎症的保护作用？

3. 炎症反应的本质是清除致炎因子，修复组织损伤，那么临床上治疗炎症应该什么时候应该促炎？什么时候应该抗炎？目前临床上哪些药物具有促炎的作用？

4. 临床上的脓毒血症（sepsis）与病理上的败血症（septicemia）有什么异同点？

第五章
肿瘤

学习目标

1. 掌握肿瘤的概念、形态和结构特点、肿瘤的命名及分类、肿瘤的生长和扩散、良性肿瘤与恶性肿瘤的区别、癌和肉瘤的区别、癌前病变和原位癌。肿瘤的分级和分期、肿瘤对机体的影响、良性肿瘤和恶性肿瘤的区别。

2. 熟悉常见肿瘤的好发部位、形态特点、肿瘤发生的分子基础。

3. 了解常见的致瘤因素、肿瘤与遗传。

肿瘤（neoplasm）是以细胞异常增殖为特点的一大类疾病，种类繁多，生物学行为和临床表现复杂。良性肿瘤（benign tumor）生长缓慢，无侵袭性或者侵袭性弱，不播散，人体危害小。恶性肿瘤（malignant tumor），即平常所说的癌症（cancer），生长迅速，侵袭性强，可从原发部位播散到身体其他部位，是严重威胁全人类生命和健康的疾病，带给患者和社会以沉重的经济负担。

世界卫生组织国际癌症研究机构发布的最新数据显示：2020年全球癌症新发病例数近2000万例，死亡病例数近1000万例，全球癌症负担严重；乳腺癌新发病例数首次超过肺癌，成为全球"第一癌"。在中国，2019年癌症死亡病例数约320万例，较2015年略有增加，其中肺癌、肝癌和胃癌死亡病例数位列前三，结直肠癌的死亡病例数和新发病例数较2015年均有较大幅度的增加。随着人口数量的增加及老龄化加剧，叠加肥胖、吸烟、不健康饮食等不良生活习惯，既往发病率相对较低的甲状腺癌、前列腺癌等癌症的发病率也明显上升。

"癌症什么时候能治愈"？这是患者和公众的共同问题，目前仍难以解答。肿瘤是非常复杂的疾病：有些癌症，如霍奇金淋巴瘤，是高度可治愈的；而另一些癌症，如胰腺癌，几乎总是致命的。攻克肿瘤的希望在于更多地了解其发生发展机制，因而肿瘤的病因学、发病学及其防治都是肿瘤研究的重点内容。本章从病理学角度介绍肿瘤的基本概念、一般形态特点、肿瘤的命名与分类、肿瘤的生长和扩散、肿瘤与机体的关系、常见肿瘤举例、癌前病变、肿瘤的病因学和发病机制等内容。

第一节　肿瘤的概念

一、肿瘤的概念

肿瘤是机体细胞异常增殖形成的新生物，常表现为机体局部的异常组织团块（肿块）。肿瘤的形成是在各种致瘤因素作用下，调节细胞生长与增殖的分子发生异常变化、细胞增殖严重紊乱并且克隆性异常增殖的结果。肿瘤形成的过程称为肿瘤形成（neoplasia）。根据肿瘤的生物学特性及其对机体危害的轻重，通常将肿瘤分为良性和恶性两大类。恶性肿瘤统称为癌症。

英文文献称肿瘤为tumor或neoplasm。tumor一词来自拉丁语，本义为"肿"（swelling）。neoplasm来自希腊语，意为"新生物"（neo+plasm）。Neoplasia的字面意思是"新的生长"。肿瘤学（oncology）是有关肿瘤诊断与治疗的专门学科。肿瘤病理学既是病理学的主要内容，也是肿瘤学的重要组成部分。

肿瘤细胞被认为来自机体细胞的肿瘤性转化，持续复制、失去正常调控，且相对独立生长。肿瘤的形成是非常复杂的过程，涉及基因和表观遗传改变，这些改变赋予肿瘤细胞一系列特性（cancer hallmarks），这些特性决定细胞表型、肿瘤发生发展过程以及它们对各种治疗方法的反应。

二、肿瘤性增殖与非肿瘤性增殖的区别

肿瘤细胞的克隆性增殖与正常组织在生理状态下的增殖，以及在炎症、修复等病理状态下的增殖（非肿瘤性增殖或者反应性增殖）有本质的区别。具有重要的临床意义。肿瘤性增殖具有如下特点：①肿瘤性增殖一般是克隆性的（clonal），即一个肿瘤中的肿瘤细胞群，是由一个发生了肿瘤性转化的细胞分裂繁殖产生的子代细胞组成的，这一特点称为肿瘤的克隆性（clonality）；②瘤细胞具有异常的形态、代谢和功能，不同程度地失去了分化成熟的能力；③肿瘤细胞生长旺盛，具有相对自主性（autonomy），即使致瘤因素已消除，仍能持续生长，提示肿瘤细胞基因水平的异常可以传递给子代细胞；④肿瘤性增殖与机体不协调，对机体有害。

相对而言，非肿瘤性增殖一般是多克隆性的（polyclonal），增殖过程产生的细胞群，并不都来自同一个亲代细胞，而是从不同的亲代细胞衍生而来的子代细胞；增殖的细胞具有正常的形态、代谢和功能，能分化成熟，并在一定程度上恢复原来组织的结构和功能；增殖有一定限度，增殖的原因消除后增殖不再继续；非肿瘤性增殖多见于正常细胞更新、功能增强、组织对损伤的反应等符合机体需要的生物学过程，对机体有利。

第二节　肿瘤的形态与结构

病理学的大体形态观察和组织学检查对正确诊断肿瘤至关重要，特别是组织学检查常常是肿瘤诊断过程中的关键环节。

一、肿瘤的大体形态

肿瘤的大体形态包含数目、大小、形状、颜色和质地等多个方面，表现多种多样，在一定程度上反映肿瘤的良恶性。

1. 肿瘤的数目

肿瘤的数目不一，通常为单中心发生，形成单个肿块，称为单发肿瘤（single tumor），多数肿瘤如常见的肺癌、胃癌、乳腺癌表现为单发病灶。少数肿瘤也可以多发，称为多发肿瘤（multiple tumors），多发者可以同时或先后发生多个原发肿瘤，比如神经纤维瘤病（neurofibromatosis），患者可见数十个甚至数百个神经纤维瘤。

2. 肿瘤的大小

肿瘤的体积与肿瘤的生长速度、存在时间长短和发生部位有关。肿瘤形成早期阶段，如黏膜的原位癌，细胞完全局限在上皮内，尚未发生浸润，只有镜检才能发现。某些器官内（如甲状腺、乳腺）的微小原发癌，因发生转移才出现临床症状，称为隐匿癌（occult carcinoma）。发生在体表或大的体腔（腹腔）内的肿瘤，生长空间充分，可以长得很大，重量可达数千克甚至数十千克，如卵巢的浆液性囊腺瘤；发生在密闭、狭小腔道（如颅腔、椎管）内的肿瘤，无论良性或恶性，生长空间受限，体积通常较小。一般而言，恶性肿瘤的体积越大，发生转移的机会也越大，因此，恶性肿瘤的体积是肿瘤分期的一项重要指标。

3. 肿瘤的形状

肿瘤的形状多种多样，因其组织学类型、发生部位、生长方式和良恶性质的不同而不同，如图5-1所示。体表和黏膜表面的上皮性肿瘤组织易形成突向体表或黏膜腔内的肿块，呈乳头状（papillary）、绒毛状（villous）、菜花状（cauliflower）、息肉状（polypous），生长迅速的肿瘤可因缺血或继发感染坏死，形成溃疡。发生于深部或者实质器官内的良性肿瘤呈结节状（nodular）、分叶状（lobulated）、囊状（cystic）；浸润生长的恶性肿瘤多呈不规则的树根状或蟹足状伸展。

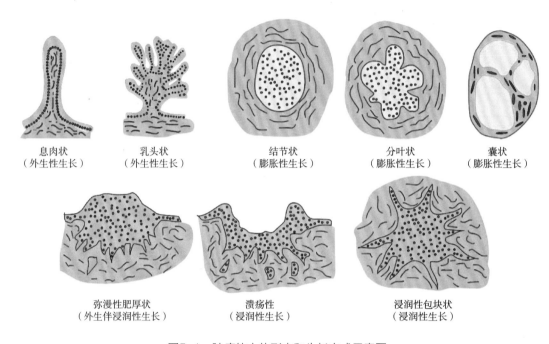

| 息肉状
（外生性生长） | 乳头状
（外生性生长） | 结节状
（膨胀性生长） | 分叶状
（膨胀性生长） | 囊状
（膨胀性生长） |

弥漫性肥厚状
（外生伴浸润性生长）　　溃疡性
（浸润性生长）　　浸润性包块状
（浸润性生长）

图5-1　肿瘤的大体形态和生长方式示意图

4. 肿瘤的颜色

肿瘤的颜色与组成肿瘤的组织、细胞及其产物的颜色有关。如，纤维组织的肿瘤，切面多呈灰白色；脂肪瘤呈黄色；血管瘤常呈红色。肿瘤出现变性、坏死、出血等继发改变，可使原来的颜色发生变化。有些肿瘤能产生色素，如黑色素瘤的黑褐色源自肿瘤细胞合成的黑色素。

5. 肿瘤的质地

肿瘤质地与肿瘤类型、组织构成、实质与间质的比例、有无继发改变等因素有关。如，脂肪瘤质地较软，纤维瘤质地较韧，软骨瘤硬而有弹性，骨瘤则坚实。间质较少的肿瘤，如大肠的腺瘤，质地较软；间质较多的肿瘤，质地较硬。肿瘤发生坏死、液化和囊性变时，质地变软；继发钙化或骨化时局部变硬。

6. 肿瘤与周围组织的关系

一般来说，良性肿瘤常有完整包膜或与周围组织分界清楚，手术时容易分离和完整切除。恶性肿瘤一般无包膜，常侵入周围组织，与周围边界不清，手术时需扩大范围切除。

二、肿瘤的组织结构

所有良性和恶性肿瘤均由实质（parenchyma）和间质（mesenchyma，stroma）两个基本部分组成，如图5-2所示。

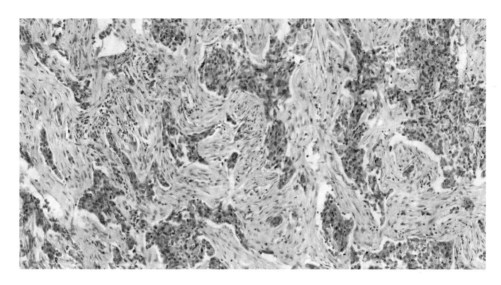

图5-2　肿瘤的实质与间质（HE染色）

浸润生长的肿瘤细胞构成其实质；其间的纤维结缔组织等为其间质

1. 肿瘤实质

肿瘤实质是肿瘤的特异成分，是克隆性增殖的肿瘤细胞，其细胞形态、形成的结构或其产物是判断肿瘤的分化（differentiation）方向、进行肿瘤命名（nomenclature）和组织学分类（histological classification）的主要依据。

2. 肿瘤间质

肿瘤间质由结缔组织、血管、炎细胞等构成，起着支持和营养的作用，由宿主细胞在与肿瘤细胞交互作用中产生。肿瘤的间质作为宿主源性的非瘤性成分，不完全等同于正常组织，是构成肿瘤微环境的主要部件，对肿瘤细胞的生长、分化和迁移能力有重要影响。

生长缓慢的肿瘤，其间质血管通常较少；而生长迅速的肿瘤，间质血管则较丰富。肿瘤间质内通常有数量不等的淋巴细胞、浆细胞以及其他炎细胞浸润，反映宿主对肿瘤的免疫反应，以杀伤性T细胞和NK细胞为代表的免疫细胞对肿瘤生长和转移发挥重要作用。肿瘤微环境中的成纤维细胞及其产物，可作为肿瘤间质的结构骨架；肌纤维母细胞的增生和收缩导致乳腺癌的乳头回缩、食管癌及肠癌的管壁僵硬和狭窄。

三、肿瘤的分化与异型性

1. 分化

"分化"一词在组织胚胎学中指幼稚或者原始的细胞发育成为成熟细胞的过程，肿瘤的分化（differentiation）是指肿瘤组织在形态和功能上与某种正常组织的相似之处；相似的程度称为肿瘤的分化程度（degree of differentiation）。肿瘤的组织形态和功能越是类似某种正常组织，说明其分化程度越高或分化好（well differentiated）；与正常组织相似性越小，则分化程度越低或分化差（poorly differentiated）。分化极差、以致无法判断其分化方向的肿瘤称为未分化（undifferentiated）肿瘤。

一般来说，良性肿瘤由高分化的细胞组成，这些细胞与正常肿瘤非常相似。恶性肿瘤常表现出不同的分化差异，明显的形态学改变提示其恶性性质；尽管如此，大多数恶性肿瘤仍可显示一定程度的分化。由未分化细胞构成的肿瘤称为间变性肿瘤（anaplastic tumor），间变性肿瘤几乎都是高度恶性肿瘤，具有明显的多型性（pleomorphism），即瘤细胞彼此在大小和形状上有很大的差异，往往难以确定其组织来源。

高分化的肿瘤细胞能保留正常细胞的部分功能。如，良性腺瘤具有产生同源细胞激素的能力，高分化肝细胞癌可以分泌胆汁，高分化鳞状细胞癌能形成角蛋白。肿瘤在转化过程中也会获得其他功能，有些癌细胞可能表达成人细胞不产生的胎儿蛋白；非内分泌来源的肿瘤可能产生"异位激素"。如，某些肺癌可产生促肾上腺皮质激素、类甲状旁腺激素、胰岛素、胰高血糖素等。

2. 异型性

肿瘤组织结构和细胞形态与相应的正常组织有不同程度的差异，称为肿瘤的异型性（atypia）。肿瘤异型性的大小反映了肿瘤组织的分化成熟程度。异型性小者，说明肿瘤与其来源的正常组织和细胞相似，分化程度高；异型性大者，表示肿瘤与其来源的正常组织和细胞有很大不同，分化程度低。异型性的大小是区别肿瘤性增殖和非瘤性增殖、诊断肿瘤的良恶性，以及恶性程度高低的主要组织学依据。

肿瘤的组织结构异型性（architectural atypia）：肿瘤细胞形成的组织结构，在空间排列方式上（包括极向、器官样结构及其与间质的关系等）与相应正常组织的差异，称为肿瘤的组织结构异型性。如子宫平滑肌瘤的细胞和正常子宫平滑肌细胞很相似，瘤组织呈编织状排列与正常组织不同。恶性肿瘤的组织结构异型性明显，瘤细胞排列更加紊乱，失去正常的排列结构、层次或极向。如食管鳞状细胞癌中，细胞排列显著紊乱，形成癌巢，向肌层浸润生长，如图5-3所示。

肿瘤的细胞异型性（cellular atypia）可有多种表现，如图5-4所示，包括：①肿瘤细胞的多形性（pleomorphism）：肿瘤细胞的大小和形态很不一致，有些表现为细胞体积增大，甚至出现瘤巨细胞（tumor giant cell），即体积巨大的肿瘤细胞；有些表现为原始的小细胞。

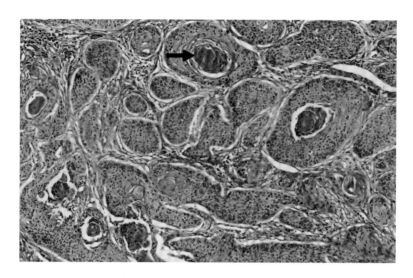

图5-3　高分化食管鳞状细胞癌（HE染色）

癌巢中心部位为角化珠（→），其周围的细胞似棘状细胞，最外层者似基底细胞（组织异型性）

②肿瘤细胞核的多形性：肿瘤细胞的细胞核常增大，核的大小、形状和染色差别较大（核的多形性）；可见巨核、双核、多核或奇异形核；核仁明显，体积大，数目增多；核内DNA常增多、核深染（hyperchromasia）；染色质呈粗颗粒状，分布不均匀，常堆积在核膜下；胞核与细胞质的比例（核质比，nuclei-cytoplasm ratio）增高（上皮细胞的核质比正常时多为1：4~1：6，恶性肿瘤细胞接近1：1）；核分裂象（mitotic figure）增多，出现异常核分裂象（病理性核分裂象），如不对称核分裂、多极性核分裂等。③细胞质的改变：恶性肿瘤的胞浆一般由于分化低而减少，但有时也可以增多，胞浆常由于核蛋白体的增多而呈嗜碱性增强。④肿瘤细胞的超微结构改变：随着肿瘤细胞的分化，胞浆内可以观察到各种提示肿瘤来源或者分化方向的细胞器。

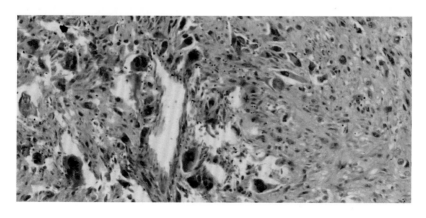

图5-4　恶性肿瘤的细胞异型性（HE染色）

肿瘤细胞大小形态差异显著，细胞核大小、形状和染色差别较大，可见核分裂象和瘤巨细胞

第三节　肿瘤的命名和分类

肿瘤的命名（nomenclature）和分类（classification）是肿瘤病理诊断和开展临床实践的重要内容。

一、肿瘤命名原则

人体肿瘤种类繁多，命名复杂。一般根据其组织来源（分化方向）或细胞类型以及生物学行为来命名。

1. 肿瘤命名的一般原则

肿瘤命名的基本原则："肿瘤原发部位"加"组织起源或分化方向"加"瘤/癌/肉瘤（定性良恶性肿瘤）"。

（1）良性肿瘤的命名　一般原则是在组织或细胞类型的名称后面加一个"瘤"字（英文后缀为–oma）。如：纤维组织产生的良性肿瘤称为纤维瘤（fibroma），软骨组织产生的良性肿瘤称为软骨瘤（chondroma）；腺上皮的良性肿瘤，称为腺瘤（adenoma）。腺瘤一词通常不仅适用于产生腺样结构的良性上皮肿瘤，也适用于腺体起源但缺乏腺样生长模式的良性上皮肿瘤。

病理学词汇中，"瘤"或"–oma"并非都意指肿瘤，结核瘤（tuberculoma）和肉芽肿（granuloma）都不是肿瘤。

（2）恶性肿瘤的命名

① 上皮组织起源的恶性肿瘤统称为癌（carcinoma）。这些肿瘤表现出某种上皮分化特点。命名方式是在上皮名称后加一个"癌"字。如，鳞状上皮发生的恶性肿瘤称为鳞状细胞癌（squamous cell carcinoma，简称鳞癌）；腺上皮发生的恶性肿瘤称为腺癌（adenocarcinoma）。形态或免疫表型可以确定为癌，但缺乏特定上皮分化特征的癌称为未分化癌（undifferentiated carcinoma）。有些癌具有不止一种上皮分化，如，"腺鳞癌"即同时具有腺癌和鳞状细胞癌成分。

② 间叶组织起源的恶性肿瘤统称为肉瘤（sarcoma）。这些肿瘤表现出某种间叶组织分化特点。间叶组织包括纤维组织、脂肪、肌肉、血管和淋巴管、骨、软骨等组织。命名方式是在间叶组织名称后加"肉瘤"二字。如：纤维肉瘤（fibrosarcoma）、脂肪肉瘤（liposarcoma）、骨肉瘤（osteosarcoma）。形态或免疫表型可以确定为肉瘤，但缺乏特定间叶组织分化特征的肉瘤称为未分化肉瘤（undifferentiated sarcoma）。

同时具有癌和肉瘤两种成分的恶性肿瘤，称为癌肉瘤（carcinosarcoma）。平常所谓"癌症"（cancer）与病理学上的"癌"（上皮组织的恶性肿瘤）概念不同，泛指所有恶性肿瘤，包括癌和肉瘤。

2. 肿瘤命名的特殊情况

由于历史原因，少数肿瘤不按上述原则命名。包括：①肿瘤结构形态类似发育过程中的某种幼稚细胞或组织，称为"母细胞瘤"（–blastoma），可以是良性，如骨母细胞瘤（osteoblastoma）；也可以是恶性，如神经母细胞瘤（neuroblastoma）。②以"病""瘤"命名的肿瘤，如白血病、精原细胞瘤等，虽称为"病"或"瘤"，实际上都是恶性肿瘤。③直接冠名"恶性"的肿瘤，某些恶性肿瘤既不称癌也不称肉瘤，而直接称为"恶性……瘤"，如恶性黑色素瘤、恶性畸胎瘤、恶性神经鞘瘤等。④肿瘤以学者名字命名，如尤文（Ewing）肉瘤、霍奇金（Hodgkin）淋巴瘤。⑤以肿瘤细胞形态特征命名，如透明细胞肉瘤、印戒细胞癌等。⑥以"……瘤病"命名的肿瘤，如神经纤维瘤病（neurofibromatosis）、脂肪瘤病（lipomatosis）、血管瘤病（angiomatosis）等，指肿瘤多发的状态。⑦畸胎瘤（teratoma）是性腺或胚胎剩件中的全能细胞发生的肿瘤，多发生于性腺，一般含有两个及两个以上胚层的多种成分，结构混乱，分为良性畸胎瘤和恶性畸胎瘤两类。

二、肿瘤的分类

肿瘤的分类主要依据肿瘤的组织类型、细胞类型和生物学行为，包括各种肿瘤的临床病理特征及预后情况。常见肿瘤的简单分类如表5-1所示。每一器官系统的肿瘤，有更为详尽的分类，如中枢神经系统肿瘤分类、肾癌分类等。

表5-1 肿瘤分类举例

组织来源	良性肿瘤	恶性肿瘤
间叶组织		
纤维组织	纤维瘤	纤维肉瘤
脂肪组织	脂肪瘤	脂肪肉瘤
软骨组织	软骨瘤	软骨肉瘤
骨组织	骨瘤、巨细胞瘤	骨肉瘤、恶性巨细胞瘤
平滑肌	平滑肌瘤	平滑肌肉瘤
横纹肌	横纹肌瘤	横纹肌肉瘤
血管	血管瘤	血管肉瘤
淋巴管	淋巴管瘤	淋巴管肉瘤
淋巴造血组织		
淋巴组织		恶性淋巴瘤
造血组织		白血病、骨髓瘤

续表

组织来源	良性肿瘤	恶性肿瘤
神经组织		
神经鞘	神经鞘瘤	恶性神经鞘瘤
胶质细胞	神经胶质瘤	恶性神经胶质瘤
神经细胞	神经节细胞瘤	髓母细胞瘤
脑膜组织	脑膜瘤	恶性脑膜瘤
上皮组织		
鳞状上皮	乳头状瘤	鳞状细胞癌
移行上皮	乳头状瘤	移行细胞癌
腺上皮	腺瘤	腺癌
肝细胞	肝细胞腺瘤	肝细胞癌
汗腺细胞	汗腺瘤	汗腺癌
胰岛细胞	胰岛细胞瘤	胰岛细胞癌
其他		
胎盘滋养叶细胞	葡萄胎	绒毛膜上皮癌
黑色素母细胞	色素痣	黑色素瘤
生殖细胞		精原细胞瘤 无性细胞瘤
多能性细胞	良性畸胎瘤	恶性畸胎瘤

肿瘤分类在医学实践包括病理学实际工作中有重要作用。不同类型的肿瘤具有不同临床病理特点、治疗反应和预后。肿瘤的正确分类是拟定治疗计划、判断患者预后的重要依据，也是诊断和研究工作的基础。

世界卫生组织（WHO）国际疾病分类（International Classification of Diseases，ICD）的肿瘤学部分（ICD-O）对肿瘤性疾病进行编码，用以统计和分析，特别是计算机数据处理，一个四位数字组成的主码代表一个特定的肿瘤性疾病，一个斜线和一个附加的数码代表肿瘤的生物学行为，置于疾病主码之后，其中/0代表良性肿瘤，/1代表交界性（borderline）或生物学行为未定（unspecified）或不确定（uncertain）的肿瘤，/2代表原位癌（carcinoma in situ），包括某些部位的Ⅲ级上皮内瘤变（grade Ⅲ intraepithelial neoplasia），以及某些部位的非浸润性（noninvasive）肿瘤，/3代表恶性（malignant）肿瘤。如，肝细胞肿瘤主码为8170；肝细胞腺瘤的完整编码是8170/0，肝细胞癌的完整编码为8170/3。

确定肿瘤的类型，除了常规临床和病理学检查方法，也可参考肿瘤细胞表面或细胞内的某些特定分子的检测结果。如，通过免疫组织化学方法检测淋巴细胞等表面的CD（cluster of differentiation）抗原、上皮细胞中的各种细胞角蛋白（cytokeratin，CK）、恶性黑色素瘤细胞表达的HMB45等。这些标记是现代病理诊断的重要工具。

肿瘤组织病理诊断中，免疫标记（immunomarker）起着越来越重要的作用。表5-2所示为肿瘤诊断中一些常用的免疫标记，以及通常表达这些标记的细胞或肿瘤类型。必须注意，免疫标记大多没有绝对的特异性，通常需要使用一组标记以及同时匹配良好的阳性和阴性对照，才有助于组织学诊断。表5-3所示为几类常见肿瘤的免疫标记情况。

表5-2　肿瘤免疫组织化学常用标记物

标记	肿瘤免疫组织化学常用标记
AFP（甲胎蛋白）	胎肝组织，卵黄囊；肝细胞癌，卵黄囊瘤
CD3	T淋巴细胞；T细胞淋巴瘤
CD15（Leu-M1）	粒细胞；R-S细胞（霍奇金淋巴瘤），一些腺癌
CD20	B淋巴细胞；B细胞淋巴瘤
CD30	R-S细胞（霍奇金淋巴瘤），大细胞间变性淋巴瘤，胚胎癌
CD31	内皮细胞；血管肿瘤
CD34	内皮细胞；血管肿瘤，胃肠间质肿瘤，孤立性纤维性肿瘤
CD45（LCA，白细胞共同抗原）	白细胞；淋巴造血组织肿瘤
CD45RO（UCHL-1）	T淋巴细胞；T细胞淋巴瘤
chromogranin A（CgA，嗜铬粒蛋白A）	神经内分泌细胞；神经内分泌肿瘤，垂体腺瘤
cytokeratin（细胞角蛋白）	上皮细胞，间皮细胞；癌；间皮瘤
desmin（结蛋白）	肌细胞；平滑肌瘤，平滑肌肉瘤，横纹肌肉瘤
EMA（上皮细胞膜抗原）	上皮细胞；癌，脑膜瘤
GFAP（胶质原纤维酸性蛋白）	胶质细胞；星形细胞瘤
HMB45	黑色素瘤，血管平滑肌脂肪瘤，PEComa
Ki-67	增殖期细胞（细胞增殖活性标记）
PLAP（胎盘碱性磷酸酶）	生殖细胞肿瘤
PSA（前列腺特异性抗原）	前列腺上皮细胞；前列腺腺癌
S-100	神经组织，脂肪组织，朗格汉斯组织细胞；神经鞘瘤，脂肪组织肿瘤，黑色素瘤
SMA（平滑肌肌动蛋白）	平滑肌细胞，肌纤维母细胞；平滑肌肿瘤，肌纤维母细胞肿瘤
synaptophysin（Syn，突触素）	神经元，神经内分泌细胞；神经元肿瘤，神经内分泌细胞肿瘤

表5-3 常见肿瘤的免疫组织化学标记

肿瘤	Keratin	EMA	HMB45	S-100	Desmin	LCA
癌	+	+	–	–	–	–
肉瘤	–/+	–/+	–/+	–/+	+/–	–
淋巴瘤	–	–	–	–	–	+
黑色素瘤	–	–	+	+	–	–

第四节 肿瘤的生长和扩散

不同肿瘤的生长速度差别很大，良性肿瘤生长一般较缓慢，恶性肿瘤生长较快。肿瘤生长的单克隆学说、肿瘤细胞的倍增时间（doubling time）、生长分数（growth fraction）、肿瘤细胞的生成和死亡的比例等是影响肿瘤生长的重要因素。局部浸润和远处转移能力是恶性肿瘤最重要的特性，并且是导致恶性肿瘤患者死亡的主要原因；其发生发展与肿瘤血管生成、肿瘤的演进和异质性密切相关。

一、肿瘤生长的生物学

研究证实肿瘤是由一个转化细胞不断增生繁衍形成的。即肿瘤性增殖是一种单克隆性增殖而非多克隆性增殖。典型的恶性肿瘤生长史（life span）可以分成几个阶段，如图5-5所示：初始细胞恶性转化→转化细胞克隆性增殖→局部浸润→远处转移。从理论上说，一个恶性转化的细胞理论上经过大约40个细胞周期的增殖后，达到大约10^{12}个肿瘤细胞，引起广泛的转移以及宿主死亡；临床所能发现最小肿瘤（几毫米大小），恶性转化的细胞已经大约30个周期的增殖，达到大约10^9个肿瘤细胞。事实上，临床上的早期肿瘤实际多数已经处于其生命史的中后期。在此过程中，恶性转化细胞的生物学特性以及宿主对肿瘤的反应共同影响肿瘤的生长和演进。

1. 肿瘤生长的动力学

各种肿瘤的生长速度有极大的差异。一般来讲，成熟程度高、分化好的良性肿瘤生长较缓慢，常可持续几年甚至几十年。如果其生长速度突然加快，就要考虑发生恶性转变的可能。成熟程度低、分化差的恶性肿瘤生长较快，短期内即可形成明显的肿块，并且由于血管形成及营养供应相对不足，易出现出血坏死等继发改变。肿瘤的生长速度与以下三个因素有关：

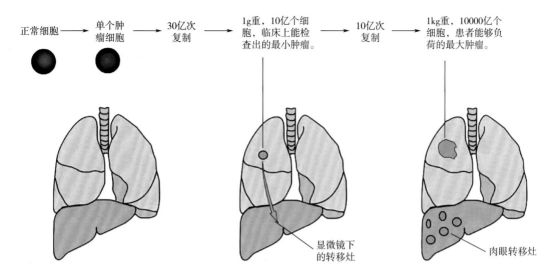

图5-5　肿瘤生长的生物学

（1）肿瘤细胞倍增时间（doubling time）　肿瘤细胞的倍增时间指细胞分裂繁殖为两个子代细胞所需的时间。体外实验发现，多数恶性肿瘤细胞的倍增时间与正常细胞相似或比正常细胞更长，并不短于正常细胞。因此恶性肿瘤的生长速度快并不是由于其细胞倍增时间缩短造成的。

（2）生长分数（growth fraction）　生长分数指肿瘤细胞群体中处于增殖阶段的细胞比例。在细胞恶性转化的初期，绝大多数的细胞处于复制期，生长分数高。随着肿瘤的持续生长，离开增殖阶段的细胞越来越多，不断有瘤细胞发生分化，进入静止期，甚至死亡。

（3）瘤细胞的生成与死亡　由于营养供应不足、坏死脱落以及机体抗肿瘤反应等因素引起瘤细胞死亡，常以凋亡的形式发生。肿瘤细胞的生成与丢失共同影响着肿瘤是否能继续长大及其生长速度。促进肿瘤细胞死亡和抑制肿瘤细胞增殖，是肿瘤治疗的两个重要方面。

2. 肿瘤血管生成（tumor angiogenesis）

临床与动物实验都证实，如果没有新生血管生成以提供营养，肿瘤在达到1~2mm直径或厚度（约10^7个细胞）后将不再增大。诱导血管生成的能力是恶性肿瘤基本特征之一，也是肿瘤生长、浸润与转移的前提。研究证实瘤细胞本身及其周围的炎细胞（主要是巨噬细胞）能产生血管生成因子（angiogenesis factors），如血管内皮细胞生长因子（vascular endothelial growth factor，VEGF），通过其受体与相应的靶细胞（如血管内皮细胞和纤维母细胞）结合，增加内皮细胞的化学趋向性，促进血管内皮细胞分裂和毛细血管出芽生长。新生的毛细血管既为肿瘤的生长提供营养，又为肿瘤的转移准备有利条件。抑制肿瘤血管生成是抗肿瘤研究的重要课题。

3. 肿瘤的演进与异质性

恶性肿瘤在生长过程中变得越来越富有侵袭性的现象称为肿瘤的演进（progression），包括生长加快、浸润周围组织和远处转移等。肿瘤的演进与其获得越来越大的异质性（heterogeneity）有关。肿瘤的异质性是指由一个克隆来源的肿瘤细胞在生长过程中形成不同特性亚克隆的过程。在单克隆性肿瘤的生长过程中，由于肿瘤细胞基因的不稳定性，经过分裂繁殖产生的子代出现附加基因的突变或其他大分子的改变，使得瘤细胞的亚克隆获得不同特性，表现为侵袭能力、生长速度、对激素的反应、对抗癌药物敏感性等方面的差异。因此，临床检测的肿瘤并不是由完全一样的肿瘤细胞组成，而是具有异质性的亚克隆肿瘤细胞群体。

在获得这种异质性的肿瘤演进过程中，具有生长优势和较强侵袭力的细胞压倒了没有生长优势和侵袭力弱的细胞。例如需要较多生长因子的亚克隆可因生长因子缺乏而不能生长，而有些需要较少生长因子的亚克隆即可生长；机体的抗肿瘤反应杀死那些具有较高抗原性的亚克隆，而抗原性低的亚克隆则能逃避机体的免疫监视。因此肿瘤在生长过程中自然选择和保留了那些适应存活、生长、浸润与转移的亚克隆。

二、肿瘤的生长方式和扩散

1. 肿瘤的生长方式

肿瘤的生长方式主要有三种，如图5-1所示，膨胀性生长（expansile growth）、外生性生长（exophytic growth）和浸润性生长（invasive growth）。

（1）膨胀性生长 大多数良性肿瘤的生长方式。由于肿瘤生长缓慢，肿瘤有如膨胀的气球，随着体积增大，推开挤压但不侵犯周围组织，与周围组织分界清楚（well-circumscribed）。肿瘤周围常见完整的纤维性被膜形成（capsule）。有被膜的肿瘤触诊时常可推动（非固定），易于手术摘除，不易复发。然而，不是所有的良性肿瘤都有被膜，子宫平滑肌瘤与周围的平滑肌之间有受压变薄的肌层，但缺乏被膜；少数良性肿瘤既没有包膜，也没有明确境界，如某些皮肤组织的良性血管肿瘤。

（2）外生性生长 发生在体表、体腔（腹腔和胸腔）内或管道器官（如消化道）腔面的肿瘤，常向表面生长，形成凸起，呈乳头状、息肉状、蕈状或菜花状，这种生长方式称为外生性生长。良性肿瘤和恶性肿瘤都可呈外生性生长，但恶性肿瘤在外生性生长的同时，其基底部往往也呈浸润性生长。外生性的恶性肿瘤由于生长迅速，肿瘤中央血液供应相对不足，肿瘤细胞发生坏死脱落后，形成底部高低不平、边缘隆起的溃疡（恶性溃疡）。

（3）浸润性生长 为大多数恶性肿瘤的生长方式。肿瘤细胞分裂增生侵入并破坏周围组织（包括组织间隙、淋巴管或血管），像树根长入泥土一样，这种现象称为浸润

（invasion）。浸润性肿瘤没有包膜，或破坏原来的包膜，与邻近的正常组织紧密连接无明显界限。触诊时，肿瘤固定不活动。因周围组织可能存在肿瘤浸润，手术需要切除瘤体及其周边较大范围；若切除不彻底，术后容易复发。

2. 肿瘤扩散

恶性肿瘤最重要的生物学特点就是不仅在原发部位浸润生长、累及邻近器官或组织，还可通过多种途径扩散到身体其他部位。扩散的方式包括直接蔓延和转移。

（1）直接蔓延（direct spreading）　随着恶性肿瘤不断长大，肿瘤细胞常常沿着组织间隙或神经束衣连续地向周围浸润生长，破坏邻近器官或组织，这种现象称为直接蔓延。如，晚期子宫颈癌可直接蔓延到直肠和膀胱；晚期乳腺癌可穿过胸肌和胸腔累及肺脏。直接蔓延导致肿瘤病灶扩大，增加手术切除难度和肿瘤转移风险。

（2）转移（metastasis）　恶性肿瘤细胞从原发部位侵入淋巴管、血管或体腔，迁徙到其他部位继续生长，形成同样类型的肿瘤，这个过程称为转移。通过转移形成的肿瘤称为转移性肿瘤（metastatic tumor）或继发肿瘤（secondary tumor）。肿瘤的转移是导致恶性肿瘤治疗困难和患者死亡的重要原因。是否发生转移是区别良恶性肿瘤的重要特征：良性肿瘤不转移，发生转移是恶性肿瘤的特点，除了少数恶性肿瘤（皮肤的基底细胞癌）不转移，几乎所有恶性肿瘤都具有转移能力。　常见的转移途径有以下几种：

① 淋巴道转移（lymphatic metastasis）：淋巴道转移是上皮性恶性肿瘤（癌）最常见的转移方式。肿瘤细胞侵入输入淋巴管，随淋巴流到达局部淋巴结（区域淋巴结）。如，乳腺外上象限发生的癌通常转移至同侧腋窝淋巴结，形成淋巴结的转移性乳腺癌。肿瘤细胞先聚集于边缘窦，以后累及整个淋巴结，使淋巴结肿大，质地变硬。肿瘤组织突破包膜生长，相邻淋巴结融合成团。局部淋巴结发生转移后，肿瘤继续沿淋巴循环转移至下一站淋巴结，最后经胸导管进入血流，继发血道转移。前哨淋巴结（sentinel lymph nodes，SLN）是原发肿瘤区域淋巴结群中承接淋巴引流的第一个淋巴结。值得注意的是，有时肿瘤可以逆行转移（retrograde metastasis）或者越过引流淋巴结发生跳跃式转移（skip metastasis）。肉瘤也可以通过淋巴道转移。

② 血道转移（hematogenous metastasis）：瘤细胞侵入血管后，可随血流到达远处器官，继续生长，形成转移瘤。由于静脉壁较薄，同时管内压力较低，故瘤细胞多经静脉入血。少数也可经淋巴循环间接入血。进入血管系统的恶性肿瘤细胞常和血小板凝集成团，称为瘤栓。血道转移的途径与血栓栓塞过程相似，即侵入体循环静脉的肿瘤细胞经右心到肺，在肺内形成转移瘤，如骨肉瘤的肺转移；侵入门静脉系统的肿瘤细胞，首先发生肝转移，如图5-6所示，如胃、肠癌的肝转移。原发性肺肿瘤或肺内转移瘤的瘤细胞可直接侵入肺静脉或通过肺毛细血管进入肺静脉，经左心随主动脉血流到达全身各器官，常转移到脑、骨、肾及肾上腺等处。此外，侵入胸、腰、骨盆静脉的肿瘤细胞，也可以通过吻合支进入脊椎静脉丛。

恶性肿瘤可以通过血道转移累及多个器官，但肺和肝是最常受累的脏器。临床上常通过肺和肝的影像学检查以判断血道是否转移，确定患者的临床分期和治疗方案。形态学上，转移性肿瘤的特点是边界清楚，多个、散在分布，多接近于器官的表面。位于器官表面的转移性肿瘤，由于瘤结节中央出血、坏死而下陷，形成所谓"癌脐"。

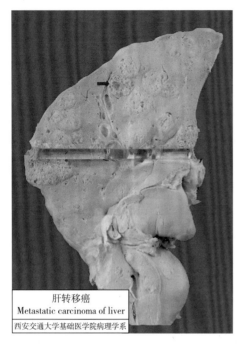

肝转移癌
Metastatic carcinoma of liver
西安交通大学基础医学院病理学系

图5-6　经血道播散至肝内的多发转移癌

③种植性转移（transcoelomic metastasis）：体腔内器官的恶性肿瘤蔓延至器官表面时，瘤细胞可以脱落，像播种一样种植在体腔其他器官的表面，形成多个转移性肿瘤，这种播散方式称为种植性转移或播种，如图5-7所示。种植性转移常见于原发于腹腔器官的恶性肿瘤。如，胃肠道黏液癌侵及浆膜后，可种植到大网膜、腹膜、盆腔器官等处。女性患者还可种植于卵巢。肺癌也常在胸腔形成广泛种植性转移。肿瘤浸润和转移的机制很复杂，详见本章第十节。

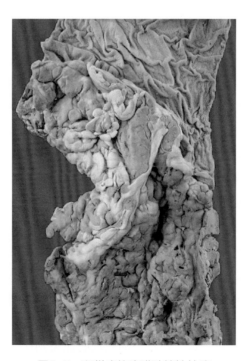

图5-7　卵巢癌的腹膜种植性转移

腹膜浆膜面布有多数自米粒大至黄豆大之结节（→）

第五节　肿瘤分级和分期

恶性肿瘤的分级（grade）和分期（stage）用于描述肿瘤的恶性程度和病程发展阶段，对确定治疗方案和估计预后有很大价值。

恶性肿瘤的"分级"是描述其恶性程度的指标。根据恶性肿瘤的分化程度、异型性、核分裂象的数目等病理学特征进行分级。临床上，应用三级分级法多见：Ⅰ级为高分化（well differentiated），分化良好，恶性程度低；Ⅱ级为中分化（moderately differentiated），中度恶性；Ⅲ级为低分化（poorly differentiated），恶性程度高。某些肿瘤采用低级别（low grade）（分化较好）和高级别（high grade）（分化较差）的两级分级法。分级对肿瘤治疗和判断预后有一定意义，但缺乏定量标准，也不能排除主观因素。

肿瘤的"分期"指恶性肿瘤的生长范围和播散程度。肿瘤体积越大、生长范围和播散程度越广，患者的预后越差。对肿瘤进行分期，需要综合考量以下因素：原发肿瘤的大小，浸润深度，浸润范围，邻近器官受累情况，局部和远处淋巴结转移情况，远处转移等。

肿瘤分期存在多种方案，本节仅介绍国际上广泛采用TNM分期系统（TNM classification）。T指肿瘤原发灶的情况，Tis代表原位癌，$T_1 \sim T_4$依次表示肿瘤体积增大和邻近组织受累范围增加。N指区域淋巴结（regional lymph node）受累情况，N_0表示淋巴结未受累；$N_1 \sim N_3$依次表示淋巴结受累程度和范围增加。M指远处转移（通常是血道转移），M_0表示没有远处转移，M_1表示有远处转移者。在此基础上，用TNM三个指标的组合（grouping）划出特定的分期（stage），如表5-4所示。以乳腺癌为例详细说明如下。N_0：区域淋巴结未累及。N_1：累及同侧腋窝1～3个淋巴结，和（或）前哨淋巴结临床和影像学检查阴性但活检显示同侧乳内淋巴结有微小转移灶。N_2：累及4～9个同侧腋窝淋巴结；或临床和影像学检查显示同侧乳内淋巴结转移但同侧腋窝淋巴结未受累。N_3：累及10个或10个以上同侧腋窝淋巴结；或临床和影像学检查显示同侧锁骨下或锁骨上或乳内淋巴结转移伴1个（或1个以上）同侧腋窝淋巴结受累；或超过3个同侧腋窝淋巴结受累并且临床和影像学检查前哨淋巴结阴性但活检显示同侧乳内淋巴结有转移。

表5-4　乳腺癌的TNM分期系统（美国癌症联合会，2010）

分期	TNM分组	分期	TNM分组
Stage 0	Tis N_0 M_0	Stage Ⅲ A	T_0 N_2 M_0
Stage Ⅰ	T_1 N_0 M_0		T_1 N_2 M_0
Stage Ⅱ A	T_0 N_1 M_0		T_2 N_2 M_0
	T_1 N_1 M_0		T_3 N_1 M_0
	T_2 N_0 M_0		T_3 N_2 M_0

续表

分期	TNM分组	分期	TNM分组
Stage II B	T_2 N_1 M_0	Stage III B	T_4 $N_{0\sim2}$ M_0
	T_3 N_0 M_0	Stage III C	$T_{任何}$ N_3 $M0$
		Stage IV	$T_{任何}$ $N_{任何}$ M_1

肿瘤的分级和分期是制订治疗方案和估计预后的重要指标。医学上，常常使用"五年生存率"（5-year survival rate）、"十年生存率"（10-year survival rate）等统计指标来衡量肿瘤的恶性行为和对治疗的反应。一般来说，分级和分期越高，生存率越低。

第六节　肿瘤对机体的影响

肿瘤因其良恶性的不同，对机体的影响也有所不同。早期或者很小的肿瘤，常常无明显的临床症状，有时在病人死后尸体解剖时才被发现，如子宫的小平滑肌瘤和甲状腺的隐匿癌。以下介绍的是中晚期肿瘤的临床表现。

一、良性肿瘤

良性肿瘤分化较成熟，生长缓慢，无浸润和转移，对机体的影响一般较小，主要表现为局部压迫和阻塞症状，这些症状的严重程度及其后果，主要与肿瘤发生部位和继发变化有关。如，体表良性肿瘤除少数可发生局部症状外，一般对机体无明显影响；若发生在腔道或重要器官，有时会引起较为严重的后果，如突入肠腔的平滑肌瘤可引起肠梗阻或肠套叠，颅内良性肿瘤可压迫脑组织、阻塞脑室系统，引起颅内压升高等相应的神经系统症状。良性肿瘤有时发生继发性改变，也对机体带来程度不同的影响。如肿瘤生长过快可因供血不足发生组织坏死、出血和感染；某些内分泌肿瘤可分泌过多激素而引起症状，如垂体生长激素腺瘤分泌过多生长激素，可引起巨人症（gigantism）或肢端肥大症（acromegaly）。少数良性肿瘤甚至可发生恶性变。

二、恶性肿瘤

恶性肿瘤分化不成熟，生长迅速，浸润并破坏局部组织器官的结构和功能，还可发生转移，对机体的影响严重。恶性肿瘤除了引起局部压迫和阻塞症状外，较良性肿瘤更易发生溃疡、出血、坏死和穿孔等。肿瘤浸润局部神经，可引起顽固性疼痛。肿瘤产物或合并感染可引起发热，或肿瘤性无感染性发热。恶性肿瘤患者的贫血可由消化道癌性溃疡出血、营养不良、化疗导致的骨髓造血抑制和骨髓造血组织被肿瘤细胞（如白血病细胞）取代等造成。后二者常常还伴有白细胞减少（leukopenia）和血小板减少（thrombocytopenia）。

晚期恶性肿瘤病人因为肿瘤进展或放化疗引起免疫机能下降，常常并发严重的感染（如肺炎）导致死亡。晚期恶性肿瘤患者还往往发生癌症性恶病质，表现为机体严重消瘦、贫血、厌食和全身衰弱，其发生机制尚未阐明，可能主要是肿瘤组织本身或机体反应产生的细胞因子等作用的结果，由于进食减少、出血、感染、发热或因肿瘤组织坏死所产生的毒性产物引起机体的代谢紊乱等所致。此外，恶性肿瘤消耗机体大量的营养物质，以及晚期引起的疼痛，影响患者的进食及睡眠等，也是导致恶病质的重要因素。

一些非内分泌腺肿瘤，也可以产生和分泌激素或激素类物质，如促肾上腺皮质激素（ACTH）、降钙素（calcitonin）、生长激素（GH）、甲状旁腺素（PTH）等，引起内分泌症状，称为异位内分泌综合征（ectopic endocrine syndrome）。此类肿瘤多为恶性肿瘤，以癌居多，如肺癌、胃癌、肝癌等。异位激素的产生基质尚无抑制的解释，可能与肿瘤细胞的基因表达异常有关。

副肿瘤综合征（paraneoplastic syndrome）是指不由肿瘤直接蔓延或远处转移引起，而是由肿瘤的产物（如异位激素）或异常免疫反应（如交叉免疫）等原因间接引起的病变和临床表现，可表现为内分泌、神经、消化、造血、骨关节、肾脏及皮肤等系统的异常，如表5-5所示。异位内分泌综合征属于副肿瘤综合征。强调副肿瘤综合征的意义在于它可能是一些隐匿肿瘤的早期表现，有利于发现早期肿瘤。其次不要误认为这些系统的症状是由肿瘤转移所致，而放弃对肿瘤的治疗。与之相反，如肿瘤治疗有效，这些综合征可减轻或消失。

表5-5 常见副肿瘤综合征

临床表现	肿瘤	机制
库兴综合征	肺燕麦细胞癌、恶性胸腺瘤、胰岛细胞肿瘤、类癌、甲状腺髓样癌、嗜铬细胞瘤、副神经节瘤、黑色素瘤、乳腺癌、宫颈癌、急性粒性白血病	ACTH或其类似物质
低血钠	肺燕麦细胞癌、胰岛细胞肿瘤、颅内肿瘤	抗利尿激素或其类似物质
高血钙	肺鳞状细胞癌、肺燕麦细胞癌、肾癌、子宫内膜癌、嗜铬细胞瘤、卵巢癌、肝细胞癌、副神经节瘤、皮肤癌、乳腺癌	甲状旁腺激素相关蛋白、IL-1，转化生长因子α、肿瘤坏死因子α
甲状腺功能亢进	肺燕麦细胞癌、前列腺癌	促甲状腺激素或类似物质

续表

临床表现	肿瘤	机制
低血糖	腹膜后纤维肉瘤、肝细胞癌、肾癌、宫颈癌、肾上腺皮质癌、甲状腺髓样癌	胰岛素或其类似物质
类癌综合征	类癌、肺燕麦细胞癌、胰岛细胞肿瘤、甲状腺髓样癌、卵巢癌	5-HT，缓激肽、组织胺
红细胞增多症	肾癌、肝细胞癌、小脑血管母细胞瘤、肾上腺皮质癌	红细胞生成素
肢端肥大症	肺燕麦细胞癌	促生长激素
早熟、月经不调	肾癌、肝细胞癌、支气管癌、肾上腺皮质癌	绒毛膜促性腺激素
血栓形成、游走性血栓静脉炎	胰腺癌、胃癌、肺癌	癌细胞的促凝物质
DIC	晚期癌	癌细胞的促凝物质
贫血	胸腺瘤	不明
类白血病反应	胸腺瘤、肺癌、胃癌	不明
肥大性骨关节病	肺癌	不明
肾病综合征	肺癌、胃癌、结肠癌	对肿瘤相关抗原的免疫复合物反应
肌无力症	肺癌、乳腺癌、卵巢癌	对坏死癌细胞的交叉免疫反应、肿瘤毒性代谢产物
中枢/外围神经症状	肺癌、乳腺癌、卵巢癌	对坏死癌细胞的交叉免疫反应、肿瘤毒性代谢产物

第七节　良性肿瘤与恶性肿瘤的区别

良性肿瘤和恶性肿瘤在生物学行为和对机体的影响差别很大。良性肿瘤一般对机体影响小，易于治疗且效果好；恶性肿瘤危害大，治疗措施复杂，效果也不够理想。如果将恶性肿瘤误诊为良性肿瘤，可能延误治疗，或者治疗不彻底。相反，如把良性肿瘤误诊为恶性肿瘤，可能导致过度治疗（overtreatment），使患者遭受不应有的痛苦、伤害和精神负担。因此，区别良性肿瘤与恶性肿瘤，具有重要意义。绝大多数肿瘤，尚未发现特异性的可以区别良、恶性肿瘤的单项形态学或者分子遗传学指标，二者区别主要依据病理学形态，并结合生物学行为等多项指标。良性肿瘤与恶性肿瘤的主要区别归纳如表5-6所示。

表5-6 良性肿瘤与恶性肿瘤的区别

	良性肿瘤	恶性肿瘤
分化程度	分化好，异型性小	不同程度分化障碍或未分化，异型性大
核分裂象	无或少，不见病理性核分裂象	多，可见病理性核分裂象
生长速度	缓慢	较快
生长方式	膨胀性或外生性生长	浸润性或外生性生长
继发改变	少见	常见，如出血、坏死、溃疡形成等
转移	不转移	可转移
复发	不复发或很少复发	易复发
对机体的影响	较小，主要为局部压迫或阻塞	较大，破坏原发部位和转移部位的组织；坏死、出血，合并感染；恶病质

良性肿瘤与恶性肿瘤间并无绝对界限，除了有典型的良性肿瘤（如卵巢浆液性乳头状囊腺瘤）和典型的恶性肿瘤（如卵巢浆液性乳头状囊腺癌），还存在一些组织形态和生物学行为介于良、恶性之间的肿瘤，称为交界性肿瘤（borderline tumor），如卵巢浆液性交界性肿瘤。有些交界性肿瘤有发展为恶性的倾向，在临床上应加强随访。瘤样病变（tumor-like lesions）或假肿瘤性病变（pseudo neoplastic lesions）指本身不是真性肿瘤，但其临床表现或组织形态类似肿瘤的病变。

必须强调，肿瘤的良性、恶性，是指其生物学行为的良性、恶性，在病理学上，通过形态学等指标来判断肿瘤的良恶性，借以对其生物学行为和预后进行估计，在大多数情况下是可行的，这是肿瘤病理诊断的重要任务，也是目前各种肿瘤检查诊断方法中最重要的方法。但是，必须认识到，影响一个肿瘤的生物学行为的因素很多、非常复杂，病理学家观察到的只是其中某些方面（肿瘤的形态学、免疫标记等），有许多因素（特别是分子水平的改变）目前我们知之甚少；而且，组织学诊断不可避免地会遇到组织样本是否具有代表性等技术问题。因此，应该充分认识肿瘤诊治的复杂性，全面了解各项临床病理信息。

第八节　常见肿瘤举例

一、上皮组织肿瘤

上皮组织（包括被覆上皮、腺体和导管上皮）发生的肿瘤最为常见，人体的恶性肿瘤大部分是上皮组织恶性肿瘤（癌），对人类健康危害最大。

1. 上皮组织良性肿瘤

（1）乳头状瘤（papilloma）　见于非腺体和非分泌性的被覆上皮，如鳞状上皮、尿路上皮等被覆的部位，分别称为鳞状细胞乳头状瘤，如图5-8所示；尿路上皮乳头状瘤等。肿瘤呈外生性向体表或腔面生长，形成许多手指状或乳头状突起，或呈菜花状或绒毛状。肿瘤的根部可有蒂与正常组织相连。镜下可见乳头的轴心由血管和结缔组织等间质成分构成，表面覆盖增生的上皮，如图5-9所示。

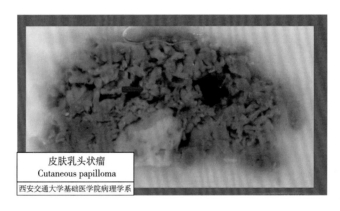

图5-8　皮肤乳头状瘤（大体）

肿瘤切面均呈乳头状结构

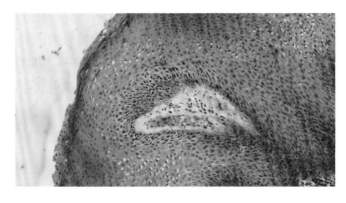

图5-9　皮肤乳头状瘤（光镜）

乳头的中轴为毛细血管及纤维结缔组织，表面被覆的鳞状上皮细胞层次增多

鳞状细胞乳头状瘤临床常见于外阴、鼻腔、喉等处。其发生可能与人类乳头瘤病毒的感染有关。外耳道、阴茎等处的鳞状细胞乳头状瘤较易发生恶变而形成鳞状细胞癌。移行细胞乳头状瘤可见于膀胱、输尿管和肾盂，膀胱的移行细胞乳头状瘤更易发生恶变。

（2）腺瘤（adenoma）　是腺上皮的良性肿瘤。多见于肠道、乳腺、涎腺、甲状腺等器官。黏膜的腺瘤多呈息肉状；腺器官内的腺瘤则多呈结节状，与周围正常组织分界清楚，常有包膜。腺瘤的腺体与相应正常组织腺体结构相似，可具有分泌功能。根据腺瘤的组成成分或形态特点，又可将之分为管状腺瘤、绒毛状腺瘤、囊腺瘤、纤维腺瘤、多形性腺瘤等类型。

① 管状腺瘤（tubular adenoma）与绒毛状腺瘤（villous adenoma）：多见于结肠、直肠黏膜，常呈息肉状，可有蒂（pedicle）与黏膜相连，有些腺瘤可为广基或者是平坦的。镜下可见肿瘤性腺上皮形成分化好的小管或绒毛状结构；或两种成分混合存在。绒毛状腺瘤发展为癌的概率较高，特别是体积较大者。家族性腺瘤性息肉病时，腺瘤发展为癌的概率极高，发生癌变时的患者年龄也较轻。

② 囊腺瘤（cystadenoma）：由于腺瘤中腺体分泌物蓄积，腺腔逐渐扩大并互相融合，肉眼可见大小不等的囊腔。常见于卵巢，偶见于甲状腺及胰腺。卵巢囊腺瘤有两种主要类型：一种为腺上皮向囊腔内呈乳头状生长，并分泌浆液，称为浆液性乳头状囊腺瘤（serous papillary cystadenoma），如图5-10所示；另一种分泌黏液，常为多房性（multilocular），囊壁多光滑，少有乳头状增生，称为黏液性囊腺瘤（mucinous cystadenoma1），如图5-11所示。

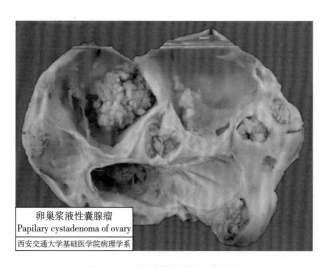

卵巢浆液性囊腺瘤
Papilary cystadenoma of ovary
西安交通大学基础医学院病理学系

图5-10　浆液性乳头状囊腺瘤

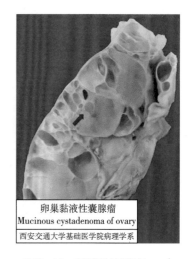

卵巢黏液性囊腺瘤
Mucinous cystadenoma of ovary
西安交通大学基础医学院病理学系

图5-11　黏液性囊腺瘤

③ 纤维腺瘤（fibroadenoma）：女性乳腺好发，是乳腺常见的良性所瘤。镜下可见腺导管扩张，上皮增生；乳腺间质增生明显并有黏液样变，常突入导管内。以前认为纤维腺瘤的腺体和间质共同构成肿瘤的实质，近来证明增生的间质才是肿瘤的实质。

④ 多形性腺瘤（pleomorphic adenoma）：由腺组织、黏液样及软骨样组织等多种成分混合组成。常发生于涎腺，腮腺最为常见。一般认为此瘤是由腮腺闰管上皮细胞和肌上皮细胞发生的一种腺瘤。由于分散的肌上皮细胞之间可出现黏液样基质，并可化生为软骨样组织，构成多形性特点。

⑤ 息肉状腺瘤（polypous adenoma）：又称腺瘤性息肉。发生于黏膜，呈息肉状，有蒂与黏膜相连，多见于直、结肠，表面呈乳头状或绒毛状者恶变率较高。结肠多发性腺瘤性息肉病常有家族遗传性，癌变率很高，并早期发生癌变。

2. 上皮组织恶性肿瘤

上皮发生的恶性肿瘤统称为癌，是人类最常见的恶性肿瘤，多发生在40岁以上的人群。癌常以浸润性生长为主，与周围组织边界不清。发生在皮肤、黏膜表面的癌呈息肉状、蕈伞状或菜花状，表面常有坏死及溃疡形成。发生在器官内的癌，常为不规则结节状，呈树根状或蟹足状向周围组织浸润，质地较硬，无包膜。切面常为灰白色，较干燥。镜下可见癌细胞形成癌巢，或呈腺泡状、腺管状、条索状排列，与间质分界一般较清楚。分化低癌细胞也可在间质内弥漫浸润，与间质分界不清。癌的转移，早期一般多经淋巴道，晚期发生血道转移。

（1）鳞状细胞癌（squamous cell carcinoma）　简称鳞癌，常发生在皮肤、口腔、唇、食管、喉、子宫颈、阴道、阴茎等鳞状上皮被覆的部位。有些部位虽不是由鳞状上皮覆盖，但可以通过鳞状上皮化生发生鳞状细胞癌，如支气管、膀胱等处。鳞状细胞癌肉眼多呈菜花状，可伴溃疡形成。镜下观察，分化好的鳞状细胞癌，癌巢中央可出现层状角化物，称为角化珠（keratin pearl）或癌珠，细胞间可见细胞间桥，如图5-12所示；分化较差的鳞状细胞癌无角化珠形成，细胞间桥少或无，癌细胞呈明显的异型性，核分裂像多见。

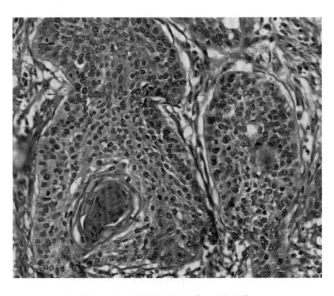

图5-12　鳞状细胞癌（HE染色）

（2）腺癌（adenocarcinoma） 腺上皮发生的恶性肿瘤。根据其形态结构和分化程度，可分为分化较好的具有腺样结构的管状腺癌；分化较低的形成实体癌巢的实性癌；分泌黏液较多的称为黏液癌。

① 管状腺癌（tubular adenocarcinoma）：较多见于胃、肠、甲状腺、胆囊、子宫体等处。癌细胞形成大小不等、形状不一、排列不规则的腺样结构，细胞常排列成多层，核大小不一，核分裂象多见。当腺癌伴有大量乳头状结构时称为乳头状腺癌；腺腔高度扩张呈囊状的腺癌称为囊腺癌；伴乳头状生长的囊腺癌称为乳头状囊腺癌。

② 实性癌（solid carcinoma）：或称单纯癌（carcinoma simplex），属低分化的腺癌，恶性程度较高，多发生于乳腺，少数可发生于胃及甲状腺。癌巢为实体性，无腺腔样结构，癌细胞异型性高，核分裂象多见。有的乳腺癌癌巢小而少，间质结缔组织多、质地硬，称为硬癌（scirrhous carcinoma）；有的癌巢较大而多，间质结缔组织相对较少，常伴有较丰富的淋巴细胞浸润，质软如脑髓，称为髓样癌（medullary carcinoma）。

③ 黏液癌（mucoid carcinoma）：又称胶样癌（colloid carcinoma），常见于胃和大肠。镜下可见黏液聚积在癌细胞内，将核挤向一侧，使该细胞呈印戒状，故称为印戒细胞（signet-ring cell）。黏液也可堆积在腺腔内，并可由于腺体的崩解而形成黏液湖，可见小堆或散在印戒状癌细胞漂浮其中。肉眼可见癌组织呈灰白色，湿润，半透明如胶冻样，得名胶样癌。当印戒细胞为主要成分呈广泛浸润时则称印戒细胞癌，如图5-13所示。印戒细胞癌早期可有浸润和转移，预后不佳。

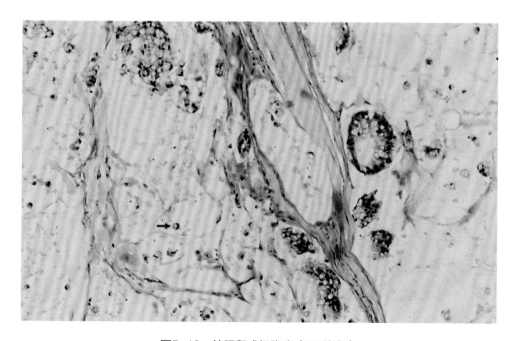

图5-13 结肠印戒细胞癌（HE染色）

瘤组织分泌大量黏液，形成"黏液湖"；可见腺管结构，瘤细胞呈印戒状（→），漂泊于黏液池中

（3）基底细胞癌（basal cell carcinoma） 多见于老年人头面部如眼睑、颊及鼻翼等处，由该处表皮原始上皮芽或基底细胞发生。肿瘤生长缓慢，表面常形成溃疡，浸润破坏深层组织，但很少发生转移，对放射治疗敏感，临床上呈低度恶性的经过。镜下癌巢由深染的基底细胞样癌细胞构成，有浅表型、结节型等组织类型。

（4）移行细胞癌（transitional cell carcinoma） 发生于膀胱、输尿管或肾盂等部位，多发性，乳头状或非乳头状，或可破溃形成溃疡。分为低级别和高级别尿路上皮癌，或移行细胞癌Ⅰ级、Ⅱ级、Ⅲ级。级别越高，越易复发和向深部浸润。

二、间叶组织肿瘤

间叶组织肿瘤包括脂肪组织、血管和淋巴管、平滑肌、横纹肌、纤维组织、软骨和骨等组织来源的肿瘤。外周神经组织的肿瘤习惯上也归入间叶组织肿瘤。骨肿瘤以外的间叶组织肿瘤又常称为软组织肿瘤（soft tissue tumors）。间叶组织肿瘤中，良性的比较常见，恶性肿瘤（肉瘤）不常见。

1. 间叶组织良性肿瘤

（1）脂肪瘤（lipoma） 主要发生于成人，好发于背、肩、颈及四肢近端皮下组织，是最常见的良性软组织肿瘤。脂肪瘤外观常为扁圆形分叶状，有包膜，质地柔软，色淡黄，似脂肪组织的油腻感。直径通常为数厘米，大者至数十厘米者。常为单发性。镜下可见似正常脂肪组织构成，不规则分叶状，有纤维间隔，如图5-14所示。一般无明显症状，手术易切除。

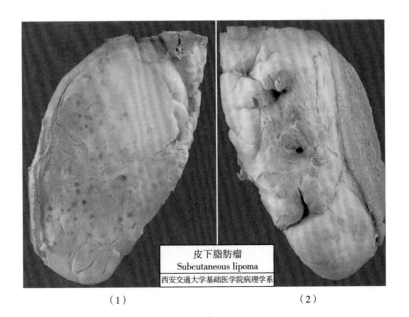

皮下脂肪瘤
Subcutaneous lipoma
西安交通大学基础医学院病理学系

（1） （2）

图5-14 脂肪瘤

（1）切面；（2）表面

（2）纤维瘤（fibroma） 常见于四肢、躯干的皮下。外观呈结节状，与周围组织分界明显，有包膜，切面灰白色，质地韧硬，如图5-15所示。镜下可见瘤组织内的胶原纤维排成束状，互相编织，纤维间含有细长的纤维细胞。肿瘤生长缓慢，手术切除后不易复发。

（3）血管瘤（hemangioma） 病理学上血管瘤分为毛细血管瘤（由增生的毛细血管构成）、海绵状血管瘤（扩张的血窦构成）、静脉血管瘤等类型。无包膜，界限不清。皮肤或黏膜的血管瘤可呈突起的鲜红肿块，或暗红或紫红色斑；内脏血管瘤多呈结节状，以肝脏最多见；发生于肢体软组织的弥漫性海绵状血管瘤可引起肢体增大。

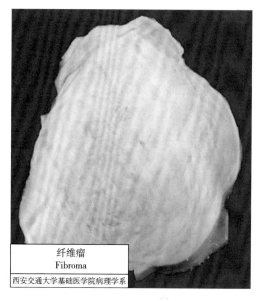

图5-15 皮下纤维瘤

（4）平滑肌瘤（leiomyoma） 多见于子宫，其次为胃肠道。瘤组织由梭形细胞构成，形态比较一致，核呈长杆状，两端钝圆，形态类似平滑肌细胞，排列成束状、编织状，如图5-16所示。

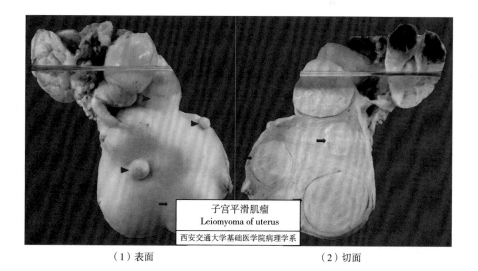

（1）表面　　　　　　　　　　　　　　　（2）切面

图5-16 子宫平滑肌瘤

（5）骨瘤（osteoma） 好发于头面部及颌骨，也可累及四肢骨，形成局部隆起，质地坚硬。主要由分化良好的骨组织构成。

（6）软骨瘤（chondroma） 自骨膜发生者称为骨膜软骨瘤（periosteal chondroma），自

骨表面凸起，常分叶。发生于手足短骨和四肢长骨骨干髓腔内者，称为内生性软骨瘤，切面呈淡蓝色或银白色，半透明，可有钙化或囊性变，外有薄骨壳。镜下可见瘤组织由成熟的透明软骨组成，不规则分叶状，小叶由疏松的纤维血管间质包绕。位于盆骨、胸骨、肋骨、四肢长骨或椎骨者易恶变；发生在指（趾）骨者极少恶变。

2. 间叶组织恶性肿瘤

间叶组织恶性肿瘤统称肉瘤，较癌少见。多发生于儿童或青少年，例如胚胎性横纹肌肉瘤、Ewing's肉瘤等多见于儿童；有些肉瘤则主要发生于中老年人，如脂肪肉瘤。肉瘤体积通常较大，质地柔软，切面湿润多呈鱼肉状；易发生出血、坏死、囊性变等继发改变。镜下可见肉瘤细胞大多无巢状结构，弥漫生长，与间质分界不清。肉瘤间质结缔组织一般较少，但血管较丰富，故肉瘤多先由血道转移。免疫组织化学染色肉瘤细胞表达间叶组织的标记。癌和肉瘤的鉴别如表5-7所示。

表5-7　癌与肉瘤的鉴别

	癌	肉瘤
组织分化	上皮组织	间叶组织
发病率	较高；多见于40岁以后成人	较低；有些类型主要发生在年轻人或儿童；有些类型主要见于中老年人
大体特点	质较硬、色灰白	质软、色灰红、鱼肉状
镜下特点	多形成癌巢，实质与间质分界清楚，纤维组织常有增生	肉瘤细胞多弥漫分布，实质与间质分界不清，间质内血管丰富，纤维组织少
网状纤维	见于癌巢周围，癌细胞间多无网状纤维	肉瘤细胞间多有网状纤维
转移	多经淋巴道转移	多经血道转移

（1）脂肪肉瘤（liposarcoma）　成人较常见的肉瘤类型，与脂肪瘤的分布相反，常发生于软组织深部、腹膜后等部位，较少从皮下脂肪层发生。有高分化脂肪肉瘤、黏液样/圆形细胞脂肪肉瘤、多形性脂肪肉瘤、去分化脂肪肉瘤等类型。成人多见，极少见于青少年。肉眼观察，多呈结节状或分叶状，似脂肪瘤；也可呈黏液样或鱼肉样。瘤细胞形态多种多样，胞质内可见多少不等、大小不一的脂质空泡，挤压细胞核，形成压迹。

（2）纤维肉瘤（fibrosarcoma）　纤维组织来源的肉瘤，发生部位与纤维瘤相似，以四肢皮下组织多见。肿瘤外观呈圆形或者结节状，可有假包膜。切面灰白色、鱼肉状，常伴有出血、坏死。分化好的纤维肉瘤瘤细胞呈梭形，异型性小，与纤维瘤相似，生长缓慢，转移和复发少见；分化差的纤维肉瘤异型性明显，生长快，易发生转移，切除后易复发。

（3）横纹肌肉瘤（rhabdomyosarcoma）　是儿童除白血病外最常见的恶性肿瘤，主要发生于10岁以下儿童和婴幼儿，成人少见。好发于鼻腔、眼眶、泌尿生殖道等，偶见于四肢。肿瘤由不同分化阶段的横纹肌母细胞组成，分化较高的横纹肌母细胞，胞质红染，有时可见纵纹和横纹。根据瘤细胞的分化程度、排列结构和大体特点，横纹肌肉瘤可分为胚胎性横纹肌肉瘤（embryonal rhabdomyosarcoma）、腺泡状横纹肌肉瘤（alveolar rhabdomyosarcoma）和多形性横纹肌肉瘤（pleomorphic rhabdomyosarcoma）等组织类型。各型横纹肌肉瘤的恶性程度均很高，生长迅速，易早期发生血道转移，预后差。

（4）平滑肌肉瘤（leiomyosarcoma）　见于子宫、软组织、腹膜后、肠系膜、大网膜及皮肤等处。软组织平滑肌肉瘤患者多为中老年人。平滑肌肉瘤的瘤细胞有轻重不等异型性，肿瘤细胞坏死和核分裂象的多少对诊断平滑肌肉瘤及其判断恶性程度很重要。恶性度高者，发生血道转移至肺、肝及其他器官，手术后易复发。

（5）血管肉瘤（angiosarcoma）　发生于皮肤、乳腺、肝、脾、骨等器官和软组织的血管内皮细胞，尤以头面部皮肤血管肉瘤多见。肿瘤多隆起于皮肤表面，呈丘疹或结节状，暗红或灰白色，易坏死出血。有扩张的血管时，切面呈海绵状。镜下可见肿瘤细胞有不同程度异型性，形成大小不一，形状不规则的血管腔样结构，常互相吻合；分化差的血管肉瘤，细胞片状增生，血管腔不明显、不典型或仅呈裂隙状，瘤细胞异型明显，核分裂像多见。血管肉瘤的恶性程度高，常转移至局部淋巴结、肝、肺和骨等处。

（6）骨肉瘤（osteosarcoma）　为最常见的骨恶性肿瘤。多见于青少年，好发于四肢长骨，尤其是股骨下端和胫骨上端。肿瘤位于长骨干骺端，呈梭形膨大，切面灰白色、鱼肉状，出血坏死常见；肿瘤破坏骨皮质，掀起其表面的骨外膜，如图5-17所示。肿瘤上下两

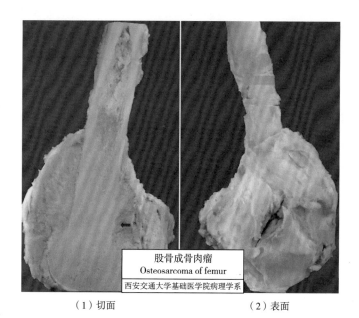

（1）切面　　　　　　　（2）表面

图5-17　骨肉瘤

股骨下段明显增大，切面见瘤组织呈浸润性生长（A箭），部分骨皮质被破坏并将骨膜顶起

端的骨皮质和掀起的骨外膜之间形成三角形隆起，是由骨外膜产生的新生骨，构成X线检查所见的Codman三角；在骨外膜和骨皮质之间，可形成与骨表面垂直的放射状新生骨小梁，在X线上表现为日光放射状阴影。这些影像学表现对骨肉瘤的诊断具有特征性。镜下可见肿瘤细胞异型性明显，梭形或多边形，形成肿瘤性骨样组织或骨组织（tumor bone），这是诊断骨肉瘤最重要的组织学依据，如图5-18所示。骨肉瘤内也可见软骨肉瘤和纤维肉瘤样成分。骨肉瘤恶性度很高，生长迅速，发现时常已有血道转移。

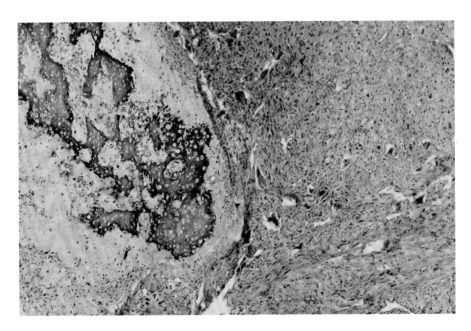

图5-18　骨肉瘤（HE染色）

瘤细胞排列弥散，瘤细胞与间质相混杂，可见钙化或骨化区域

（7）软骨肉瘤（chondrosarcoma）　具有透明软骨分化，可出现黏液样变、钙化和骨化的恶性肿瘤，发病年龄多在40～70岁。多见于盆骨，也可发生在股骨、胫骨等长骨和肩胛骨等处。肉眼观察，肿瘤位于骨髓腔内，呈灰白色、半透明的分叶状肿块，其中可见钙化和骨化灶。镜下可见软骨基质中散布有异型性的软骨细胞，表现为核大深染，核仁明显，核分裂像多见，出现较多的双核、巨核和多核瘤巨细胞。软骨肉瘤一般比骨肉瘤生长慢，转移也较晚，血道转移可至肺、肝、肾及脑等处。

三、消化系统肿瘤举例

消化系统由消化道（口腔、食管、胃、小肠、大肠及肛门）和消化腺（唾液腺、肝、胰及消化管的黏膜腺体）组成，有消化、吸收、排泄和解毒（如肝脏）以及内分泌等功能。消化系统是体内易发生疾病的部位，各系统疾病中消化道疾病最多。食管癌、胰腺癌和结直肠癌等是世界范围常见的恶性肿瘤。本文以最常见的胃癌（消化道肿瘤）和肝癌（消化腺肿瘤）为例，介绍消化系统肿瘤基本特征及其影响因素。

1. 胃癌

胃癌（gastric carcinoma）是消化道最常见的恶性肿瘤之一。在亚洲、北欧、南美等地区的许多国家，胃癌的发病率和死亡率居各类肿瘤之首。胃癌好发于40～60岁，男女比约为2∶1～3∶1。胃窦部尤以胃小弯侧多见（约占75%）。临床表现为食欲缺乏、胃酸缺乏、贫血以及上腹肿块等。

（1）病因和发病机制　胃癌的发生可能主要与环境因素有关。胃癌的发生有一定的地理分布特点，如日本、智利、哥伦比亚等国家和中国的某些地区胃癌发病率明显高于美国和西欧。从胃癌高发区移民到低发区或从低发区移民到高发区，其下一代的胃癌发生率也相应降低或升高。这现象提示，胃癌的发生可能与各国家、民族的饮食习惯及各地区的土壤地质因素有关。如日本居民过去食用的稻米经滑石粉（滑石粉内的石棉纤维有致癌作用）处理，当人们改变了用滑石粉处理食用稻米的习惯后，胃癌的发生率有所下降。动物实验也证明，亚硝基胍类（nitroguanidine）化合物饲喂大鼠、小鼠、犬等动物，可成功诱发胃癌；食物中即使不直接含有亚硝基化合物，仅含有二级胺及亚硝酸盐，后者也可在胃酸的作用下变成有致癌性的亚硝基化合物。流行病学调查提示，胃癌发生可能与幽门螺杆菌的感染有关。

（2）病理变化　胃癌主要发生自胃腺颈部和胃小凹底部的干细胞。部分胃癌经肠上皮化生、上皮内瘤变后形成胃癌。胃癌的发生是一个多步骤过程，多种基因改变的累积最终导致胃癌的形成。

① 肉眼：可分为早期胃癌和进展期胃癌。只要病变局限于黏膜层或黏膜下层，不论肿瘤大小、是否存在淋巴结转移，均称为早期胃癌。浸润超过黏膜下层到达肌层或更远者称为进展期胃癌。

早期胃癌可见三种类型：隆起型，肿瘤从胃黏膜表面显著隆起，高出2倍以上或呈息肉状；表浅型，肿瘤表面较平坦，隆起不显著；凹陷型，有溃疡形成，仍局限在黏膜下层。早期胃癌如不及时治疗可继续扩展。一些癌组织在表面黏膜层和黏膜下层内扩展，不向深部浸润，预后较好；一些肿瘤则向深部浸润，预后较差。进展期胃癌如图5-19所示，可见三种类型：息肉型或蕈伞型，癌组织向黏膜表面生长，呈息肉状或蕈状突入胃腔内；溃疡型，部分癌组织坏死脱落形成溃疡，溃疡多呈皿状，有的边缘隆起，如火山口状；浸润型，癌组织向胃壁内呈局限或弥漫浸润，与周围正常组织无明显分界，胃壁增厚变硬，形似皮革制成的囊袋，因而有革囊胃之称。

② 镜下：世界卫生组织（WHO）将胃癌的组织学类型分为乳头状腺癌、腺癌（或管状腺癌，高、中、低分化）、黏液腺癌、印戒细胞癌和未分化癌等。这些肿瘤的形态特征前文已经详述，此处不再赘述。

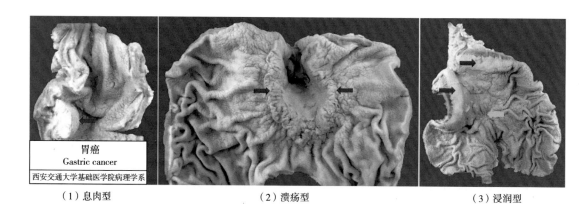

（1）息肉型　　　　　　　　　（2）溃疡型　　　　　　　　　（3）浸润型

图5-19　胃癌大体类型

胃内的肿物（→），愈合的溃疡（←）

（3）肿瘤的扩散

① 直接蔓延：浸润到胃浆膜层的癌组织，可直接扩散至邻近器官和组织，如肝、胰腺及大网膜等。

② 转移：淋巴道转移为胃癌转移的主要途径，转移到胃小弯侧的胃冠状静脉旁淋巴结及幽门下淋巴结最多见，前者可扩散到腹主动脉旁、肝门处淋巴结到达肝内；由后者可达胰头上方及肠系膜根部淋巴结。晚期癌细胞可经胸导管转移到锁骨上淋巴结，且以左锁骨上淋巴结多见。血道转移发生在晚期，常经门静脉转移到肝，其次是肺、骨及脑。胃癌特别是胃黏液癌细胞浸润至胃浆膜后，可脱落到腹腔，种植于腹壁及盆腔器官腹膜上，在卵巢形成转移性癌（Krukenberg瘤）。

2. 肝细胞性肝癌

肝细胞性肝癌是原生于肝脏的常见恶性肿瘤。多见于50岁左右成人，男性比女性多见，也可见于青年人甚至儿童。临床上常表现为腹痛、腹水、黄疸和肝脏肿大，有时可有全身表现如低血糖、高胆固醇血症、高钙血症等。在高发区，甲胎蛋白阳性率可在75%以上且含量高出正常100倍以上。

（1）病因及发病机制　肝细胞肝癌的发生与下列因素有关。

① 肝硬化：70%~90%的肝细胞肝癌发生在肝硬化的基础上。

② 病毒感染：慢性乙肝病毒感染人群肝细胞癌的发生率明显高于正常人群，乙肝疫苗可有效降低肝细胞癌的发生率，证明乙肝病毒和肝细胞癌发生的密切关系。乙肝病毒导致肝细胞癌的机制是间接和多因素的。目前认为丙肝病毒突变率较高，与肝细胞癌也有密切关系。

③ 饮食：酒精导致的肝损伤是慢性肝病和肝硬化的主要原因，而肝硬化又使发生肝细胞癌的危险升高。发霉的谷物、花生之中黄曲霉素B_1含量增高，在慢性乙肝病毒感染的情况下可使肝细胞癌的发生率增高50倍。

④ 遗传性：代谢性疾病如糖原贮积病（尤其是I型），α1-抗胰蛋白酶缺乏症男性纯合子以及遗传性酪氨酸血症患者易发生肝细胞癌。

（2）病理改变

① 肉眼：肝细胞性肝癌大小差异很大，可表现为单个巨块状（巨块型）、多发结节状（结节型）或弥漫累及大部分甚至整个肝脏（弥漫型）。肝细胞癌一般质软，常有出血坏死，偶尔可有淤胆而呈绿色。肿瘤常常侵入门脉系统形成门脉瘤栓，在晚期病例几乎均有门静脉的瘤栓。

② 镜下：肝细胞癌存在分化差异。高分化者细胞多排列成细小梁状并常有假腺样或腺泡状结构，常有脂肪变；瘤细胞间有丰富的血窦样腔隙。低分化者主要以实性生长为主，其间很少血窦样腔隙，仅见裂隙样血管。癌细胞核浆比例明显增大，常见明显的异型性，包括瘤巨细胞。

（3）肿瘤扩散　易于侵犯门静脉系统并沿门静脉播散，晚期转移至肝外。

四、多种组织构成的肿瘤

肿瘤实质由一个或者一个以上胚层的两种或两种以上的不同类型的组织构成，称为混合瘤（mixed tumor）。最复杂的混合瘤是畸胎瘤，由一个以上胚层的各种类型的组织混杂在一起构成，有如一个畸形的胎儿。肾胚胎瘤也是成分比较多样的肿瘤。癌肉瘤也为混合瘤。

1. 畸胎瘤（teratoma）

畸胎瘤来源于性腺或胚胎剩件中的全能细胞，往往含有两个以上胚层的多种多样组织成分，排列结构错乱。根据其外观又可分为囊性（图5-20）及实性两种；根据其组织分化成熟程度不同，又可分为皮样囊肿、良性畸胎瘤和不成熟畸胎瘤（恶性畸瘤）。畸胎瘤最常发生于卵巢和睾丸。偶可见于纵隔、骶尾部、腹膜后、松果体等中线部位。

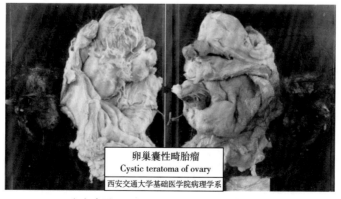

（1）表面　　　　　　　　　　　　　　　（2）切面

图5-20　囊性畸胎瘤

卵巢呈囊性，囊内容物可见皮脂，毛发［皮脂毛发团已移出，（1）中箭头］，牙齿结构［（2）中箭头］

2. 肾胚胎瘤（embryonic tumor of kidney）

肾胚胎瘤也称肾母细胞瘤（nephroblastoma）或Wilms瘤。肾内残留的胚基组织发展而来，多见于5岁以下儿童。肿瘤成分多样，镜下可见胚基细胞呈巢团状排列，形成幼稚的肾小球或肾小管样结构，间质中可见疏松的黏液样组织，有时还可见到横纹肌、软骨、骨或脂肪组织。

3. 癌肉瘤（carcinosarcoma）

同一肿瘤中既有癌又有肉瘤成分者称为癌肉瘤。癌的成分可为鳞状细胞癌、移行细胞癌、腺癌、未分化癌等；肉瘤成分可为纤维肉瘤、平滑肌肉瘤、横纹肌肉瘤、骨肉瘤、软骨肉瘤等。癌和肉瘤的成分可按不同比例混合，通常含癌和肉瘤成分各一种，偶尔不止一种。癌肉瘤发生的机制可能有以下几种：上皮组织和间叶组织同时发生恶变；多能干细胞向癌和肉瘤两种方向分化；癌诱导其间质发生恶变等。

第九节 癌前疾病（或病变）、异型增生及原位癌

某些疾病（或病变）虽然本身不是恶性肿瘤，但具有发展为恶性肿瘤的潜能，患者发生相应恶性肿瘤的风险增加。这些疾病或病变称为癌前疾病（precancerous disease）或癌前病变（precancerous lesion）。从癌前疾病（或病变）发展为癌，需要经过较长时间。上皮组织有时先出现非典型增生（atypical hyperplasia）或异型增生（dysplasia），再发展为局限于上皮内的原位癌（carcinoma in situ，CIS），继而进一步发展为浸润性癌。早期识别癌前病变、异型增生及原位癌是防止肿瘤发生发展及早期诊断治疗的重要环节。

一、癌前疾病（或病变）

恶性肿瘤的形成往往经历一个漫长的、逐渐演进的过程，并非所有癌前病变必然转变为癌，是否会转变成癌取决于很多复杂的因素。并非所有的癌都存在相应的癌前病变或由癌前病变演化而来。癌前疾病（或病变）可以是获得性的（acquired），或者是遗传性的（inherited）。获得性癌前疾病（或病变）可能与某些生活习惯、感染或一些慢性炎性疾病有关。遗传性肿瘤综合征（inherited cancer syndrome）患者具有某些染色体和基因异常，增加罹患某些肿瘤的机会。这里列举常见癌前疾病（或病变）如下。

1. 大肠腺瘤（adenoma of large intestines）

大肠腺瘤较常见，可单发或多发，有绒毛状腺瘤、管状腺瘤等类型。绒毛状腺瘤（villousadenoma）发生癌变的机会更大。家族性腺瘤性息肉病（familial adenomatous polyposis，FAP），几乎均会发生癌变。

2. 乳腺增生性纤维囊性变（atypical ductal hyperplasia，ADH）

乳腺增生性纤维囊性变由内分泌失调引起，常见于40岁左右的妇女。主要表现为乳腺小叶导管和腺泡上皮细胞的增生、大汗腺化生及导管囊性扩张，间质纤维组织增生。伴有导管内乳头增生者较易发生癌变。

3. 慢性胃炎与肠上皮化生

胃的肠上皮化生与胃癌的发生有一定关系。慢性幽门螺杆菌性胃炎与胃的黏膜相关淋巴组织（mucosa-associated lymphoid tissue，MALT）发生的B细胞淋巴瘤及胃腺癌有关。

4. 慢性溃疡性结肠炎（ulcerative colitis）

慢性溃疡性结肠炎是一种炎性肠病。在反复发生溃疡和黏膜增生的基础上可发生结肠腺癌。

5. 皮肤慢性溃疡（chronic ulcer）

经久不愈的皮肤溃疡和瘘管，由于长期慢性刺激，鳞状上皮增生和非典型增生，可进一步发展为癌。

6. 黏膜白斑（leukoplakia）

黏膜白斑常发生在口腔、外阴等处的白色斑块。鳞状上皮过度增生、过度角化以及异型性。长期不愈有可能转变为鳞状细胞癌。

二、异型增生和原位癌

过去的文献常使用非典型增生（不典型增生）（atypical hyperplasia）这一术语来描述细胞增生并出现异型性，但又不足以诊断为癌的病变。这些细胞异型性主要表现为细胞形态异常，如细胞多形性，核浆比增高，核大深染，核分裂象增多，以及细胞排列紊乱、极性消失等。多用于上皮病变的描述，包括被覆上皮和腺上皮。由于非典型增生既可见于肿瘤性病变，也可见于修复、炎症等情况（如反应性非典型增生），近年来，学术界已基本转向使用异型增生（dysplasia）这一术语来描述与肿瘤形成相关的非典型增生。

原位癌（carcinoma in situ）一词通常用于上皮的病变，指异型增生的细胞在形态和生物学特性上与癌细胞相似，常累及上皮全层，但没有突破基底膜向下浸润，有时也称为上皮内癌（intraepithelial carcinoma）。原位癌常见于鳞状上皮或尿路上皮等被覆的部位，如子宫颈、食管、皮肤的原位癌。此外，当乳腺导管上皮或小叶腺泡发生癌变而尚未突破基底膜者，分别称为导管原位癌或小叶原位癌。

上皮从非典型增生发展到原位癌是一个连续的过程，在临床病理诊断实际工作中有时很难将它们区分开来，尤其是重度非典型增生和原位癌，实际上没有截然的界限，对二者的临床处理也相同。世界卫生组织（WHO）在国际肿瘤组织学分类中使用"上皮内瘤变

（intraepithelial neoplasia，IN）"的概念来表示从非典型增生到原位癌的过程。"IN"的正确涵义是强调这种癌前病变的本质是上皮内肿瘤的形成，而这种上皮内肿瘤的形成含了两重意义：①不是癌；②肿瘤形成是一个过程，为瘤变或肿瘤形成（neoplasia）。胃肠和子宫颈上皮的"IN"多应用2级分类：即低级别上皮内瘤变（low intraepithelial neoplasia，LIN）和高级别上皮内瘤变（high intraepithelial neoplasia，HIN），前者包括轻度和中度异型增生，后者包括重度异型和原位癌。

第十节　肿瘤发生的分子基础

研究表明，肿瘤的形成是一个多步骤过程。肿瘤的发生具有复杂的分子基础，是细胞生长与增殖调控发生紊乱的结果。

一、肿瘤发生发展的分子机制

数十年来大量研究表明，肿瘤形成具有复杂的基因改变和分子基础。最重要的肿瘤细胞生物学特征与相应的基因/分子改变包括以下方面：肿瘤细胞获得持续的增殖信号（原癌基因激活）；肿瘤细胞中生长抑制信号丢失或受阻（肿瘤抑制基因的灭活或丢失）；代谢重编程，转向无氧糖酵解，细胞快速增殖（细胞代谢相关分子改变）；抵抗凋亡（凋亡调节基因异常）；无限增殖能力/细胞永生化；持续的血管生成；侵袭、转移能力的获得；逃避机体免疫系统的监视（免疫逃避、肿瘤细胞诱导的免疫抑制）、基因组不稳定性；肿瘤微环境（异常炎症信号）等。近年研究还显示，表观遗传调控和非编码RNA功能异常，与上述各种基因/分子变化关系密切。环境致瘤因素和遗传因素作用于这些基因/分子的结构和功能，改变细胞的生物学特性。

1. 肿瘤细胞获得自足的增殖信号：癌基因（oncogene）活化

（1）癌基因的种类　研究发现，一些逆转录病毒基因组中某些RNA序列能引起动物肿瘤或在体外实验中使细胞发生恶性转化，称为病毒癌基因（viral oncogene）。在正常细胞基因组中发现与病毒癌基因十分相似的DNA序列，称为原癌基因（proto-oncogene）。这些基因正常时并不导致肿瘤，它们编码的产物是对促进细胞生长增殖十分重要的蛋白质，如生长因子、生长因子受体、信号转导蛋白、核调节蛋白和细胞周期调节蛋白等，见表5-8。当原癌基因发生某些异常时，能使细胞发生恶性转化，此时这些基因称为细胞癌基因（cellular oncogene），其编码的蛋白称为肿瘤蛋白/癌蛋白（oncoprotein）。癌蛋白可持续地刺激细胞自主生长，不再受机体控制的外源性生长信号调节。

表5-8　常见生长因子配体/受体基因及其活化机制举例

分类	原癌基因	活化机制	相关人类肿瘤
生长因子			
PDGF-β链	*PDGFβ*	过度表达	星形细胞瘤，骨肉瘤
FGF	*FGF3*	扩增	胃癌、膀胱癌、乳腺癌、颜色素瘤
HGF	*HGF*	过度表达	肝细胞癌，甲状腺癌
生长因子受体			
EGF受体家族	*ERBB1*	突变	肺癌
ERBB2	*ERBB2*	扩增	乳腺癌，卵巢癌，肺癌和胃癌
FMS样酪氨酸激酶3	*FLT3*	点突变	白血病

（2）癌基因的活化　原癌基因转变为细胞癌基因的过程，称为原癌基因的激活。原癌基因的常见激活方式包括：点突变（point mutation）；基因扩增；染色体重排（chromosomal rearrangements）。除了以上机制以外，还有一些其他机制也可导致癌基因的表达与功能异常。如，肿瘤细胞可分泌生长因子，并与自身的生长因子受体结合，自我促进细胞的生长（自分泌）。染色体数目的异常（如多倍体）也可导致癌基因表达异常。这些癌基因活化后，促进细胞恶性转化和持续增殖。

2. 生长抑制信号丢失或受阻：肿瘤抑制基因（tumor suppressor gene）灭活/丢失

与原癌基因编码的蛋白质促进细胞生长相反，正常细胞内的另一类基因——肿瘤抑制基因，能抑制细胞的生长与增殖，见表5-9。肿瘤抑制基因的两个等位基因都发生突变或丢失（纯合型丢失）的时候，其功能丧失，可导致细胞发生转化。近年研究还显示，一些肿瘤抑制基因的功能障碍，不是因为基因结构的改变，而是由于基因的启动子过甲基化（hypermethylation）导致其表达障碍。常见的抑癌基因包括*RB*、*p53*、*NF1*基因等，下面以得到广泛研究的*p53*基因为例详述抑癌基因的功能作用。

表5-9　常见肿瘤抑制基因及其相关肿瘤举例

基因	功能	相关的体细胞肿瘤	与遗传型突变相关的肿瘤
APC	抑制 WNT信号转导	胃癌，结肠癌，胰腺癌	家族性腺瘤性息肉病，结肠癌
RB	调节细胞周期	视网膜母细胞瘤，骨肉瘤	家族性视网膜母细胞瘤，骨肉瘤，乳腺癌，结肠癌，肺癌

续表

基因	功能	相关的体细胞肿瘤	与遗传型突变相关的肿瘤
p53	调节细胞周期和转录DNA损伤所致的凋亡	大多数人类肿瘤	Li-Fraumeni综合征，多发性癌和肉瘤
P16	周期素依赖激酶抑制物（CKI）	胰腺癌，食道癌	黑色素瘤
BRCA-1	DNA修复		女性家族性乳腺癌和卵巢癌
BRCA-2	DNA修复		男性和女性乳腺癌
VHL	调节HIF	肾细胞癌	遗传性肾细胞癌，小脑血管母细胞瘤

　　*p53*基因定位于染色17号染色体短臂。P53蛋白由393个氨基酸组成，通过特异的转录激活作用，发挥诱导细胞周期阻滞、促进DNA修复、促进细胞老化或凋亡等重要功能，保持基因组的稳定性。在DNA损伤时（如细胞受到电离辐射后），P53蛋白增加是细胞的主要反应之一。DNA损伤使P53蛋白磷酸化，成为转录活化因子，诱导*P21*基因转录表达周期素依赖性蛋白激酶抑制物，后者使细胞停滞在G_1期，阻止DNA合成；同时P53蛋白诱导DNA修复基因*GADD45*转录，促进DNA损伤修复。如果G_1停滞不能实现，则P53蛋白诱导细胞老化或凋亡，防止损伤的DNA传递给子代细胞。*p53*缺失或突变发生DNA损伤后，不能停滞在G_1期进行DNA修复，细胞继续增殖，DNA的异常传递给子代细胞。这些异常的积累，最终可导致细胞发生肿瘤性转化。

　　在肿瘤发生过程中，*p53*基因可以通过多种方式被灭活：①突变：这是最常见的方式。一般是一个等位基因的错义突变，另一个等位基因最终丢失；②与DNA肿瘤病毒蛋白如HPV的E6，SV40的大T抗原等结合；③与癌蛋白Mdm2结合；④P53蛋白被阻不能进入核内发挥作用。

3. 代谢重编程

　　肿瘤细胞代谢模式与正常细胞不同，细胞代谢相关分子发生了明显改变，转向有氧糖酵解（Warburg效应），即在氧供充分的情况下，肿瘤细胞保持高水平葡萄糖摄取，通过糖酵解途径生成乳酸。研究表明有氧糖酵解的中间产物是构建肿瘤细胞结构，促进肿瘤细胞快速增殖的重要物质。肿瘤细胞通过调整代谢网络，平衡能量代谢于生物大分子合成。代谢重编程与癌基因激活多个信号通路密切相关，如生长因子受体/酪氨酸受体激酶、PI3K/Akt通路激活，以及Myc所致促无氧糖酵解基因的活化等多重机制。

4. 凋亡调节基因功能紊乱

　　肿瘤的生长取决于细胞增殖与细胞死亡的比例。除了原癌基因和肿瘤抑制基因的作用，细胞凋亡调节基因在肿瘤发生上也起重要作用。细胞凋亡受复杂的分子机制调控，通过促凋亡分子（如死亡受体家族成员、caspase家族蛋白酶、线粒体促凋亡蛋白、Bcl-2家族中的促凋亡分子Bax等）和抗凋亡分子（如Bcl-2家族中的抗凋亡分子Bcl-xL等）之间复杂的相互作用实现。肿瘤细胞的内源性和外源性凋亡途径发生障碍，或凋亡调节上游分子如P53蛋白异常，对凋亡产生抵抗。

5. 无限增殖能力/细胞永生化

染色体末端存在称为端粒（telomere）的DNA重复序列，其长度随细胞的每一次复制逐渐缩短。细胞复制一定次数后，短缩的端粒导致染色体相互融合，细胞死亡。生殖细胞具有端粒酶（telomerase）活性，可使缩短的端粒长度恢复；但大多数体细胞没有端粒酶活性，复制次数有限。许多恶性肿瘤细胞都含有端粒酶活性，使其端粒不会缩短，与肿瘤细胞的永生化（immortalization）有关。

肿瘤组织中，具有启动和维持肿瘤生长、保持自我更新能力的癌症干细胞（或称肿瘤干细胞，肿瘤启动细胞）也是肿瘤持续生长、复发的重要基础。这些细胞可能在肿瘤起始阶段由正常干细胞转化而来；也可能在肿瘤发展演化过程中，部分细胞的干细胞自我更新相关基因活化，成为具有干细胞特征的肿瘤细胞。

6. 持续的血管生成

肿瘤细胞诱导持续的新生血管生成的能力是肿瘤持续生长的重要基础。肿瘤血管生成由血管生成因子和抗血管生成因子共同控制。血管生成因子增多和/或抗血管生成因子减少，促进新生血管生长。

7. 获得浸润和转移能力

侵袭和转移是恶性肿瘤最主要的生物学特征，也是导致患者死亡的主要原因。恶性肿瘤细胞从原发灶游出，突破基底膜，穿过间质，再穿过基底膜，进入血管或淋巴管，迁徙至远处器官并重新生长，需要经过一系列步骤，机制复杂。前述肿瘤演进过程中浸润能力强的瘤细胞亚克隆的出现以及肿瘤血管生成，都对肿瘤的局部浸润起着重要的作用。以癌为例，肿瘤浸润和转移可以大致归纳为以下步骤，如图5-21所示。

（1）肿瘤细胞彼此分离（detachment）　正常上皮细胞表面有各种使细胞黏附在一起的细胞黏附分子（cell adhesion molecules，CAMs），如上皮钙黏素（E-cadherin）。癌细胞表面黏附分子减少，使细胞彼此分离。

（2）癌细胞与基底膜的黏着（attachment）增加　正常上皮细胞与基底膜的附着和极向的维持，是通过上皮细胞基底面的一些分子介导的，如层黏连蛋白（laminin，LN）受体。癌细胞表达更多的LN受体，并分布于癌细胞的整个表面，结合层黏连蛋白和Ⅳ型胶原，癌细胞与基底膜的黏着增加，有利于癌细胞与细胞外基质相互作用。

（3）细胞外基质（extracellular matrix，ECM）的降解（degradation）　癌细胞本身分泌或诱导间质细胞产生蛋白酶，如基质金属蛋白酶（matrix metalloproteinases MMP）、Ⅳ型胶原

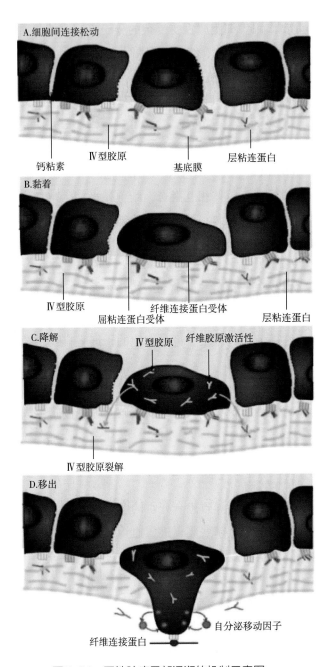

A.细胞间连接松动

钙粘素　　　　Ⅳ型胶原　　　　基底膜　　　　层粘连蛋白

B.黏着

Ⅳ型胶原　　　屈粘连蛋白受体　纤维连接蛋白受体　　层粘连蛋白

C.降解

Ⅳ型胶原　纤维胶原激活性

Ⅳ型胶原裂解

D.移出

纤维连接蛋白　　　自分泌移动因子

图5-21　恶性肿瘤局部浸润的机制示意图

酶等溶解细胞外基质成分，基底膜局部产生缺损，利于癌细胞通过。降解产物还具有化学趋化性、促血管生成和细胞生长等作用。

（4）癌细胞迁移（migration）癌细胞借细胞内的肌动蛋白细胞骨架系统作阿米巴样运动，通过基底膜缺损处移出。癌细胞穿过基底膜后，进一步溶解间质结缔组织，在间质中移动。癌细胞到达血管壁时，又以类似的方式穿过血管的基底膜进入血管。

进入血管内的恶性肿瘤细胞，并非都能够迁徙至其他器官形成转移灶。单个肿瘤细胞大多被自然杀伤细胞消灭。肿瘤细胞与血小板凝集而成的瘤细胞栓不易被消灭，与血管内皮细胞黏附，然后穿过血管内皮和基底膜形成新的转移灶，如图5-22所示。浸润侵袭能力强的瘤细胞亚克隆容易形成广泛的血道播散。

肿瘤血道转移的部位和器官分布受原发肿瘤部位和血液循环途径的影响。另外，某些肿瘤表现出对特定器官的亲和性。如肺癌易转移到肾上腺和脑；乳腺癌常转移到肺、肝、骨、卵巢和肾上腺等。这些现象可能与以下因素有关：①这些器官的血管内皮细胞上的配体，能特异性地识别并结合某些癌细胞表面的黏附分子；②这些器官释放吸引某些癌细胞的趋化物质；③某些组织或器官的环境不适合肿瘤的生长，组织中的酶抑制物不利于转移灶形成，而另一些组织和器官没有这种抑制物，表现为肿瘤对后者的"亲和性"。

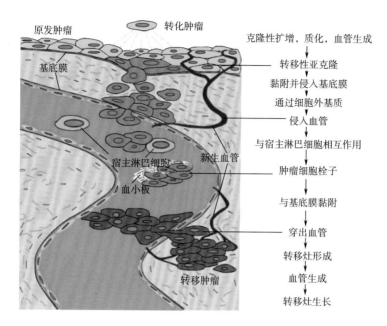

图5-22　恶性肿瘤浸润和血道转移的机制示意图

8. 逃避机体免疫系统的监视

发生了肿瘤性转化的细胞可以引起机体的免疫反应。引起机体免疫反应的肿瘤抗原和机体抗肿瘤免疫的机制是肿瘤免疫学研究的重要内容。肿瘤抗原可分为肿瘤特异性抗原（tumor-specific antigen，TSA）和肿瘤相关抗原（tumor-associated antigen，TAA）。肿瘤特异性抗原不存在于正常细胞中，是肿瘤细胞独有的抗原。肿瘤相关抗原则既存在于肿瘤细胞也存在于某些正常细胞。有些抗原在胎儿组织中表达量大，在分化成熟组织中不表达或表达量很小，但在癌变组织中重新激活表达或表达增加，这种抗原称为肿瘤胎儿抗原（oncofetal antigen）。如，甲胎蛋白（AFP）可见于胎肝细胞和肝细胞癌中。

机体的抗肿瘤免疫反应以细胞免疫为主，其效应细胞有细胞毒性T细胞（cytotoxic T cell，CTL）、自然杀伤细胞（natural killer cell，NK cell）和巨噬细胞等。活化的CTL释放杀伤肿瘤细胞的酶和细胞因子；NK细胞激活后可溶解多种肿瘤细胞；T细胞分泌干扰素激活巨噬细胞，后者产生肿瘤坏死因子（TNF-α）和活性氧代谢产物，参与杀伤肿瘤细胞。

研究证实，免疫功能低下者（先天性免疫缺陷病患者和接受免疫抑制治疗的患者）恶性肿瘤的发病率明显增加，提示正常机体存在免疫监视（immune surveillance）机制，通过清除发生肿瘤性转化的细胞，发挥抗肿瘤作用。恶性肿瘤能逃脱免疫系统监视并破坏机体免疫系统，可能是由于：肿瘤细胞可通过减少肿瘤抗原、组织相容性抗原的表达等方式，逃脱免疫监视；肿瘤产物抑制免疫反应；甚至通过诱导免疫细胞的死亡，破坏机体的免疫系统。

9. 基因组不稳定性

环境中的许多因素（如电离辐射、紫外线、烷化剂、氧化剂等）可以引起DNA损伤。

除了外源性因素，DNA还可因复制过程的错误以及碱基的自发改变出现异常。DNA的轻微损害可通过修复机制予以修复，严重者会以凋亡的形式死亡，这些机制对维持基因稳定性非常重要。然而，肿瘤细胞的DNA修复基因功能发生了严重障碍，导致DNA损伤被保留下来，并可能在肿瘤发生中起作用。

10. 肿瘤微环境：炎症信号对肿瘤的促进作用

许多炎症有发生肿瘤的倾向，肿瘤起源于慢性炎症部位，多种肿瘤组织检测到了不同类型的炎细胞。实验证实，慢性炎症促进小鼠和人类肿瘤发生。肿瘤中的炎细胞和纤维母细胞释放各种细胞因子，可促进肿瘤细胞存活和演进。免疫细胞或纤维母细胞释放的生长因子，如PDGF、TGF-β和bFGF等，以旁分泌的方式刺激肿瘤细胞生长。肿瘤中浸润的巨噬细胞可能在肿瘤细胞的诱导下分泌促进转移的因子。

二、肿瘤发生是一个多步骤的过程

流行病学、分子遗传学以及化学致癌的动物模型等多方面的研究均显示，肿瘤的发生是一个多步骤过程（multi-step process）。细胞完成完整的恶性转化过程，一般需要多个基因的改变，如数个癌基因的激活，或肿瘤抑制基因的失活，以及其他基因变化。结肠直肠癌（colorectal cancer）的研究证实，从肠上皮增生到发展为癌的过程中，发生多个步骤的癌基因突变和肿瘤抑制基因失活，如图5-23所示。细胞一般需要较长时间才能积累大量的基因变化，这是癌症在年龄较大人群中高发的原因之一。

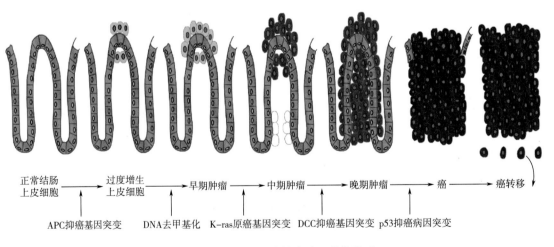

图5-23　结肠直肠癌的多步骤发生模式

肿瘤发生的分子机制可简要归纳如下：环境致瘤因素和遗传易感因素作用引起基因改变（包括原癌基因激活、肿瘤抑制基因灭活、凋亡调节基因和DNA损伤修复基因功能紊乱、端粒酶激活、表观遗传及非编码RNA异常）→细胞出现多克隆性增殖（肿瘤前病变）→在进一步基因损伤基础上，发展为克隆性增殖（肿瘤形成）→通过积累新突变和其他分子改变，形成具有不同生物学特性的亚克隆（演进和异质性），细胞获得浸润和转移的能力。

第十一节　常见致瘤因素

可导致肿瘤形成的各种因素称为致瘤因素或致瘤因子。肿瘤流行病学研究证实，特定的环境因素和/或遗传因素会增加某些肿瘤发生风险。

一、环境致瘤因素

导致肿瘤发生的环境致瘤因素非常复杂。有些致瘤因素比较明确，有些尚难肯定。可以导致恶性肿瘤发生的物质统称为致癌物（carcinogen）。某些本身无致癌性的物质，可以增加致癌物的致癌性，这些物质称为促癌物（promoter）。恶性肿瘤的发生常常要经过启动和促发这两个阶段。下面列举一些常见环境致瘤因素。

1. 化学物质

少数化学致癌物不需在体内进行代谢转化即可致癌，称为直接致癌物。多数化学致癌物需在体内（主要是在肝脏）代谢活化后才能致癌，称为间接致癌物。化学致癌物多数是致突变剂（mutagen），具有亲电子基团，能与大分子（如DNA）的亲核基团共价结合，导致其结构改变（如DNA突变），启动癌症发生。化学致癌大多与环境污染和职业相关，保护环境，治理环境污染，预防职业暴露，能有效减少癌症的发生，提高人民生活质量。

（1）间接化学致癌物　一些重要的间接化学致癌物举例如下。

① 多环芳烃：致癌性特别强的有3,4-苯并芘、1,2,5,6-双苯并蒽等。3,4-苯并芘是煤焦油的主要致癌成分，存在于工厂排出的煤烟和烟草点燃后的烟雾中。近几十年来肺癌的发生率日益增加，与吸烟和大气污染有密切关系。此外，烟熏和烧烤的鱼、肉等食品中也含有多环芳烃，可能如某些地区胃癌高发病有关。

② 致癌的芳香胺类：芳香胺在肝脏通过细胞色素氧化酶P450系统形成羟胺衍生物，然后与葡萄糖醛酸结合成葡萄糖苷酸从泌尿道排出，葡萄糖苷酸水解释放出活化的羟胺易导致致膀胱癌的发生。乙萘胺、联苯胺等与印染厂工人和橡胶工人的膀胱癌发生率较高有关。氨基偶氮染料，如食品工业中曾经使用的奶油黄（二甲基氨基偶氮苯）和猩红，可引起实验性大白鼠肝细胞癌。

③ 亚硝胺类物质：大量实验动物证实，亚硝胺类物质其能诱发多器官肿瘤，引起人

胃及肠道癌变等。肉类食品的保存剂与着色剂含有亚硝酸盐，亚硝酸盐也可由细菌分解硝酸盐产生；亚硝酸盐与来自食物的二级胺在肠道内合成亚硝胺；亚硝胺在体内经过羟化作用，活化形成强反应性的烷化碳离子而致癌。我国河南林县的食道癌发病率很高，与食物中的亚硝胺含量高有关。

④ 真菌毒素：霉变的花生、玉米、谷类及其他霉变食品含有大量黄曲霉菌。黄曲霉毒素B_1是异环芳烃，其代谢产物可使肿瘤抑制基因$p53$发生点突变而失去活性，致癌性最强。我国和南非的肝癌高发地区的调查都显示黄曲霉毒素B_1在食物的污染水平与肝癌的发病率有关。这些地区同时也是乙型肝炎病毒（HBV）感染的高发区。一般认为，乙型肝炎病毒感染引发的肝细胞慢性损伤和再生，促进黄曲霉毒素B_1的致突变作用。

（2）直接化学致癌物　直接化学致癌物较少，主要是烷化剂和酰化剂。一般为弱致癌剂，长期使用引发癌变。有些烷化剂如环磷酰胺既是抗癌药物又是很强的免疫抑制剂，用于抗肿瘤治疗和抗免疫治疗，这类抗癌药物长期应用临床后有诱发第二种恶性肿瘤的可能，应谨慎使用。某些金属元素对人类也有致癌作用，如镍、铬、镉、铍、钴等，可能原因是亲电子的金属二价阳离子，可与细胞大分子尤其是DNA反应，导致肿瘤发生或进展。例如镍的二价离子可以使多聚核苷酸解聚，因而炼镍的工人中鼻咽癌和肺癌明显高发；镉与前列腺癌、肾癌的发生有关；铬可引起肺癌。一些非金属元素和有机化合物也有致癌性，如砷诱发皮肤癌；氯乙烯可致塑料工人的肝血管肉瘤；苯致白血病等。

2. 物理因素

电离辐射和紫外线照射是主要的物理性致癌因素。电离辐射（包括X射线、γ射线以及粒子形式的辐射）能使染色体发生断裂、转位和点突变，导致癌基因激活或者肿瘤抑制基因灭活。长期接触X射线及镭、铀、氡、钴、锶等放射性同位素，可引起各种癌症。长期接触射线而又缺乏有效防护措施的职业人群，皮肤癌和白血病的发生率较高。紫外线（UV）可使DNA中相邻的两个嘧啶形成二聚体，造成DNA分子复制错误，引起皮肤鳞状细胞癌、基底细胞癌和恶性黑色素瘤。

3. 生物因素

病毒是主要的生物致癌因素。导致肿瘤形成的病毒称为肿瘤病毒（tumor virus），分为DNA肿瘤病毒和RNA肿瘤病毒两大类。研究证实，人乳头瘤病毒（HPV）与宫颈癌的发生密切相关；在慢性胃炎和胃溃疡发病中起重要作用的幽门螺杆菌（*Helicobacter pylori*）与胃和其他器官的肿瘤有关。

二、遗传因素与肿瘤

大多数肿瘤发生与环境致癌因素及一些获得性的易感状态有关。在这些病例中，某些遗传因素可能使患者对某些肿瘤具有易感性（susceptibility），如参与环境致癌物代谢的酶类基因的遗传多态性。遗传性或家族性肿瘤综合征（inherited/familial cancer syndromes）患者由于特定的染色体/基因异常，明显增加罹患某些肿瘤的机会。常见的遗传性或家族性肿瘤综合征包括：常染色体显性遗传性肿瘤综合征；常染色体隐性遗传性肿瘤综合征以及有家族聚集倾向的肿瘤。

某些肿瘤或癌前疾病呈现常染色体显性遗传，患者从亲代遗传了一个异常的等位基因，当另一个等位基因发生突变、丢失等异常时，出现细胞转化。这些突变或缺失的基因多为肿瘤抑制基因，如*RB*、*APC*和*NF-1*等。常见的常染色体隐性遗传性肿瘤综合征包括：着色性干皮病患者受紫外线照射后易患皮肤癌；Bloom综合征（先天性毛细血管扩张性红斑及生长发育障碍）患者易发生白血病等恶性肿瘤，这些遗传综合征与DNA修复基因异常有关。有些肿瘤，如乳腺癌、胃肠癌等，可能与多因素遗传有关。表5-10所示为一些遗传性肿瘤综合征及其受累的基因、染色体定位及其相关肿瘤。

表5-10 遗传性肿瘤综合征举例

综合征	受累基因	染色体定位	相关肿瘤
家族性视网膜母细胞瘤	*RB*	13q14.3	视网膜母细胞瘤，骨肉瘤
家族性腺瘤性息肉病	*APC*	5q21	结直肠癌
神经纤维瘤病 I 型	*NF-1*	17q12	神经纤维瘤，恶性神经鞘瘤
着色性干皮病	*XPA，XPB*等	9q34，2q21等	皮肤癌症
Bloom 综合征	*BEM*	15q26.1	白血病，实体肿瘤
遗传性非息肉病性结直肠癌	*MSH2*等	2p16	结直肠癌
家族性乳腺癌	*BRCA1*	17q21	乳腺癌，卵巢癌
	BRCA2	13q12	乳腺癌

三、其他影响因素

1. 种族和地理位置

肿瘤的发病率受地域和种族的影响。在美国，肿瘤死亡人数大约占全年总死亡数的22%。肺癌和前列腺癌是男性肿瘤的主要死因；女性最常见的死因是肺癌、乳腺癌和结肠癌。在发展中国家，消化系统肿瘤是最常见的肿瘤死因。种族间肿瘤发病率差异主要归因于不同肿瘤研究的复杂性，以及不同人群间潜在的遗传和环境差异。

2. 年龄

大多数恶性肿瘤好发于老年人，免疫防御系统功能下降可能是老年人肿瘤发生率增加的原因；另一方面，某些肿瘤在15岁以下儿童中特别常见，如造血系统肿瘤（白血病和淋巴瘤）、神经母细胞瘤、Wilm's肿瘤、网膜母细胞瘤、骨肉瘤和横纹肌肉瘤。

3. 性别

除了生殖器官肿瘤外，有些肿瘤的发生率在男女之间有显著不同。这种性别差异可能与内源性机体因素有关，如两性在免疫应答上的差异和特殊性激素的存在。此外，两性所面对的外源性因素的差异，如吸烟、职业和其他环境因素也有一定的影响。

📚 本章小结

肿瘤是以细胞异常增殖为特点的疾病，常形成局部肿块，种类繁多，生物学行为和临床表现复杂。肿瘤可以是良性（局限性、非侵袭性）或者恶性肿瘤（侵袭性/转移性）。恶性肿瘤转移是患者死亡的主要原因。交界性肿瘤具有介于良恶性之间的特点。

肿瘤的分化程度指肿瘤组织在形态和功能上与某种正常组织的相似程度；肿瘤的结构异型性和细胞异型性是肿瘤与正常组织细胞的差异；它们是肿瘤组织病理诊断和分型的重要依据。恶性肿瘤的分级是描述其恶性程度的指标，而分期是指其生长及播散的范围。肿瘤的组织病理类型、分级和分期是制订治疗方案和评估预后的重要指标。

肿瘤的形成是复杂的多阶段过程，是在环境致瘤因素（化学、物理、生物等因素）和遗传易感因素作用下，机体细胞及其生理调控机制的异常改变。具有发展为恶性肿瘤的潜能的疾病或病变称为癌前疾病或癌前病变（如上皮异型增生）。肿瘤细胞存在生物学特征与相应的基因/分子的诸多改变，这对这些变化的基础和临床研究在肿瘤的诊断和治疗方面值得期待。

🧳 知识拓展

积极参加运动，科学饮食、保持健康体重
——全方位的健康生活方式是预防癌症最可靠的方案

世界癌症研究基金会和美国癌症研究所建议：

1. 保持健康体重。降低患癌症的风险，第一重要的事情是不吸烟，第二就是保持健康的体重，目标是体重指数（BMI）范围的下限，避免成年期体重增加。

2. 积极参加体力活动。任何形式的体力活动都有助于降低癌症风险。日常生活中融入更多的体力活动，目标是每周150min中等强度体力活动，或75min高强度体力活动。

3. 全谷类、蔬菜、水果和豆类（如黄豆、扁豆）作为日常饮食的主要部分。

4. 限制摄入"快餐"和其他高脂、高淀粉或高糖的加工食品。限制这些食物有助于控制热量摄入，保持健康体重。大量证据表明，摄入"快餐"和"西方化"饮食是体重增加、超重和肥胖的原因，后者与多种癌症有关。

5. 少吃红肉和加工肉类。不过量食用如牛肉、猪肉、羊肉等红肉，加工肉类尽量少吃。

6. 限制摄入含糖饮料，建议多喝水和不加糖的饮料。摄入含糖饮料会引起体重增加、超重和肥胖，后者与多种癌症有关。

7. 限制饮酒，任何形式的酒精都是强致癌物。

8. 不要使用补充剂来预防癌症，营养需求只需要饮食来满足。不要期望任何膳食补充剂能够像健康的饮食习惯那样降低癌症风险。

9. 母乳喂养对母亲和孩子都有好处，母乳喂养有助母亲预防乳腺癌；母乳喂养的婴儿超重和肥胖的可能性较低。

10. 即便是癌症确诊后也要坚持健康的生活方式。

📖 课程思政

所有的物质都是有毒的，没有毫无毒性的物质。正确的使用剂量决定了它是毒物还是药物。

——Paracelsus（欧洲内科医生），1538年

1895年伦琴发现X射线后不久，放射肿瘤学便出现了。起初人们经常看到暴露于电磁辐射的正常组织会发生明显的灼伤、组织坏死甚至肿瘤的发生。然而第二次世界大战以后，人们研发出将射线集中照射到狭小区域内的方法，这种方法很快应用于肿瘤的非侵入性诊断中。1898年居里夫妇在法国发现了放射性元素钋和镭，随后肿瘤放疗技术得到系统的完善和改进。如今，将放射性核素–放射性同位素作为药物制剂组分静脉注射进行全身治疗，已成为重要的肿瘤治疗策略。

早在1919年，人们就发现芥子气（根据其特征性气味命名，暴露会导致骨髓细胞缺失，引发贫血）。1943年美国军舰遭德国轰炸，在意大利巴里港口释放出大量芥子气类的云雾，近1000人因爆炸及其释放的毒气死亡。事实上，在爆炸发生前一年，即1942年，康涅狄格州的耶鲁大学开展的一项独立研究表明，静脉注射一定量的芥子气可以导致淋巴瘤的短暂缓解。随后的研究证实用于治疗恶性胶质瘤的烷化剂也属于这一类化学物质。半个世纪以来，由制药企业和生物技术公司组成的庞大产业掀起了席卷全球的"抗癌战争"。

每一种治疗方法开发成熟过程中产生的奇闻轶事都是十分有趣和令人兴奋的，其中的成功和失败使我们收获很多感悟。不仅仅是显著的治疗效果，最重要的是我们永不言弃——"如果我们的祖先放弃了，我们依旧生活在石器时代"！

📝 思考题

1. 何谓肿瘤？试述肿瘤性增生和非肿瘤性增生的区别。

2. 肿瘤如何命名、分类？

3. 恶性肿瘤细胞的异型性表现在哪些方面？

4. 简述肿瘤的生长方式。

5. 简述肿瘤的扩散途径。

6. 为什么血道转移是肉瘤最常见的转移途径？血道转移瘤有何特点？

7. 试述良性肿瘤与恶性肿瘤之间的区别。

8. 试述癌与肉瘤的区别。

9. 试述肿瘤发生的环境致癌因素。

第六章
心血管系统疾病

学习目标

1. 了解动脉粥样硬化发生的主要病因及其发病机制。
2. 掌握动脉粥样硬化病变的形成过程，不同阶段病变肉眼和显微镜下的变化。
3. 熟悉重要器官动脉粥样硬化发生的病变特点和临床病理联系。
4. 掌握冠状动脉粥样硬化的病变特点及其对心脏供血的影响。
5. 掌握心绞痛发生的病理机制，心绞痛疼痛的特点；心肌梗死的病变特点，主要合并症以及急性冠脉综合征。
6. 了解高血压病发生的常见病因及其发病机制。
7. 掌握缓进性高血压病的病变发展过程以及各阶段主要的病理变化，高血压对心脏、脑组织、肾脏、视网膜等的影响。

心血管系统疾病包括心脏和血管疾病，是目前发病率和病死率较高的一组疾病。大多数心血管疾病的发生，后天因素是主要的，如动脉粥样硬化症、高血压病、感染性心内膜炎、风湿性心脏病、心肌炎、心肌病等。少数心血管疾病是由于胚胎发育异常而引起的。但不管是哪一种心血管疾病，最终都可能发展为心力衰竭，并因心输出量减少不能满足机体组织代谢的需要，导致机体出现一系列功能和代谢的变化。

第一节　动脉粥样硬化

动脉粥样硬化（atherosclerosis，AS）是一种与血脂异常及血管壁成分改变有关的动脉疾病。主要累及弹力型动脉（如主动脉及其一级分支）和弹力肌型动脉（如冠状动脉、脑动脉、下肢动脉等）。其病变特征是病变的动脉内膜处脂质沉积、内膜坏死形成粥样改变，伴有非特异性炎症反应，内膜灶性纤维性增厚，形成粥样斑块，使病变的动脉壁增厚、变硬、管腔狭窄，临床上常有心、脑、下肢等缺血引起的症状。

一、病因和发病机制

（一）致病因素

动脉粥样硬化的病因至今仍不十分清楚，但一些危险因素被认为与动脉粥样硬化发病有密切关系。动脉粥样硬化发生的不可控因素，如年龄因素、性别因素、遗传因素等，可控性因素有高脂血症、高血压、吸烟、糖尿病、肥胖等。此外，久坐、熬夜、感染、过量摄入碳水化合物和不饱和脂肪酸等均与此有关。

1. 血脂异常

动脉粥样硬化病变中，内膜沉积的脂质源于血浆脂蛋白，主要是游离胆固醇和胆固醇酯（cholesteryl ester，CE），其次为甘油三酯（triglyceride，TG）和载脂蛋白B（apolipoprotein B，apoB）。通常所说的高脂血症（hyperlipidemia）是指血浆总胆固醇（total cholesterol，TC）和/或甘油三酯（TG）的异常增高。实验和流行病学资料表明，高胆固醇血症或高甘油三酯血症均可导致动脉粥样硬化病变的发生和发展。

血脂蛋白中，低密度脂蛋白（low density lipoprotein，LDL）和低密度脂蛋白胆固醇（low density lipoprotein cholesterol，LDL-C）与动脉粥样硬化发病关系密切，LDL亚型中的小颗粒致密低密度脂蛋白（sLDL）被认为是判断冠心病的最佳指标。此外，极低密度脂蛋白胆固醇（very low density lipoprotein cholesterol，VLDL-C）和乳糜微粒（chylomicrons，CM）也与动脉粥样硬化的发生密切相关，因为它们的残体不仅可以转化为LDL，而且能被巨噬细胞摄取，沉积于粥样斑块内。与上述脂蛋白相反，高密度脂蛋白（high density lipoprotein，HDL）或高密度脂蛋白胆固醇（high density lipoprotein cholesterol，HDL-C）具有抗动脉粥样硬化和冠心病发病的作用。其机制可能为：①HDL是胆固醇逆向转运的载体，促使胆固醇从肝外组织（包括血管壁）转运入肝内，并被降解和排泄；②HDL或HDL-C有抗氧化作用，防止LDL氧化，并可通过竞争机制抑制LDL与血管内皮细胞受体结合而减少其摄取。

此外，不同脂蛋白在动脉粥样硬化发病中的不同作用，还与其载脂蛋白（apolipoprotein，apo）有关。CM、VLDL、LDL、IDL的主要载脂蛋白分别为apoB-48或apoB-100，它们促使LDL在血管壁滞留，促进AS的发生。HDL的主要载脂蛋白为apoA-Ⅰ，它是胆固醇卵磷脂酰基转移酶（cholesterol lecithin acyltransferase，CLAT）的辅助因子，HDL的胆固醇逆向转运作用就是通过apoA-Ⅰ激活CLAT而实现的。目前认为，LDL、IDL、VLDL、甘油三酯（TG）和apoB的异常升高，与HDL、HDL-C及apoA-I的降低同时存在，是高危险性的血脂蛋白综合征，可称为致动脉粥样硬化性脂蛋白表型，对动脉粥样硬化的发生、发展具有极为重要的意义。

脂蛋白（a）[lipoprotein（a），Lp（a）]是一种类LDL的血脂颗粒，由富含胆固醇酯的内核和载脂蛋白（a）两部分组成。Lp（a）在血浆中的浓度与AS的发病率呈正相关。被认为是AS病因学中一个独立的遗传性危险因素。具有基因多态性和血液浓度长期稳定的特点。高LP（a）血症引起AS的机制有：①经非受体调节途径浸入血管内膜基质后，被氧化修饰，并为巨噬细胞膜表面的清道夫受体（scavenger receptor，SR）摄取，促使巨噬细胞形成泡沫细胞；②可促进炎症和血栓形成；③干扰纤维蛋白溶酶的生成及发挥其作用，延缓血栓溶解。

2. 高血压

高血压患者与同年龄、同性别的无高血压者相比，动脉粥样硬化发病较早，病变较重。肉眼观察AS粥样斑块的分布与血压以及血流动力学的变化有关。目前认为与下列因素有关：①血压升高直接作用血管壁，易导致血管内皮细胞损伤，促进脂质（LDL-C）和血液中的单核细胞进入血管内膜，促进AS形成；②血压升高刺激SMC的转型和增生，使动脉壁内弹力蛋白、蛋白聚糖、胶原蛋白的成分增多，加速AS的发生；③与高血压发病有关的肾素、儿茶酚胺和血管紧张素等也可改变动脉壁代谢，加重动脉粥样硬化的病变。

3. 吸烟

吸烟是动脉粥样硬化的危险因素之一，也是冠心病主要的独立危险因子。无论是主动吸烟还是被动吸烟都会损伤血管的内皮细胞。研究结果显示：①大量吸烟可导致血管内皮细胞损伤和血中一氧化碳浓度升高，碳氧血红蛋白增多。血中一氧化碳浓度升高可刺激内皮细胞释放生长因子（如血小板源性生长因子PDGF），促使中膜平滑肌细胞向内膜迁入并增生，参与动脉粥样硬化的发生。②大量吸烟可使血中LDL易于氧化（oxidization），氧化LDL（oxidized LDL，ox-LDL）有更强的致动脉粥样硬化的作用。③烟内含有一种糖蛋白，可激活凝血因子Ⅻ及某些致突变物质，后者可引起血管壁平滑肌细胞增生。④吸烟还可以促使血小板聚集、血中儿茶酚胺浓度升高及HDL水平降低，这些都有助于动脉粥样硬化的发生。

4. 能引起继发性高脂血症的疾病

糖尿病和高胰岛素血症冠心病是糖尿病的重要并发症，糖尿病和高胰岛素血症是与继发性高脂血症有关的疾病。糖尿病患者血中TG、VLDL水平明显升高，而HDL水平降低，与动脉粥样硬化和冠状动脉性心脏病关系极为密切。高血糖可致LDL糖基化和高甘油三酯血症，后者易于产生sLDL并被氧化，有利于LDL促进血单核细胞迁入内膜而转化为泡沫细胞。血中胰岛素水平越高，HDL含量越低，冠状动脉性心脏病发病率和死亡率越高。另外，甲状腺功能减退和肾病综合征均可引起高胆固醇血症，使血浆中LDL明显升高。

5. 遗传因素

动脉粥样硬化有家族聚集性的倾向，家族史是较强的独立危险因素。家族性高固醇血症和家族性脂蛋白缺乏症等疾病，患者动脉粥样硬化的发病率显著高于对照组。大量研究表明，约有200多种基因可能对脂质的摄取、代谢和排泄产生影响。直接参与脂质代谢的apo、酶和受体的基因多数已被证实和定位。这些基因及其产物的变化与饮食因素的相互作用可能是高脂血症的最常见原因。LDL受体的基因突变可引起家族性高胆固醇血症；家族性高甘油三酯血症的不同亚型，则分别与脂蛋白*LPL*基因缺陷或*apoC-*Ⅱ基因缺陷有因果关系。

6. 其他因素

①年龄：研究资料显示，动脉粥样硬化是从儿童期就开始的缓慢发展过程，其检出率和病变程度的严重性随年龄增加而增高。②性别：女性在绝经期前冠状动脉粥样硬化的发病率低于同龄组男性，其HDL水平高于男性LDL水平低于男性。女性绝经期后，两性间的这种差异消失，可能与雌激素的影响有关。③肥胖：以腹部脂肪过多为特征的肥胖，产生冠心病的危险较大。④代谢综合征：是一种合并有高血压、血糖异常、血脂紊乱和肥胖等多种代谢异常的病理状态。⑤缺氧、抗原-抗体复合物、维生素C缺乏、动脉壁内酶的活性降低等因素。⑥同型半胱氨酸增高等：临床和流行病学研究表明，血清同型半胱氨酸水平与冠状动脉疾病、外周血管疾病、中风和静脉血栓形成密切相关。⑦某些细菌、病毒、支原体、甚至衣原体等感染与动脉粥样硬化发生有关。

（二）发病机制

动脉粥样硬化是动脉壁对内皮损伤的慢性炎症反应。病变进展通过修饰脂蛋白、单核细胞源性巨噬细胞、T淋巴细胞和动脉壁内正常细胞成分的相互作用而发生。较为普遍接受的损伤应答学说核心环节包括：①慢性内皮损伤，导致内皮功能障碍，血管壁脂蛋白（主要是LDL和ox-LDL）的通透性增加、白细胞黏附增加和血栓形成；②单核细胞黏附于内皮细胞，然后迁移到内膜并转化为巨噬细胞源性泡沫细胞；③血小板黏附因子从活化的血小板、巨噬细胞和血管内皮细胞释放，诱导平滑肌细胞从中膜层或循环血液中招募至血管内膜。在血管内膜中，前体平滑肌细胞增殖、合成细胞外基质；④进入内膜的脂质，在细胞外和巨噬细胞和平滑肌细胞内积聚，与部分坏死的内膜成分形成粥样病变；⑤含有脂质的巨噬细胞在动脉内膜中的积聚导致"脂纹"的形成。随着病变的进一步发展，由增殖的平滑肌细胞、泡沫细胞、细胞外脂质和细胞外基质组成"纤维脂质性斑块"。

目前，对动脉粥样硬化发病机制中的某些方面有了较为详细的阐述，具体如下。

1. 血管内皮细胞损伤的作用

慢性、反复的血管内皮损伤是动脉粥样硬化损伤反应假说的基础。任何类型的损伤，包括机械损伤、血流动力学改变、免疫复合物沉积、辐射或化学毒性物质等，都会导致血管内皮细胞损伤。在长期高脂饮食的情况下，典型的动脉粥样硬化病变随之发生。早期动脉粥样硬化病变，开始于形态完整的内皮细胞部位。在结构完整但功能失调的内皮细胞中，血管内皮的通透性增加，白细胞黏附增强，一些基因表达发生改变。

早期动脉粥样硬化病变中，血管内皮功能异常的具体原因，目前还不完全清楚。致病因素可能包括香烟烟雾中的毒素、同型半胱氨酸、病原微生物、炎性细胞因子（如肿瘤坏死因子，TNF）等。然而，研究认为，血管内皮细胞功能障碍最重要的两个原因是血流动力学紊乱和高胆固醇血症，炎症也是一个重要因素。

2. 异常脂质的作用

某些遗传性或后天性疾病，如肾病综合征、酒精中毒、甲状腺功能减退或糖尿病等可导致血脂异常，表现为低密度脂蛋白胆固醇（LDL-C）水平升高，或高密度脂蛋白胆固醇（HDL-C）水平降低，或脂蛋白（a）水平升高等。

慢性高脂血症，尤其是高胆固醇血症，可通过增加局部活性氧的产生而直接损害内皮细胞功能。脂蛋白在内膜内积聚，这些脂质通过巨噬细胞或内皮细胞局部产生的氧自由基的作用被氧化。巨噬细胞通过清道夫受体摄取氧化的低密度脂蛋白（ox-LDL），形成泡沫细胞。ox-LDL刺激血管内皮细胞和巨噬细胞释放生长因子、细胞因子和趋化因子，从而增加单核细胞在病灶中的聚集。同时，ox-LDL对血管内皮细胞和平滑肌细胞具有细胞毒性作用，可诱导血管内皮细胞的功能异常。

3. 炎症因素的影响

动脉粥样硬化的发生和发展与炎症介质有关。在动脉粥样硬化形成早期，功能失调的动脉内皮细胞表达促进白细胞黏附的黏附分子；如血管细胞黏附分子1（vascular cell adhesion molecule，VCAM-1）尤其与单核细胞和T淋巴细胞结合。这些细胞黏附到内皮细胞后，在局部产生的趋化因子的影响下，迁移到血管内膜。

在动脉内膜内，单核细胞转化为巨噬细胞并主动吞噬脂蛋白，包括氧化的低密度脂蛋白（ox-LDL）。单核细胞的聚集并活化为巨噬细胞，最终形成巨噬细胞源性泡沫细胞。这一过程在理论上是有保护作用的，因为这些巨噬细胞会清除这些有害脂质颗粒。然而，随着时间的推移，ox-LDL在动脉内膜的逐渐累积增多，会导致动脉内膜病变的发生和发展。

巨噬细胞活化可导致细胞因子的产生（如TNF），进一步增加白细胞黏附和趋化因子的产生，进而推动单核细胞的更多地聚集。活化的巨噬细胞也会产生活性氧，加剧低密度脂蛋白的氧化，进入到内膜的T淋巴细胞与巨噬细胞相互作用，产生局部慢性炎症反应。

目前尚不清楚局部的慢性炎症反应是否是T淋巴细胞对特定抗原（如细菌或病毒抗原、热休克蛋白或ox-LDL）有反应，还是局部非特异性炎症反应。然而，在不断发展的内膜病变中，活化的T淋巴细胞产生炎性细胞因子（如干扰素-γ），进而刺激巨噬细胞、血管内皮细胞和平滑肌细胞，作为慢性炎症反应的结果，活化的白细胞和血管内皮细胞释放促进平滑肌细胞增殖和细胞外基质合成的生长因子，促进了局部粥样斑块的形成。

4. 平滑肌细胞的转型和增生的病理意义

内膜SMC增殖和ECM沉积，将动脉内膜上的脂质条纹转化为成熟的动脉粥样硬化斑块，并促进动脉粥样硬化病变的进行性发展，是动脉粥样硬化进展期病变形成的主要环节。内膜平滑肌细胞具有增殖和合成表型，不同于中膜收缩型平滑肌细胞。内膜中的平滑肌细胞被认为可能来源于中膜未成熟平滑肌细胞的迁移和血液中循环的平滑肌前体细胞。

迁移或增生的平滑肌细胞发生表型转变，即由收缩型（细胞长梭形，胞质内含大量肌丝和致密体）转变为合成型（细胞类圆形，胞质内含大量粗面内质网、核蛋白体及线粒体）。此种平滑肌细胞表面也有LDL受体，可以结合、摄取LDL及VLDL而成为平滑肌源性泡沫细胞，是此阶段泡沫细胞的主要来源。

多种生长因子参与SMC增殖和ECM合成，包括血小板衍生生长因子（PDGF，由局部黏附血小板以及巨噬细胞、血管内皮细胞和平滑肌细胞释放）、成纤维细胞生长因子（FGF）和转化生长因子α（TGF-α）。血液中招募的平滑肌前体细胞合成ECM（特别是胶原蛋白），具有稳定动脉粥样硬化斑块的作用。研究表明，动脉粥样硬化病灶中活化的炎性细胞可引起内膜平滑肌细胞凋亡，并增加ECM的分解代谢，导致斑块的不稳定。

总之，动脉粥样硬化是血管壁对多种损伤的慢性炎症反应，包括内皮损伤、脂质积聚和氧化以及血栓形成。动脉粥样斑块的病灶是一个动态变化的病灶。在早期，内膜斑块由泡沫细胞、单核-巨噬细胞构成，其中一些细胞死亡，释放脂质和坏死碎片。随着病变的发展，斑块内增生的平滑肌细胞增多，由平滑肌细胞合成的胶原和蛋白多糖增多，斑块的表层形成由增生的结缔组织构成的纤维帽，深层形成粥样病灶，随着时间的推移，斑块的结缔组织发生玻璃样变，粥样病灶出现不同程度的钙化，进而形成一些继发性改变，如血栓形成、斑块内出血、动脉瘤形成等。

二、病理变化

动脉粥样硬化主要发生于大、中动脉，最好发于腹主动脉，其他依次为冠状动脉、降主动脉、颈动脉和脑底动脉Willis环。这些动脉分叉或分支开口和血管弯曲凸面为好发部位。动脉粥样硬化的基本病变是在动脉内膜形成粥样斑块，主要有三种成分：①细胞，包括SMC、巨噬细胞和T淋巴细胞；②细胞外基质，包括胶原、弹性纤维和蛋白多糖；③细胞内和细胞外脂质。这三种成分的含量和分布随斑块的变化有所不同。典型病变的发生、发展经过四个阶段。

1. 脂纹（fatty streak）

脂纹是动脉粥样硬化的早期病变。脂纹最早可出现于儿童期，但并非都发展为纤维斑块，是一种可逆性病变。肉眼观察：在动脉内膜面，见大头针帽大小的黄色斑点或长短不一的条纹，条纹宽约1~2mm，平坦或微隆起。光镜下：病灶处血管内皮细胞下有大量泡沫细胞聚集。泡沫细胞圆形，体积较大，石蜡切片HE染色见胞质内大量小空泡，此时大多数泡沫细胞为巨噬细胞源性泡沫细胞。此外，可见较多的细胞外基质（蛋白聚糖），数量不等的合成型平滑肌细胞，少量T淋巴细胞和中性粒细胞等。

2. 纤维斑块（fibrous plaque）

脂纹进一步发展，则演变为纤维斑块。肉眼观察：内膜表面散在不规则隆起的斑块，初为淡黄或灰黄色，后因斑块表层胶原纤维的增多及玻璃样变而呈瓷白色，如蜡滴状。斑块大小不等并可相互融合。光镜下：病灶表层为大量胶原纤维、散在的平滑肌细胞、少数弹性纤维及蛋白聚糖形成的纤维帽，胶原纤维可发生玻璃样变。纤维帽下方可见数量不等的泡沫细胞、平滑肌细胞、细胞外脂质及炎细胞。病变进一步发展，可见脂质蓄积及肉芽组织增生。

3. 粥样斑块（atheromatous plaque）

粥样斑块又称粥瘤（atheroma）为动脉粥样硬化的典型病变。肉眼观察：动脉内膜面见灰黄色斑块，既向内膜表面隆起，又向深部压迫中膜。切面见纤维帽的下方，有多量黄色粥样物质。光镜下：在玻璃样变的纤维帽的深部，有大量无定形物质，为细胞外脂质及坏死物，其中可见胆固醇结晶，有时可见钙化（图6-1）。底部及周边部可见肉芽组织增生，有少量泡沫细胞和淋巴细胞浸润。粥样斑块处中膜平滑肌细胞因受压而萎缩，弹性纤维破坏，该处中膜变薄。外膜可见毛细血管新生、结缔组织增生及淋巴细胞、浆细胞浸润。

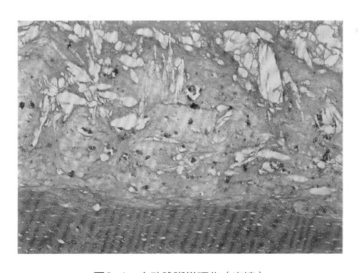

图6-1 主动脉粥样硬化（光镜）

光镜下可见HE染色下大量的脂质及坏死物，以及胆固醇结晶，蓝染不规则颗粒为钙化灶

动脉粥样硬化的粥样斑块可分为稳定型和不稳定型。稳定型粥样斑块，为纤维帽厚而

脂质池较小的斑块；不稳定型（又称易损型）粥样斑块，为纤维帽较薄，脂质池较大的斑块。不稳定斑块容易发生破裂，继发血栓形成或斑块内出血等，使血管发生急性闭塞而导致组织缺血坏死。导致斑块不稳定的因素包括血流动力学变化、应激、炎症反应等，其中炎症反应在斑块不稳定和斑块破裂中起重要作用。

4. 继发性病变

继发性病变是指在纤维斑块和粥样斑块的基础上的继发改变，常见有①斑块内出血：斑块内新生的毛细血管破裂出血，或因斑块纤维帽破裂使血液流入斑块内，形成斑块内血肿，可致斑块突然增大，使较小的动脉管腔完全闭塞，导致急性供血中断，致使该动脉供血器官发生梗死，如冠状动脉粥样硬化斑块内出血可致心肌梗死。②斑块破裂：粥样斑块表面纤维帽破裂，粥样物质自破裂口进入血流，形成胆固醇性栓塞；破裂处遗留粥瘤性溃疡易导致血栓形成。③血栓形成：病灶处的内皮损伤和粥瘤性溃疡，使动脉壁内的胶原纤维暴露，血小板在局部聚集形成血栓，加重血管腔阻塞，导致缺血及梗死；若脱落，可致动脉性血栓栓塞发生。④钙化：钙盐沉着于纤维帽及粥样病灶内，可导致动脉壁变硬变脆，易于破裂。⑤动脉瘤形成：严重的粥样斑块可引起相应局部中膜的萎缩和弹性下降，在血管内压力作用下，动脉管壁局限性扩张，形成动脉瘤，动脉瘤破裂可致大出血。此外，血流可从粥瘤性溃疡处注入主动脉中膜，或中膜内血管破裂出血，均可造成中膜撕裂，形成夹层动脉瘤。

三、重要器官的动脉粥样硬化

1. 主动脉粥样硬化

主动脉粥样硬化的病变多见于主动脉后壁和其分支开口处，以腹主动脉最重，胸主动脉次之，升主动脉最轻。前述的各种动脉粥样硬化的基本病变均可见到。动脉瘤多见于腹主动脉，可在腹部触及搏动性的肿块，听到血流杂音，并可因其破裂，发生致命性大出血。

2. 冠状动脉样硬化

详见本章第二节。

3. 颈动脉及脑动脉粥样硬化

颈动脉及脑动脉粥样硬化的病变最常见于颈内动脉起始部、基底动脉、大脑中动脉和Willis环。纤维斑块和粥样斑块常导致管腔狭窄，并可因血栓形成等继发病变加重狭窄甚至闭塞。长期供血不足可导致脑实质萎缩，表现为脑回变窄，皮质变薄，脑沟变宽变深，脑重量减轻。患者可有智力及记忆力减退，精神变态，甚至痴呆。急速的供血中断可导致脑梗死（脑软化）。因脑小动脉管壁较薄，脑动脉粥样硬化病变可导致小动脉破裂，引起致命性脑出血。动脉瘤常见于Willis环。

4. 肾动脉粥样硬化

肾动脉粥样硬化的病变，最常累及肾动脉开口处及主干近侧端，也可累及弓形动脉和叶间动脉，常引起顽固性肾血管性高血压；也可因斑块合并血栓形成导致肾组织梗死，引起肾区疼痛、尿闭及发热。梗死机化后遗留较大瘢痕，多个瘢痕可使肾脏缩小、变硬，表面凸凹不平，形成动脉粥样硬化性固缩肾。

5. 四肢动脉粥样硬化

四肢动脉粥样硬化的病变以下肢动脉为重。当较大动脉管腔狭窄较明显时，可因供血不足而耗氧量增加时（如行走时）出现疼痛，休息后好转，即所谓间歇性跛行。当动脉管腔完全阻塞而侧支循环又不能建立时，可引起足趾部干性坏疽。

6. 肠系膜动脉粥样硬化

肠系膜动脉因粥样斑块而狭窄甚至闭塞时，可引起肠梗死，患者有剧烈腹痛、腹胀和发热，还可有便血、麻痹性肠梗阻及休克等症状。

第二节 冠状动脉粥样硬化及冠状动脉性心脏病

一、冠状动脉粥样硬化

冠状动脉粥样硬化（coronary atherosclerosis）是冠状动脉最常见的疾病，占95%～99%，其余可为冠状动脉的炎性疾病，如风湿性动脉炎、梅毒性动脉炎等以及冠状动脉畸形。冠状动脉粥样硬化是动脉粥样硬化中对人体构成威胁最大的疾病，也是最常见的狭窄性冠状动脉疾病。一般较主动脉粥样硬化症晚发10年。在20～50岁人群中，男性多于女性，北方多于南方。

冠状动脉粥样硬化病变分布的特点，一般是左侧冠状动脉多于右侧；大分支多于小分支。同一支的近端多于远端，即主要累及在心肌表面走行的一段冠状动脉，而进入心肌的部分很少受累。按病变检出率及严重程度的大样本统计结果，冠状动脉样硬化的好发部位以左冠状动脉前降支为最高（约占50%），其余依次为右主干、左主干或左旋支、后降支。病变严重者可有一支以上的冠状动脉受累，但各支的病变程度可以不同，且常为节段性受累。

动脉粥样硬化的基本病变均可在冠状动脉中发生。由于其解剖学和相应的力学特点，使走行于心肌表面的动脉靠近心肌侧缓冲余地小，内皮细胞受血流冲击导致损伤的概率大，因而病变多发生于血管的心肌侧，斑块呈新月形，使管腔呈偏心性狭窄（图6-2和图6-3）。按管腔狭窄的程度可分为4级：Ⅰ级，≤25%；Ⅱ级，26%～50%；Ⅲ级，

51%~75%；Ⅳ级，>75%。冠状动脉粥样硬化常伴发冠状动脉痉挛，后者可使原有的管腔狭窄程度加剧，甚至导致供血的中断，引起心肌缺血及相应的心脏病变（如心绞痛、心肌梗死等），并可成为心源性猝死的原因。

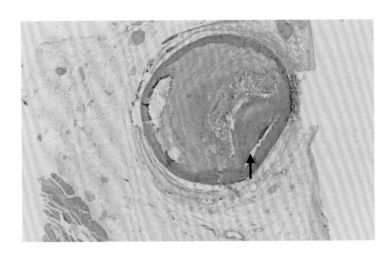

图6-2　冠状动脉粥样硬化（低倍）

低倍镜下，冠状动脉腔内形成一个较大的粥样斑块，管腔狭窄呈裂隙状（如箭头所示）

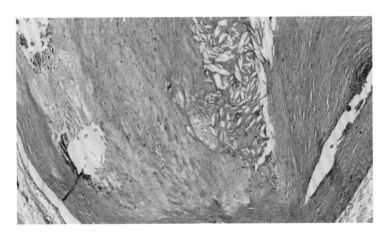

图6-3　冠状动脉粥样硬化（高倍）

高倍镜下可见粥样病变、胆固醇结晶和钙化灶

二、冠状动脉性心脏病

冠状动脉性心脏病（coronary artery heart disease，CHD）简称冠心病，是指因冠状动脉供血不足而引起的心脏功能障碍和（或）器质性病变，故又称缺血性心脏病（ischemic heart disease，IHD）。CHD是多种冠状动脉疾病的结果，但冠状动脉粥样硬化占CHD的绝

大多数（95%～99%）。因此，习惯上把CHD视为冠状动脉粥样硬化性心脏病（coronary atherosclerotic heart disease）的同义词。冠心病临床可表现为心绞痛、急性心肌梗死或心源性猝死，称为"急性冠状动脉综合征"（acute coronary syndrome，ACS）。男性多在40～60岁时出现临床症状，女性在绝经期前后出现临床症状，男性多于女性。

冠心病虽然基本上是由冠状动脉粥样硬化引起，但只有在后者已引起心肌缺血、缺氧的功能性和（或）器质性病变时，才可称为冠心病。目前倾向于只有当冠状动脉狭窄程度>50%，有临床症状，或有下列证据，如心电图、放射性核素心肌显影或病理检查显示有心肌缺血表现者，才称之为冠心病。

冠心病时，心肌缺血、缺氧的原因及机制：①冠状动脉供血不足，主要为冠状动脉粥样硬化斑块引起的管腔狭窄（>50%），也包括继发性病变及冠状动脉痉挛等。其他如低血压、冠状动脉灌注期缩短（如心动过速）、体内血液重新分配（如饱餐后）等也可使原已处于危险临界状态的冠状动脉供血下降。②心肌耗氧量剧增，主要有各种原因导致的心肌负荷增加，如血压骤升、过度劳累、情绪激动，心动过速及心肌肥大等使冠状动脉出现供血相对不足。冠心病临床可表现为心绞痛、心肌梗死、心肌纤维化和冠状动脉性猝死等。

（一）心绞痛

心绞痛（angina pectoris）是冠状动脉供血不足和（或）心肌耗氧量骤增，致使心肌急性的、暂时性缺血缺氧所引起的临床综合征。典型的临床表现为阵发性胸骨后部位的压榨性或紧缩性痛感，可放射至心前区或左上肢，持续数分钟，可因休息或服用硝酸制剂而缓解消失。

心绞痛的发生可能是由于在缺血缺氧的情况下，心肌内无氧酵解的酸性产物或类似激肽的多肽类物质堆积，刺激心脏内自主神经的传入神经末梢，信号经1～5胸交感神经节和相应脊髓段传至大脑，产生痛觉，这种痛觉反映在与自主神经进入水平相同脊髓段的脊神经所分布的区域，即胸骨后及两臂的前内侧，尤其是在左侧。心绞痛可表现为以下几种类型：

1. 稳定型心绞痛

稳定型心绞痛是因劳累引起心肌缺血，造成胸部及附近部位的不适症状，伴心肌功能障碍，但没有心肌坏死。症状持续几分钟，经休息或舌下含服硝酸甘油后，常迅速消失。主要原因是冠状动脉粥样硬化引起动脉狭窄（>75%），同时心肌耗氧量增加，冠状动脉血流量不能满足心肌代谢所需。

2. 不稳定型心绞痛

不稳定型心绞痛是由于动脉粥样硬化块破裂或糜烂并发血栓形成、血管收缩、微血管栓塞所导致的急性或亚急性心肌供氧减少所致的心绞痛。光镜下常见到因弥漫性心肌细胞坏死，引起的弥漫性间质性心肌纤维化。主要表现为，在稳定型心绞痛基础上，疼痛加重、持续时间更长或更频繁；初发的、在静息或轻微劳作时出现的心绞痛；由贫血、感染、甲状腺功能亢进或心律失常等引起的继发性不稳定型心痛。休息或舌下含服硝酸甘油只能暂时或不完全性地缓解症状。

3. 变异型心绞痛

变异型心绞痛是由于冠状动脉痉挛并导致血液淤滞所致的心绞痛，在静息时发生，无体力劳动或情绪激动等诱因，心电图与其他类型心绞痛相反，显示ST段抬高，又称Prinzmetal心绞痛。变异型心绞痛常并发急性心肌梗死和严重的心律失常，包括室性心动过速，心室颤动及猝死。吸烟是变异型心绞痛的重要危险因素。

（二）心肌梗死

心肌梗死（myocardial infarction，MI）是指冠状动脉供血急剧减少或中断，使相应的心肌严重而持续性缺血所致的心肌缺血性坏死。原因通常是在冠状动脉粥样硬化病变基础上，继发血栓形成或持续性痉挛所致。临床上有剧烈而较持久的胸骨后疼痛，休息及硝酸酯类扩血管药不能完全缓解，伴发热、白细胞增多、红细胞沉降率加快、血清心肌酶活性增高及进行性心电图变化，可并发心律失常、休克或心力衰竭。多发生于中老年人，40岁以上患者占87%～96%，男性略多于女性，冬春季发病较多，部分患者发病前有某些诱因，如劳累、激动、焦虑等。

心肌梗死的部位与冠状动脉供血区域一致。心肌梗死多发生在左心室，其中约40%～50%的心肌梗死发生于左心室前壁、心尖部及室间隔前2/3，这些部位是左冠状动脉前降支供血区；约30%～40%心肌梗死发生于左心室后壁、室间隔后1/3及右心室大部分，相当于右冠状动脉供血区；15%～20%见于左冠状动脉旋支供血的左室侧壁。心肌梗死极少累及心房。根据梗死的深度可将其分为心内膜下心肌梗死和透壁性心肌梗死。绝大多数病例的病变局限于左心室的一定范围，少数病例表现为心肌多发、广泛受累。

【病理变化】心肌梗死的形态变化是一个动态演变过程。在梗死后6h内，基本无肉眼可见的变化，光镜下，梗死灶边缘的心肌纤维呈波浪状和肌质不匀；6h后，坏死灶心肌组织呈苍白色；8～9h后呈土黄色，光镜下，心肌纤维呈早期凝固性坏死，如核碎裂、核消失，肌质均匀红染或呈不规则颗粒状，心肌间质水肿、灶性出血及少量中性粒细胞浸润（图6-4）；24～72h，梗死灶颜色呈灰白色，有时充血明显，光镜下，整个心肌组织凝固性坏死，心肌细胞核消失，横纹模糊甚至消失，心肌细胞质变成不规则颗粒状，梗死区炎症反应明显，中性粒细胞浸润达高峰；3～7d时，梗死变软，呈淡黄色或黄褐色，梗死灶外周出现充血出血带，光镜下，心肌纤维肿胀、空泡变，胞质内出现颗粒及不规则横带（收缩带），在梗死灶周边开始有肉芽组织增生，梗死区开始机化。10d左右，梗死灶凹陷，呈黄色或红褐色，周围充血带更明显，在梗死灶边缘可见有肉芽组织。第2～8周梗死灶机化并逐渐形成瘢痕。

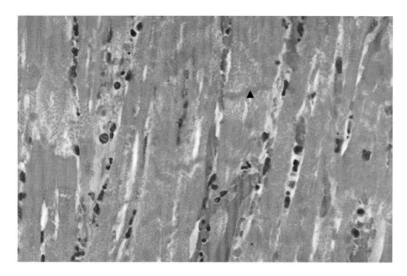

图6-4 心梗发生1~2d的心肌组织

光镜下见心肌横纹消失，可见收缩带（黑色三角所示）部分心肌细胞核消失

【生化改变】心肌缺血30min，心肌细胞内糖原即消失。此后，肌红蛋白、肌凝蛋白及肌钙蛋白逸出，使它们在血清中的水平增高。细胞坏死后，心肌细胞内的肌酸磷酸激酶（CK）、天门冬氨酸氨基转移酶（AST）及乳酸脱氢酶（LDH）透过细胞膜释放入血，引起在血液内浓度升高。其中CK的同工酶CK-MB和LDH的同工酶LDH1对心肌梗死的诊断特异性最高。

【并发症】心肌梗死，尤其是透壁性心肌梗死，常可并发下列病变：

（1）乳头肌功能失调或断裂 乳头肌功能失调或断裂发病率可高达50%，二尖瓣乳头肌因缺血、坏死等使其收缩功能障碍，造成不同程度的二尖瓣脱垂或关闭不全，可导致心力衰竭。乳头肌断裂少见，多发生于后壁心肌梗死的二尖瓣后乳头肌。

（2）心脏破裂 心脏破裂是透壁性心肌梗死的严重并发症。约占心肌梗死致死病例的15%~20%。常在心肌梗死后1周内出现，多为心室游离壁破裂，造成心包积血，引起心包腔填塞而猝死。偶为室间隔破裂穿孔、导致左心室血液向右心室分流，引起急性右心室功能不全而死亡。

（3）室壁瘤 室壁瘤是由梗死心肌或瘢痕组织在心室内压作用下，形成的局限性向外膨隆，常发生在心肌梗死的愈合期，发病率约为5%~20%。多见于左心室前壁近心尖处。可继发附壁血栓形成、乳头肌功能不全、心律失常、左心衰竭或室壁瘤破裂。X线检查及超声心动图等可见心缘有局部膨出，该处搏动减弱或出现反常搏动。

（4）附壁血栓形成 附壁血栓形成因心内膜受损及室壁瘤等病变而诱发血栓形成。较小的血栓可发生机化，但多数血栓因心脏舒缩而脱落引起动脉系统栓塞。

（5）急性心包炎 透壁性梗死可诱发急性浆液纤维素性心包炎，发病率约10%，常发生在心肌梗死后2~4d。

（6）心律失常 心律失常约占心肌梗死的75%~95%。心肌梗死累及传导系统，引起传导紊乱，有些可导致心搏急停、猝死。

（7）心功能不全 心功能不全指梗死区心肌收缩力丧失，引起左心衰竭、右心衰竭或全心衰竭，是患者死亡的最常见原因。

（8）心源性休克 心源性休克占心肌梗死的10%~20%。当心肌梗死的面积较大时，心肌收缩力极度减弱，心输出量显著减少，可引起心源性休克，导致患者死亡。

（三）心肌纤维化

心肌纤维化（myocardial fibrosis）是由于中、重度的冠状动脉粥样硬化性狭窄引起心肌组织持续性和（或）反复加重的缺血、缺氧所产生的结果。内眼观，心脏增大，所有心腔扩张，心室壁厚度可正常，伴有多灶性白色纤维条块，甚至透壁性瘢痕；心内膜增厚并失去正常光泽，有时可见机化的附壁血栓。光镜下，可见广泛性、多灶性心肌纤维化，伴邻近心肌纤维萎缩和（或）肥大，常有部分心肌细胞胞质空泡化，尤以内膜下区明显。临床上可以表现为心律失常或心力衰竭。

（四）冠状动脉性猝死

冠状动脉性猝死（sudden coronary death）是指由于冠状动脉的改变而引起的出乎意料的、突发性死亡，通常是由于心室纤维性颤动而发生。多见于40~50岁的患者，男性多见于女性。可发生于某种诱因后，如饮酒、劳累、吸烟、运动后，患者突然昏倒，四肢抽搐、小便失禁，或突然发生呼吸困难、口吐白沫、迅速昏迷，可立即死亡或在1至数小时后死亡。但有不少病例，在无人察觉的情况下，死于夜间。

在尸体解剖中最常见的原因是冠状动脉粥样硬化，常有1支以上的冠状动脉中度至重度粥样硬化性狭窄，部分病例有继发病变（如血栓形成或斑块内出血），无其他致死性病变。但有的病例冠状动脉粥样硬化病变较轻，推测可能与合并冠状动脉痉挛有关。心肌细胞可呈波浪状弯曲或胞质不匀，也可无明显病变。

诊断心源性猝死必须具备2个条件：①法医学检查排除自杀和他杀；②病理解剖学检除冠状动脉和相应心肌病变外，无其他致死性疾病。

第三节　原发性高血压

原发性高血压（primary or essential hypertension）是以体循环动脉血压持续升高为主要

特点的独立性全身性疾病。以全身细动脉硬化为基本病变，常引起心、脑、肾及眼底病变并有相应的临床表现。

成年人收缩压≥140mmHg（18.4kPa）和（或）舒张压≥90mmHg（12kPa）被定为高血压。据世界卫生组织及国际高血压协会（WHO/ISH）的建议（1999年），对高血压定义及血压水平分类列表如表6-1所示。中国高血压联盟所提出的中国高血压防治指南基本上采用了该标准。如患者收缩压与舒张压属不同级别时，应按两者中较高的级别分类。

表6-1　血压水平的定义和分类（WHO/ISH）

分类	收缩压/mmHg	舒张压/mmHg
理想血压	<120	<80
正常血压	<130	<85
正常高值	130～139	85～89
一级高血压（轻度）	140～159	90～99
二级高血压（中度）	160～179	100～109
三级高血压（重度）	≥180	≥110

注：1mmHg=0.1333kPa。

高血压可分为原发性和继发性两大类。继发性高血压（secondary hypertension）较少见，约占5%～10%，是继发于其他疾病，如肾动脉狭窄、急性和慢性肾炎、肾上腺或垂体肿瘤、颅脑外伤性颅内高压、以及主动脉狭窄等，所引起的一种症状或体征，又称症状性高血压（symptomatic hypertension）；原发性或特发性高血压（primary or essential hypertension）又称高血压病，最多见，约占90%～95%，是本节重点叙述的内容。

一、病因和发病机制

（一）发病因素

高血压病的病因和发病机制很复杂，目前认为高血压病是一种遗传因素和环境因素相互作用下，使正常血压调节机制失衡而致的疾病。机体的神经系统、内分泌系统、体液因素和血流动力学的变化发挥着重要作用。已知有关高血压病的发病因素和发病机制如下。

1. 遗传和基因因素

高血压病患者常有明显的遗传倾向。据调查，约75%的高血压病患者具有遗传素质，双亲无高血压、一方有高血压或双亲均有高血压家族，其子女高血压患病概率分别为3%、

28%和46%。目前认为，高血压病大多是一种多基因遗传模式，常有一种以上与血压调节相关的基因异常。如有些高血压患者伴有血管紧张素原位点和血管紧张素Ⅱ的Ⅰ型受体位点的多态性。极少数是由单基因遗传模式引起的高血压病，如由上皮钠通道蛋白基因突变引起的钠敏感性高血压（Liddle综合征）。

2. 膳食因素

日均摄钠盐量高的人群，高血压患病率高于日均摄钠盐量少的人群。WHO建议每人每日摄入钠盐量应控制在5g以下，可起到预防高血压的作用。钾盐摄入量与血压呈负相关，且具有独立的作用，K^+摄入减少，可使Na^+/K^+比例升高，促进高血压发生。食物中钙对血压的作用还存在争议，多数认为，膳食低钙是高血压的危险因素，Ca^{2+}摄入不足也易导致高血压，高钙饮食可降低高血压发病率。

3. 神经内分泌因素

一般认为，细动脉的交感神经纤维兴奋性增强是高血压病的主要神经因素。缩血管神经递质（去甲肾上腺素、神经肽Y等）和舒血管神经递质（降钙素基因相关肽、P物质等）具有升压或降压作用。

4. 社会心理应激因素

调查显示，精神长期或反复处于紧张状态的职业，其高血压患病率比对照组升高；应激（stress）事件，如暴怒、过度惊恐和忧伤等使精神状态受到严重影响，可导致高血压的发生发展。目前认为，社会心理应激可改变体内激素平衡，从而影响代谢过程，导致血压升高。

5. 其他因素

超重肥胖、吸烟、饮酒、年龄增长或缺乏体力活动等，也是血压升高的重要危险因素。肥胖儿童高血压的患病率是正常体重儿童的2～3倍，高血压病患者中，约1/3有不同程度肥胖。阻塞性睡眠呼吸暂停（OSA）的患者约60%～80%伴有高血压病。

2020年9月公布的"中国心血管健康与疾病报告"中指出，中国心血管病患病人数约3.3亿，其中患有高血压病的有2.45亿。我国高血压普遍存在"三高、三低、三不"现象，所谓"三高"，即高患病率、高危险性、高增长趋势；"三低"，即知晓率低、治疗率低、控制率低；"三不"，即普遍存在不长期规律服药、不坚持测量血压、不重视非药物治疗。坚持健康的生活方式，有效控制血压，每年可减少80.3万的心血管病事件。

（二）发病机制

关于高血压病的发病机制存在许多学说，如精神和神经源学说、内分泌学说、肾源学说、遗传学说和钠摄入过多学说等。但是，没有一个学说能够完全解释清楚高血压病的发病机制，表明高血压病的发病机制是相当复杂的。

动脉血压取决于心输出量和外周阻力。心输出量又受心率、心肌收缩力及血容量的影响；外周阻力又受神经、体液因素及局部自身调节因素的影响。因此，各种能引起血容量、外周阻力、心率及心肌收缩力增加的因素，都可能使动脉血压升高。目前多认为高血压病是由彼此相互影响的多种因素共同作用的结果。

1. 细、小动脉舒缩功能紊乱

细、小动脉舒缩功能紊乱是指外周血管（细小动脉）的结构无明显变化，仅平滑肌收缩使血管口径缩小，从而增加外周血管阻力，导致血压升高。

在发病因素中，凡能引起血管收缩物质，如肾素、儿茶酚胺和内皮素等增多的因素都可引起血压升高。精神心理上的长期过度紧张、焦虑、烦躁等，可致大脑皮质高级中枢功能失调，对皮质下中枢调控能力减弱以致丧失，其中的血管舒缩中枢产生以收缩为主的冲动时，交感神经节后纤维则分泌多量的去甲肾上腺素（儿茶酚胺类），作用于细小动脉平滑肌 α 受体，引起细小动脉收缩或痉挛，使血压升高。另外，肾缺血，刺激球旁装置 ε 细胞分泌肾素，通过肾素-血管紧张素系统，直接引起细、小动脉强烈收缩，使血压升高。

细、小动脉的收缩，还可因血管平滑肌细胞对血管收缩物质敏感性的增加而引起，如平滑肌细胞对 Na^+、Ca^{2+} 跨膜转运的遗传缺陷，可致细胞内 Ca^{2+} 增多，增加平滑肌细胞对血管收缩物质的敏感性，使血压升高。血管紧张素 II，除通过收缩血管增加外周阻力作用外，还能刺激肾上腺皮质分泌醛固酮，进而引起钠水潴留、增加血容量，使血压升高。

2. 钠水潴留

各种因素引起钠水潴留，致血浆和细胞外液增多，因而血容量增加，结果心输出量增加，导致血压升高。

在饮食因素中，摄入钠盐过多而且又是钠盐敏感的人群，主要就是通过钠水潴留的途径引起高血压的；遗传因素，如肾素-血管紧张素系统基因多种缺陷或上皮 Na^+ 通道蛋白单基因突变等，均能引起肾利钠自稳功能的缺陷，结果导致肾性钠水潴留，引起高血压。丘脑-垂体-肾上腺活动增强时，肾上腺皮质分泌醛固酮增多，使肾排 Na^+ 减少，导致钠水潴留，血压升高。

此外，外周血管具有自身调节机制，为防止心输出量无限增加而导致的组织过度灌注，外周血管会随心输出量增加而发生收缩，以限制组织灌注。但是随血管收缩，外周阻力增加，使血压也相应升高。

3. 细、小动脉壁结构的变化

血管重构是指血管结构任何形式的病变。细、小动脉血管重构主要是由于血管平滑肌细胞的增生与肥大，胶原纤维和基质增多，细动脉壁玻璃样变，使血管壁增厚、管腔缩小，管壁变硬，结果外周血管阻力增加，血压升高。

一般说，细、小动脉平滑肌肥大和增生常继发于长期的或过度的血管收缩，从而使血管壁平滑肌细胞增生，肥大，管壁肥厚，管腔缩窄，使血压持续或永久性升高。但也有证据表明，有些血管壁的结构变化是发生在高血压病早期，是先于血管的持续收缩，这可能是由于遗传上的缺陷或环境因素的诱导，使平滑肌细胞内的信号转导发生变化，可能促进平滑肌细胞的生长，并增加了血管的张力，分别导致血管壁肥厚和血管收缩。血管收缩因子（如血管紧张素）也具有生长因子作用，引起血管平滑肌的肥大、增生和基质的沉积，从而使血管壁增厚，使血压升高。

二、类型和病理变化

高血压病分为缓进性高血压（良性高血压病）和急进性高血压（恶性高血压病）两种类型。

（一）缓进性高血压

缓进性高血压约占高血压病的95%，多见于中、老年人，病程长，进展缓慢，可达十数年以至数十年，最终常死于心、脑病变，死于肾病变者少见。按病变的发展进程将本病分为三期：

1. 第一期 功能紊乱期

功能紊乱期为高血压病的早期阶段，其基本变化是全身细、小动脉间歇性的收缩，并可有高级中枢神经功能失调等，但血管无器质性病变。细、小动脉是指中膜仅有1～2层平滑肌组织的细动脉和血管口径在1mm以下的小动脉。

此期可无明显临床表现，仅有间歇性血压升高。其他临床表现主要为头昏和头痛，在服用镇静药或心情放松后症状可减轻或消失，不一定服用降压药，说明精神心理因素参与了高血压的发生发展。长期反复细、小动脉痉挛和血压升高，受累的血管逐渐发生器质性病变，发展为动脉病变期。

2. 第二期 动脉病变期

（1）细动脉硬化　细动脉硬化是高血压病最主要的病变特征，主要表现为细动脉壁玻璃样变，如肾小球入球动脉、脾脏中心动脉及视网膜小动脉等玻璃样变，均具有诊断意义。细动脉壁的玻璃样变是由于血管壁持续痉挛及血压持续升高，血管壁缺氧，内皮细胞间隙增大，使血浆蛋白进入内皮下以至更深的中膜；同时，内皮细胞及平滑肌细胞分泌细胞外基质增多，继而平滑肌细胞因缺氧等发生凋亡，动脉壁内膜逐渐为上述血浆蛋白和细胞外基质所代替，结构消失，发生玻璃样变。此时管壁增厚变硬、管腔变窄。光镜下，细动脉壁增厚，内皮下间隙以至管壁全层呈无结构的均质状、伊红染色，管腔狭窄甚至闭塞。

（2）小动脉硬化　主要累及肌型小动脉，如小叶间动脉、弓形动脉及脑组织的小动脉等。光镜下，肌型小动脉内膜胶原纤维及弹性纤维增生、内弹力膜断裂，中膜平滑肌细胞有不同程度的增生和肥大，并伴有胶原纤维及弹性纤维增生。血管壁增厚，管腔狭窄。

（3）大动脉 弹力肌型及弹力型大动脉无明显病变或伴有动脉粥样硬化。

此期临床表现为动脉血压进一步升高，并保持在较高水平，失去波动性，常需降压药才能降低血压。

3. 第三期 内脏病变期

（1）心脏病变 长期慢性高血压可引起心脏病变，称为高血压性心脏病（hypertensive heart disease），主要表现为左心室肥大。由于血压持续升高，外周阻力增加，左心室因压力性负荷增加而发生代偿性肥大。由于左心室代偿能力很强，所以在相当长的时间内，心脏不断肥大，进行性代偿。心脏重量增加可达400g以上，有的可达800g以上。左心室壁增厚，可达1.5～2.0cm；乳头肌和肉柱增粗、变圆；但左心室腔不扩张，甚至缩小，称向心性肥大（concentric hypertrophy）（图6-5）。光镜下，心肌细胞增大、变长、有较多分支；细胞核增大、核形态稍有不同、核染色深（图6-6）。病变继续发展，肥大的心肌因供血不足而收缩力降低，发生失代偿，逐渐出现心脏扩张，称离心性肥大（eccentric hypertrophy）。此时心脏仍然很大、左心室扩大，室壁相对变薄，肉柱、乳头肌变扁平。如果合并动脉粥样硬化，可进一步加重心肌供血不足，促进心力衰竭。

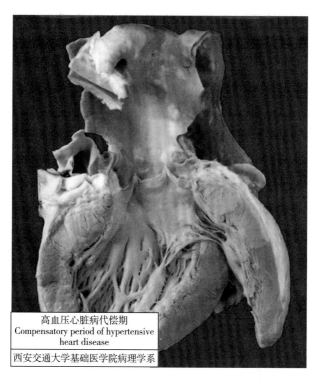

高血压心脏病代偿期
Compensatory period of hypertensive
heart disease

西安交通大学基础医学院病理学系

图6-5 原发性高血压左心室向心性肥厚

心脏纵切面示左心室壁增厚，乳头肌增粗。心腔相对较小

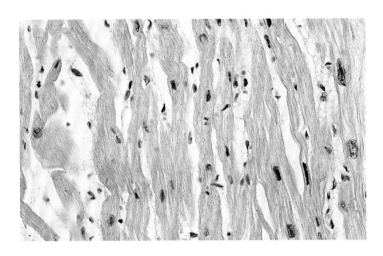

图6-6 原发性高血压心肌组织

光镜下心肌细胞增大、变长，细胞核增大、深染

（2）肾脏病变　肾脏的病变是由于肾入球动脉和肌型小动脉硬化，致使受累肾单位因缺血而萎缩、纤维化，导致肾单位的萎缩硬化，表现为原发性颗粒性固缩肾（primary granular atrophy of the kidney）。

肉眼观察：双肾体积缩小，重量减轻，质地变硬，表面呈均匀弥漫的细颗粒状，被膜不易剥离；切面，肾皮质变薄，肾盂相对扩张，肾盂周围脂肪组织填充性增生，上述改变称之为原发性颗粒性固缩肾（primary granular atrophy of the kidney）（图6-7）。光镜下，肾入球动脉管壁增厚，呈无结构、均质、红染的玻璃样变改变，使管腔狭窄或闭塞。小叶间动脉及弓形动脉内膜胶原纤维增多，管壁增厚，管腔狭窄。病变严重区的肾单位肾小球因缺血发生纤维化和玻璃样变，体积缩小（图6-8）；所属肾小管萎缩、消失，间质纤维化及少量淋巴细胞浸润（肉眼可见该区萎缩凹陷）。病变轻微的肾单位区的肾小球及所属肾小管因功能代偿而肥大、扩张，肾小管内可见蛋白管型（cast，滤出的蛋白在小管内凝集成圆柱状）（肉眼可见该区向表面凸起），致肾表面形成肉眼可见的细颗粒状。

（3）脑病变　高血压时，由于脑的细、小动脉痉挛和硬化，患者脑部可出现一系列病变，主要有三种，即脑水肿、脑软化和脑出血。

① 脑水肿：由于高血压病，脑内细、小动脉的硬化和痉挛，局部缺血，毛细血管通透性增加，发生脑水肿。临床上可出现头痛、头晕、眼花和呕吐等表现。严重时，可发生高血压脑病及高血压危象。高血压脑病（hypertensive encephalopathy）是指因高血压时，脑血管硬化及痉挛，脑水肿加重、血压急剧升高而引起的，以中枢神经功能障碍为主要表现的综合征。临床上主要表现为颅内压升高、头痛、呕吐和视物障碍等。重者可出现意识障碍、抽搐等，病情危重，如不及时救治易引起死亡，故称之为高血压危象（hypertensive crisis），它可出现于高血压病的各个时期。

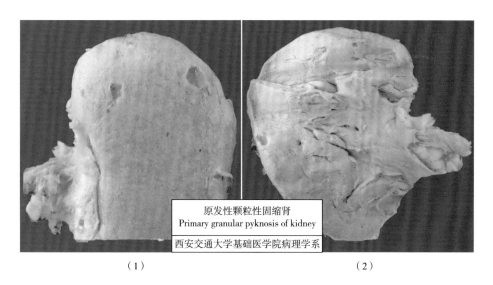

原发性颗粒性固缩肾
Primary granular pyknosis of kidney

西安交通大学基础医学院病理学系

（1）　　　　　　　　　　　　　　　　（2）

图6-7　原发性颗粒性固缩肾

（1）肾体积缩小，表面凸凹不平，呈细颗粒状，切面可见肾皮质变薄；（2）皮髓界限不清，肾盂周围脂肪组织填充性增生

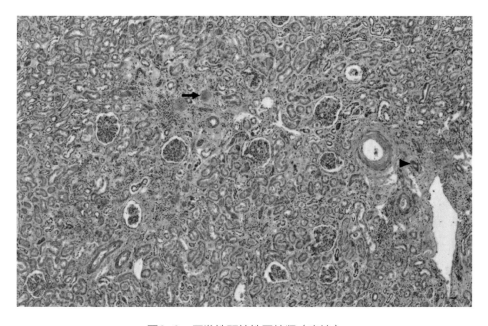

图6-8　原发性颗粒性固缩肾（光镜）

部分肾小球纤维化、萎缩，部分肾小球代偿性肥大，肾小管扩张（→ 肾小球纤维化　▲细动脉玻璃样变性）

② 脑软化：脑软化（encephalomalacia）是由于脑的细、小动脉硬化和痉挛，使供血区脑组织因缺血而发生坏死，坏死组织溶解液化，形成质地疏松的筛网状病灶。通常为多发而较小的梗死灶，称微梗死灶（microinfarct）或脑腔隙状梗死（cerebral lacunar infarct），一般不引起严重后果。最终坏死组织被吸收，由胶质瘢痕修复。

③ 脑出血：是高血压病最严重且往往是致命性的并发症。多为大出血，常发生于基底节、内囊，其次为大脑白质，约15%发生于脑干。出血区脑组织完全被破坏，形成囊腔状，其内充满坏死脑组织和血凝块。当出血范围大时，可破入侧脑室。脑出血的主要原因是脑的细、小动脉硬化使血管壁变脆，当血压突然升高时血管破裂。此外，血管壁病变致弹性降低，当失去壁外组织支撑（如位于微小软化灶处）时，可发生微小动脉瘤（microaneurysm），如再遇到血压升高或血压剧烈波动时，可致微小动脉瘤破裂、出血。脑出血之所以多见于基底节区域（尤以豆状核区最多见），是因为供应该区域血液的豆纹动脉是从大脑中动脉呈直角分出，而且比较细，受到压力较高的大脑中动脉血流直接冲击和牵引，加之管壁发生玻璃样变，因而易使已有病变的豆纹动脉破裂。临床表现常因出血部位不同和出血量的大小而异。可表现为突发性昏迷、呼吸加深、脉搏加速、肌腱反射消失、肢体迟缓、大小便失禁等。严重者可发生陈氏（Cheyne-Stokes）呼吸、瞳孔及角膜反射消失。内囊出血者，可引起对侧肢体偏瘫及感觉消失。出血破入脑室时，患者发生昏迷，常导致死亡。左侧脑出血常引起失语。桥脑出血可引起同侧面神经麻痹及对侧上、下肢瘫痪。脑出血可因血肿及脑水肿导致颅内高压，并可引起脑疝，临床上出现相应表现。小的血肿可被吸收，胶质瘢痕修复。中等大小的出血灶可被胶质瘢痕包裹，形成血肿或液化成囊腔。

（4）视网膜病变　眼底镜检查可见视网膜中央动脉和视网膜病变。视网膜中央动脉因硬化而出现变细、迂曲、反光增强、动、静脉交叉压迫征；晚期视网膜渗出、出血和视神经乳头水肿等，患者的视力可受到不同程度的影响。

（二）急进性高血压

急进性高血压（accelerated hypertension），多见于青壮年，血压升高显著，尤以舒张压为明显，常高于130mmHg，病变进展迅速，较早即可出现肾功能衰竭。多为原发性，也可继发于缓进性高血压。

【病理变化】急进性高血压，特征性的病变是坏死性细动脉炎（necrotizing arteriolitis）和增生性小动脉硬化，主要累及肾。肾的坏死性细动脉炎，主要累及肾入球动脉，动脉内膜和中膜发生纤维素样坏死，免疫组织化学染色证明，其中除有纤维蛋白外，尚有免疫球蛋白和补体成分。血管壁及其周围可见核碎片及单核细胞和中性粒细胞等浸润。病变可波及肾小球，导致肾小球毛细血管丛发生节段性纤维素样坏死（图6-9）。坏死性细动脉炎常并发微血栓形成或破裂，而引起微梗死和出血。此时肉眼观察，肾表面平滑，可见多数斑点状出血和微梗死灶。增生性小动脉硬化主要发生在小叶间动脉及弓形动脉等，主要改变是内膜显著增厚，内弹力膜断裂，平滑肌细胞增生、肥大，胶原等基质增多，使血管壁呈同心圆状增厚，如洋葱皮样，血管腔狭窄。上述病变也可发生于脑和视网膜。

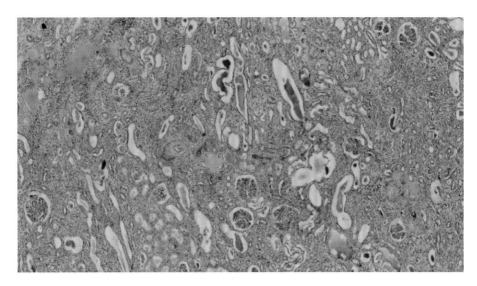

图6-9 急进性高血压肾脏的组织学改变
部分肾小球可见纤维素样坏死、肾小管扩张可见管型、间质水肿炎细胞浸润

【临床表现】血压显著升高，常超过230/130mmHg，可发生高血压性脑病。常出现视网膜出血及视神经乳头水肿。常有持续性蛋白尿、血尿及管型尿。患者多在一年内迅速发展为尿毒症而死亡，也可因脑出血或心力衰竭致死。

本章小结

心血管系统是一个由心脏各腔室和各类血管构成的闭合系统，心脏正常的搏动和有序的舒缩以及心血管各腔室的完整和通畅是保证该系统正常运行的基础。

心血管系统的病种较多，本章主要介绍动脉粥样硬化、高血压病、冠心病以及高血压性心脏病的主要致病因素和病理变化，使同学们能理解为什么这些生活中常见的疾病会影响心血管系统的正常运行，甚至危及生命。因此，保证心血管系统的完整和通畅就显得十分重要。

知识拓展

Prinzmetal心绞痛的发现和治疗

1959年，Prinzmetal医生发现，有些心绞痛发作时一过性记录到R波增高、增宽和明显抬高的ST段融合呈同向改变，酷似巨大的R波，此类心绞痛属一种自发性心绞痛的类型。随后，将冠状动脉痉挛引起的缺血性心绞痛命名为"变异型心绞痛"又称"Prinzmetal心绞痛"。指出此心绞痛的发作与活动无关，疼痛发生在安静时，发作时心电图ST段抬高，发作过后ST段下降,不出现病理Q波。其六个月内发生心肌梗死及死亡者较多。变异型心绞痛可导致急性心肌梗死及严重心律失常,甚至心室颤动及猝死。

Prinzmetal心绞痛典型病例少,临床表现差异大,往往造成误诊和误治。部分病例因冠状动脉病例改变程度重,加上冠状动脉痉挛,发病险恶;有些病例对硝酸甘油效果不好或无效,治疗难度大,预后较差。

随着对疾病深入的理解认识,Prinzmetal心绞痛的治疗得到了显著发展。消除吸烟等诱因是治疗前提,西医以钙离子拮抗剂和硝酸酯类药物作为治疗的基石,器械治疗尚存在争议。大部分冠脉痉挛患者药物治疗,不合并冠脉显著狭窄,预后良好;但即使有充分的药物治疗,仍有5%~30%的患者继续有心绞痛发作,甚至心肌梗死,个别患者发生心律失常性猝死。

思考题

1. 动脉粥样硬化病变形成后,可发生哪些继发病变?

2. 如何从冠状动脉病理变化的角度,理解冠状动脉性心脏病在临床上的各种类型?

3. 原发性高血压病晚期,患者心、脑、肾、视网膜等组织和器官可出现哪些病变?

第七章
消化道疾病

📖 学习目标

1. 掌握反流性食管炎及Barrett食管的病理变化。
2. 掌握慢性胃炎的病因、类型及病变特点。
3. 掌握消化性溃疡的病因、发病机制、病变特点及并发症。
4. 熟悉阑尾炎的病因、发病机制、病理变化及结局。
5. 了解炎症性肠病的类型、病因及病理变化。

消化道是一连续的多器官组成的管道系统，包括口腔、食管、胃、小肠、大肠及肛门。主要发挥食物的摄取、消化、吸收，废物排泄及内分泌等功能。消化道疾病临床患病率高，尤其是近年来，随着经济发展和居民生活水平的提高，某些消化道疾病呈现明显增高的趋势。本章重点介绍一些常见的消化道疾病。

第一节 食管的炎症

食管炎是食管黏膜的炎症病变。多种损伤因素可引起食管炎的发生，其中最常见的是化学性因素和感染性因素。化学性因素包括胃酸、胆汁、烈酒、强酸、强碱及药物等；感染性因素引起的食管炎多见于免疫抑制的患者，常由真菌、病毒等引起。目前临床上最常见的食管炎是反流性食管炎。

一、反流性食管炎（reflux esophagitis，RE）

反流性食管炎属于胃食管反流性疾病（gastroesophageal reflux disease，GERD），是由于胃十二指肠内容物反流所引起的食管黏膜的慢性炎症改变。典型临床症状是反流和烧心。

（一）病因和发病机制

多种因素造成下食管括约肌压力降低或括约肌松弛增多、食管的廓清能力降低及食管黏膜防御屏障作用减弱，导致胃十二指肠内容物反流至食管下段而损伤食管黏膜。由于黏膜损伤的直接因素是反流物中的胃酸、胃蛋白酶、胆盐、胰酶等，故反流性食管炎本质上属于化学性因素引起的食管炎。

（二）病理变化

肉眼观察（胃镜下观察）反流性食管炎的改变与病因、持续时间和病程的长短有关，但大多数仅表现为局部黏膜充血。

光镜下反流性食管炎可有三个特征：①鳞状上皮层内炎细胞浸润，早期表现为嗜酸性粒细胞浸润，继发溃疡时可有中性粒细胞浸润；②基底细胞增生，增生的基底细胞呈多层排列，其厚度可占鳞状上皮全层厚度的20%以上；③固有膜乳头延长，可延伸至上皮层的上1/3。炎症扩散到食管壁，可引起环状纤维化并可导致管腔狭窄。长期慢性炎症的病例可形成Barrett食管。

二、Barrett 食管

Barrett 食管是指食管远端黏膜的鳞状上皮被化生的柱状上皮所替代。这种化生的柱状上皮可出现异型增生进而癌变，因此Barrett 食管被认为是癌前疾病。

（一）病因和发病机制

胃食管反流是Barrett食管形成的主要原因，约有10%～12%的胃食管反流患者发生Barrett食管。长期存在的反流引起食管远端鳞状上皮损伤，继而由更耐酸的柱状上皮进行修复而形成Barrett食管。Barrett食管黏膜上皮癌变的机制尚不清楚，但已有研究证明在这些上皮中有分子遗传学的改变，如*p53*基因的突变和过度表达。

（二）病理变化

肉眼观察Barrett食管黏膜呈不规则形的橘红色、天鹅绒样改变，在正常黏膜食管灰白色的背景上呈补丁状、岛状或环状分布。可继发糜烂、溃疡、食管狭窄和裂孔疝。光镜下Barrett食管黏膜由类似胃黏膜或小肠黏膜的上皮细胞和腺体所构成。化生的柱状上皮细胞兼有鳞状上皮和柱状上皮细胞的超微结构和细胞化学特征。腺体排列紊乱，间质内有程度不等的纤维化和炎细胞浸润。

Barrett食管的主要并发症有消化性溃疡、狭窄、出血和癌变。

第二节 胃炎

胃炎（gastritis）是指各种原因引起的胃黏膜的炎症，是最常见的消化系统疾病之一。可分为急性胃炎、慢性胃炎和特殊类型胃炎。急性胃炎常病因明确，黏膜内以中性粒细胞浸润为主；慢性胃炎的病因和发病机制复杂，黏膜内以淋巴细胞和浆细胞浸润为特征。

一、急性胃炎

（一）病因和发病机制

1. 理化因素

理化因素包括刺激性食物（烈酒、浓茶、浓咖啡、辛辣或过热的食物等）；药物，如非固醇类抗炎药（nonsteroidal anti-inflammatory drugs，NSAIDs），特别是阿司匹林；强腐蚀剂等。

2. 生物因素

生物因素包括细菌及其毒素。

3. 机体因素

机体因素包括全身性感染、严重创伤、烧伤、大手术、过度紧张劳累、缺血和休克等。

（二）类型和病理变化

根据病因和病变的不同，常分为以下四种类型。

1. 急性刺激性胃炎（acute irritated gastritis）

急性刺激性胃炎又称单纯性胃炎。多因暴饮暴食、食用过热或刺激性食品所致。病变胃黏膜充血、水肿，表面常被覆炎性渗出物和黏液，可有糜烂。

2. 急性出血性胃炎（acute hemorrhagic gastritis）

急性出血性胃炎病变表现为胃黏膜急性出血合并轻度坏死，或多发性应激性浅表性溃疡形成。本病多因过量服用NSAIDs或酗酒引起，也可由创伤或手术等应激反应诱发。

3. 腐蚀性胃炎（corrosive gastritis）

腐蚀性胃炎因吞服强酸、强碱或其他腐蚀性化学物引起。胃黏膜坏死、溶解，可累及深层组织甚至穿孔。病变多较严重。

4. 急性感染性胃炎（acute infective gastritis）

急性感染性胃炎少见，机体抵抗力低下时由化脓菌经血道，或胃外伤直接感染所致。可表现为急性蜂窝织炎性胃炎（acute phlegmonous gastritis）。

二、慢性胃炎

慢性胃炎（chronic gastritis）是多种因素引起的胃黏膜的慢性非特异性炎症。临床常见。

（一）病因和发病机制

目前尚未完全清楚，大致包括：①幽门螺杆菌（*Helicobacter pylori*，*H. pylori*）感染，是慢性胃炎的主要原因，90%以上的慢性胃炎患者有幽门螺杆菌感染；②长期的慢性刺激，如喜食热烫或刺激性食物、酗酒吸烟及服用NSAIDs等；③自身免疫性损伤；④十二指肠液反流对胃黏膜的损伤。

（二）类型和病理变化

根据病变特征的不同，分为以下两种类型。

1. 慢性非萎缩性胃炎（chronic non-atrophic gastritis）

慢性非萎缩性胃炎又称慢性浅表性胃炎或慢性单纯性胃炎，是胃黏膜最常见的病变之一。病变多见于胃窦部，呈多灶性或弥漫性分布。肉眼观察（胃镜检查）病变区黏膜充血、水肿，呈淡红色，可伴有点状出血和糜烂，表面覆以灰黄或灰白色黏液性渗出物。光镜下病变主要累及黏膜浅层，以固有膜内慢性炎细胞浸润和腺体完整无萎缩性为特点，浸润的炎细胞主要为淋巴细胞和浆细胞。

结局：大多数经治疗或饮食管理而痊愈，少数转变为慢性萎缩性胃炎。

2. 慢性萎缩性胃炎（chronic atrophic gastritis）

慢性萎缩性胃炎以胃黏膜固有腺体萎缩减少为特征性病变。

（1）类型　根据病因、发病机制及临床特征，慢性萎缩性胃炎分为A、B两型（表7-1）。A型又称为自身免疫性胃炎，较少见。B型胃炎较多见，我国患者多属此型。

表7-1　慢性萎缩性胃炎A型、B型比较表

项目	A型	B型
病因与发病机制	自身免疫	*H. pylori*感染（60%～70%）
病变部位	胃体或胃底部	胃窦部
抗壁细胞和内因子抗体	阳性	阴性
胃酸分泌	显著降低	中度降低或正常

续表

项目	A型	B型
血清胃泌素水平	高	低
胃内G细胞的增生	有	无
血清维生素B_{12}水平	降低	正常
恶性贫血	常有	无
伴发消化性溃疡	无	高

（2）病理变化　两型胃炎的病理变化基本相似。

肉眼观察（胃镜检查）胃黏膜变薄，失去正常的橘红色，呈灰白或灰绿色，黏膜皱襞变平坦甚至消失，黏膜下血管清晰可见，可伴有出血及糜烂。

光镜下病变特点：①胃黏膜固有腺体不同程度萎缩或消失，根据腺体萎缩程度，慢性萎缩性胃炎分轻、中、重三级；②炎症累及黏膜全层，固有层内见多量淋巴细胞、浆细胞浸润，可有淋巴滤泡形成；③腺上皮化生，表现为肠上皮化生和假幽门腺化生，以肠上皮化生多见。在肠化上皮中可出现细胞不典型增生；④黏膜内纤维结缔组织增生（图7-1）。

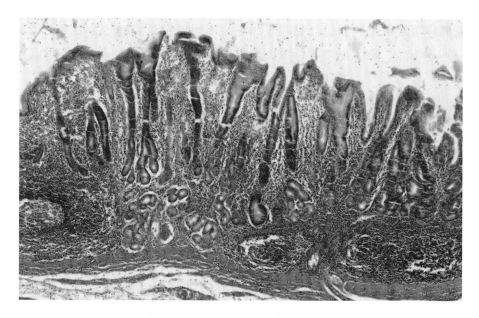

图7-1　慢性萎缩性胃炎（HE染色）

肠上皮化生是指病变区的胃黏膜上皮被肠型腺上皮替代，可分为完全型（小肠型或Ⅰ

型）和不完全型（Ⅱ型）两类。完全型肠化生与小肠上皮相似，含有杯状细胞、吸收细胞和潘氏细胞，可出现绒毛和隐窝。免疫组化检测胃黏蛋白，包括Muc1（mucin1）、Muc5AC（mucin5AC）和Muc6（mucin6）表达减少，表达肠型黏蛋白Muc2（mucin2）。不完全型肠化生又根据其黏液组化反应，分为胃型（Ⅱa型）和结肠型（Ⅱb型）化生。Ⅱa型化生的柱状上皮细胞分泌中性黏液，Ⅱb型化生的柱状上皮细胞分泌硫酸黏液，免疫组化检测同时表达胃黏蛋白和Muc2。研究表明结肠型不完全化生与肠型胃癌的发生关系较密切。

假幽门腺化生系胃底腺中的壁细胞和主细胞减少，被类似幽门腺的黏液分泌细胞所取代的结果。常与肠上皮化生伴随出现。

结局：一般预后较好，极少数伴有重度肠上皮化生、不典型增生的患者有发生癌变可能。

三、特殊类型胃炎

特殊类型胃炎（specific forms of gastritis）临床少见，大多病因不明。

（一）慢性肥厚性胃炎（hypertrophic gastritis）

慢性肥厚性胃炎又称肥厚性胃病（hypertrophic gastropathy）。病因不明。病变常发生于胃底及胃体，肉眼观察（胃镜检查）病变黏膜层增厚，皱襞粗大加深似脑回，其上可见横裂或疣状小结，黏膜顶端常伴有糜烂。光镜下腺体肥大增生，腺管延长，有时增生的腺体可穿过黏膜肌层。黏膜表面黏液细胞增生显著，分泌增多。黏膜固有层炎细胞浸润不明显。临床上患者可因大量黏液分泌致蛋白质大量丢失，而出现低白蛋白血症。

（二）疣状胃炎（gastritis verrucosa）

疣状胃炎病因不明，胃窦部多见。肉眼观察（胃镜检查）病变胃黏膜可见多个中央凹陷的疣状隆起病灶，形似痘疹。镜下病变中心凹陷部胃黏膜上皮变性坏死并脱落，覆以急性炎性渗出物。

（三）化学性胃炎（chemical gastritis）

化学性胃炎也称反应性胃炎（reactive gastritis），主要因十二指肠液长期大量反流或长期服用NSAIDs所致。病变特征为胃小凹上皮细胞增生，炎细胞浸润较少。

第三节 消化性溃疡

消化性溃疡（peptic ulcer），又称慢性消化性溃疡（chronic peptic ulcer）或消化性溃疡病（peptic ulcer disease），是以胃肠道黏膜被胃酸和胃蛋白酶消化形成慢性溃疡为特征的一种常见病。多见于成人（20~50岁），呈慢性反复性发作经过，临床上主要表现为周期性上腹部疼痛、反酸、嗳气等。

一、病因和发病机制

目前尚未完全阐明，认为是一种或多种有害因素对黏膜的破坏超过黏膜防御和自身修复的能力而导致（图7-2）。与其发生相关的因素有：

1. 幽门螺杆菌

目前已证实*H. pylori*是消化性溃疡的重要致病因素。在胃镜检查中，胃溃疡的*H. pylori*检出率为71.9%，而十二指肠溃疡的检出率几乎是100%。

*H. pylori*是一种微弯曲的革兰阴性杆菌，大小约3.5μm×0.5μm。细菌通过其产生的黏附素黏附于胃黏膜表面或胃小凹内。*H. pylori*可通过其合成分泌的物质损伤胃黏膜，分泌尿素酶催化生成游离氨，不仅使*H. pylori*能够抵御胃酸的侵蚀，还可损伤胃黏膜；释放细菌型血小板激活因子，促使毛细血管内血栓形成导致血管阻塞、黏膜缺血等破坏胃十二指肠黏膜的防御屏障；分泌蛋白酶可裂解胃黏膜的糖蛋白；产生磷酸酯酶破坏黏膜表面上皮细胞；产生细胞空泡毒素及细胞毒素相关蛋白可造成黏膜上皮细胞的损伤。*H. pylori*的感染可促进胃黏膜G细胞增生，导致胃酸分泌增加；还可趋化中性粒细胞，增加局部炎性细胞因子和氧自由基破坏黏膜上皮细胞，诱发消化性溃疡。

2. 黏膜的防御功能下降

完好的胃肠黏膜防御屏障功能有效的抵御各种损伤因素的作用。当黏膜防御屏障功能被破坏时，胃酸与胃蛋白酶可造成黏膜的损害可致溃疡形成。如长期服用NSAIDs，除直接破坏黏膜屏障外，还可通过抑制前列腺素的合成，削弱黏膜屏障作用，导致溃疡的发生。吸烟也会影响黏膜血液循环，进而降低黏膜屏障的防御功能。

3. 胃液的消化作用

研究表明，溃疡病是胃和十二指肠局部黏膜被胃酸和胃蛋白酶消化的结果。十二指肠溃疡患者胃酸分泌量明显增高，及抗酸治疗可促使溃疡的愈合，这些均说明胃液的消化是形成溃疡病的原因之一。

4. 神经、内分泌功能失调

长期过度紧张、焦虑等精神因素刺激可引起大脑功能失调，进而导致自主神经功能紊乱。迷走神经功能亢进及迷走神经兴奋性减低，通过不同机制均会促使胃酸分泌增多，促进溃疡形成。

5. 遗传因素

溃疡病在一些家庭中有高发趋势，提示其发生可能与遗传因素有关。

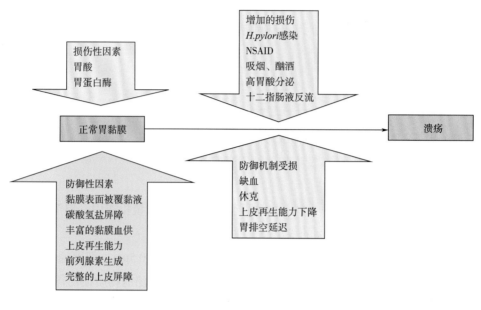

图7-2　消化性溃疡的成因

二、病理变化

消化性溃疡常发生于胃（约占25%）和十二指肠（约占70%），不论其发生部位，都具有相似的形态学特征。

肉眼观察胃溃疡多见于胃窦小弯侧。溃疡一般为单个，圆形或椭圆形，直径多小于2cm。溃疡边缘整齐，状如刀切，底部平坦、洁净。溃疡深浅不一，浅者仅累及黏膜肌层，深者可达肌层甚至更深。由于胃的蠕动，切面上溃疡呈斜置漏斗状，表现为溃疡的贲门侧较深，其边缘耸直为潜掘状，在幽门侧较浅，呈阶梯状。溃疡周围的黏膜皱襞常向溃疡处集中，似轮辐状（图7-3）。

光镜下典型的慢性活动性溃疡底部有四层结构：①表层为炎性渗出物，以渗出的中性粒白细胞和纤维素为主；②其下为坏死组织，主要由坏死的组织碎屑组成；③再下则为肉芽组织层；④最下层为瘢痕组织层（图7-4）。在溃疡边缘，黏膜肌层似乎与固有肌层融合。瘢痕层内的细小动脉呈增殖性动脉内膜炎改变，管壁增厚，管腔狭窄，常伴血栓形成。血管的这种改变造成局部血供不足，影响组织再生使溃疡不易愈合。另外，溃疡底部的神经细胞及神经纤维可发生变性和断裂，神经纤维的断端可出现小球状增生，这种变化可能是溃疡病患者产生疼痛的原因之一。

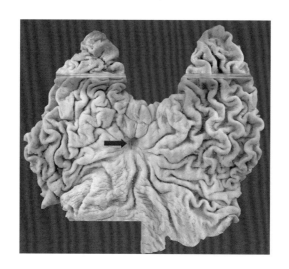

图7-3 胃消化性溃疡

胃小弯侧近幽门处溃疡，边缘整齐、不隆起，底部平坦，周围黏膜皱襞向溃疡集中

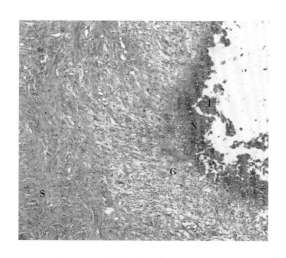

图7-4 胃消化性溃疡（HE染色）

溃疡深达肌层，由内向外分四层：I—炎性渗出层；N—坏死组织层；G—肉芽组织层；S—瘢痕层

十二指肠溃疡多发生于十二指肠球部前壁或后壁。溃疡一般较小，直径多在1cm以内，其形态特点与胃溃疡相似。

三、结局和并发症

1. 愈合

渗出物和坏死组织被清除，溃疡底部及边缘肉芽组织增生形成瘢痕组织，同时周围黏膜上皮再生覆盖在溃疡表面而愈合。

2. 并发症

（1）出血（hemorrhage） 发生率为10%～35%。多数为溃疡底部毛细血管破裂引起的少量出血，此时患者大便潜血阳性。若大血管被侵蚀破裂，患者可出现呕血及黑便，甚至因失血性休克而危及生命。

（2）穿孔（perforation） 发生率为5%，更多见于十二指肠溃疡。溃疡穿透浆膜层，胃肠内容物流入腹腔导致急性弥漫性腹膜炎。发生于后壁的溃疡，如穿孔前已与邻近器官粘连，则流出的胃肠内容物被包裹，形成穿透性溃疡。

（3）幽门狭窄（pyloric stenosis） 发生率为3%。溃疡处炎性水肿、幽门括约肌痉挛和瘢痕组织的收缩均可引起幽门狭窄，导致胃内容物潴留，继而胃扩张。患者出现反复呕吐，严重者可致碱中毒。

（4）癌变 反复发作，病程持续时间长的胃溃疡癌变风险高，癌变率一般小于1%。十二指肠溃疡几乎不发生癌变。

四、临床病理联系

典型症状为周期性上腹部疼痛，其发生与胃酸刺激溃疡局部神经末梢及胃壁平滑肌痉挛有关。迷走神经兴奋性增高导致的胃酸分泌增多，是十二指肠溃疡出现夜间痛的原因。其次反酸、嗳气与胃内物滞留、发酵等因素有关。

🧳 知识拓展

胃癌是消化道的常见肿瘤。全球范围内，胃癌的发生有一定的地理分布特征，韩国、日本、中国等东亚国家胃癌发病率和死亡率明显高于北美、西欧及非洲地区的国家。2015年我国肿瘤登记中心数据显示：胃癌发病率和死亡率分别为29.91/10万和21.16/10万，分别位列恶性肿瘤发病率和死亡率的第2位和第3位，是严重危害我国居民健康的主要疾病。胃癌好发于40～60岁的人群，男性多于女性。

胃癌的确切病因及发病机制尚未阐明，与其发生相关的危险因素有：①环境因素：以上所述胃癌发生的地理分布特点反映了胃癌发生与环境相关。其次，流行病学调查发现，从高发区移民到低发区，其下一代胃癌的发病率相应降低。然而，由低发区移民到高发区，其下一代胃癌的发病率也相应升高，也说明环境因素在胃癌发生中具有重要作用。②饮食因素：动物实验证明，用亚硝基脲类化合物饲喂大鼠、小鼠和犬等动物，均可成功诱发胃癌。如食物中不含这种亚硝基化合物，但含有二级胺及亚硝酸盐，如腌制或烟熏的食品有明显的硝酸盐、亚硝酸盐，在胃酸的作用下可转变为有致癌作用的亚硝基化合物。高盐、低蛋白饮食、较少进食新鲜的蔬菜水果则可能增加罹患胃癌的危险性。③幽门螺杆菌：

流行病学调查提示，幽门螺杆菌的感染与胃癌发生可能有关。

胃癌好发于胃窦部，以胃小弯多见（约占75%）。一般将胃癌分为早期胃癌和中晚期胃癌。

1. 早期胃癌

癌组织浸润仅限于黏膜层或黏膜下层，不论肿瘤面积大小，是否有淋巴结转移均称为早期胃癌。早期胃癌中，直径小于0.5cm者称微小癌，直径0.6～1.0cm者称小胃癌。内镜检查时黏膜疑癌病变处钳取活检，病理诊断为癌，但术后切除标本经节段性连续切片均未发现癌，称一点癌。

根据肿瘤的生长方式，早期胃癌大体上分为隆起型、表浅型和凹陷型。组织学上多为管状腺癌。早期胃癌预后好，术后5年生存率为90%以上，10年生存率为75%，小胃癌及微小癌术后5年生存率为100%，因此，认识早期胃癌，提高早期胃癌的发现率，可提高胃癌术后的5年存活率及改善预后。

2. 中晚期胃癌（进展期胃癌）

癌组织浸润超过黏膜下层到达肌层或更远的胃癌。癌组织浸润越深，预后越差。

肉眼观察胃癌常见三种类型（图7-5）。

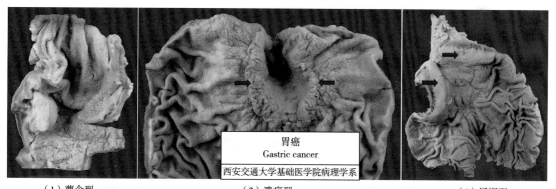

（1）蕈伞型　　　　　　　　　（2）溃疡型　　　　　　　　　（3）浸润型

图7-5　胃癌大体类型

（1）息肉型或蕈伞型　肿瘤组织向黏膜表面生长，呈息肉状或蕈状，突入胃腔内。

（2）溃疡型　部分肿瘤组织坏死脱落，形成溃疡。溃疡一般较大，不规则，有的边缘显著隆起，呈火山口状。溃疡型胃癌需与消化性胃溃疡进行鉴别（表7-2）。

（3）浸润型　癌组织向胃壁内局限性或弥漫性浸润，与周围正常组织分界不清楚。当呈弥漫性浸润时，可导致胃壁增厚变硬，胃腔变小，表面黏膜皱襞大部分消失。典型的弥漫性浸润型胃癌其胃的形状似皮革制作的囊袋，故称为"革囊胃"。

表7-2 胃良、恶性溃疡的大体形态鉴别表

特征	良性溃疡（胃溃疡）	恶性溃疡（溃疡型胃癌）
形状	圆形或椭圆形	不规则或火山口状
大小	溃疡直径一般<2cm	溃疡直径一般>2cm
深度	较深	较浅
边缘	整齐、不隆起	不整齐、隆起
底部	较平坦	凹凸不平，有坏死，出血明显
周围黏膜	黏膜皱襞向溃疡集中	黏膜皱襞中断，呈结节状肥厚

组织学类型

胃癌主要发生自胃腺颈部和胃小凹底部的干细胞。

（1）世界卫生组织（WHO）将胃癌的组织学类型分为腺癌、腺鳞癌、鳞状细胞癌、未分化癌等，其中腺癌最常见，又包括管状腺癌、乳头状腺癌、黏液腺癌、低黏附性癌（包括印戒细胞癌）和混合性腺癌。

（2）Lauren分类法将胃癌的组织学类型分为肠型和弥漫型。肠型胃癌被认为来源于化生的上皮，肿瘤分化差异大。弥漫型胃癌细胞常呈小圆型或呈印戒细胞形态，类似于世界卫生组织（WHO）分类中的印戒细胞癌。

第四节 阑尾炎

阑尾炎（appendicitis）是阑尾发生的炎性病变，是消化系统常见病。多见于青年，临床表现为转移性右下腹疼痛、发热、呕吐和血中性粒细胞比例增高等。根据病程常分为急性和慢性，其中急性阑尾炎较常见。

一、病因和发病机制

阑尾炎的发生与阑尾腔阻塞和细菌感染相关。

1. 阑尾腔阻塞

阑尾是一细长的盲管，管腔狭小，系膜短；其次阑尾壁神经组织丰富，其根部有类似括约肌的结构，故受刺激时易于收缩使管腔狭窄更显著。阑尾因粪石、寄生虫等因素阻塞或受刺激引起阑尾挛缩时，阑尾腔内分泌物积聚，内压升高，压迫管壁致使血液循环障碍

而造成黏膜损伤，有利于细菌感染而引起阑尾炎。

2. 细菌感染

阑尾炎因细菌感染引起，但无特定的致病菌。若阑尾黏膜有损伤，阑尾腔细菌可侵入管壁，引起不同程度的感染。

二、病理变化

（一）急性阑尾炎

1. 急性单纯性阑尾炎（acute simple appendicitis）

急性单纯性阑尾炎属于轻型阑尾炎或病变早期。病变多限于阑尾黏膜和黏膜下层。阑尾轻度肿胀、浆膜面充血并失去正常光泽。光镜下黏膜表面可见单个或多个缺损，伴有中性粒细胞浸润和纤维素渗出。黏膜下各层有炎性水肿。

2. 急性蜂窝织炎性阑尾炎（acute phlegmonous appendicitis）

急性蜂窝织炎性阑尾炎又称急性化脓性阑尾炎，常由单纯性阑尾炎发展而来。阑尾肿胀明显，浆膜高度充血，表面覆以灰黄色的脓苔，切面腔内充满脓液。光镜下病变累及深层组织，常达肌层及浆膜层。阑尾壁充血水肿，各层均见大量中性粒细胞浸润。浆膜面还可见渗出的纤维素和中性粒细胞构成的脓苔，形成阑尾周围炎及局限性腹膜炎的表现（图7-6）。

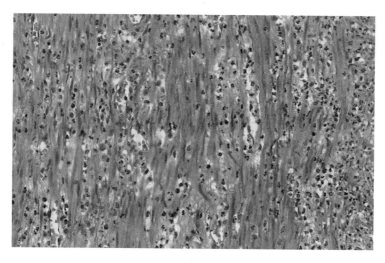

图7-6 急性蜂窝织炎性阑尾炎（HE染色）

阑尾肌层大量中性粒细胞浸润

3. 急性坏疽性阑尾炎（acute gangrenous appendicitis）

急性坏疽性阑尾炎属于重型阑尾炎。表现为阑尾壁发生坏死或部分坏死，阑尾呈暗红色或黑色，腔内积脓，易发生穿孔。

（二）慢性阑尾炎

多由急性阑尾炎转变而来，少数也可开始即呈慢性经过。主要病变为阑尾壁有不同程度的纤维化及慢性炎细胞浸润等。临床上有时有右下腹疼痛。慢性阑尾炎有时也可急性发作。

三、结局和并发症

急性阑尾炎经过外科治疗，预后较好。仅少数病例因治疗不及时或机体抵抗力过低，出现并发症或转变为慢性阑尾炎。

并发症有①急性弥漫性腹膜炎；②阑尾周围脓肿；③肝脓肿；④阑尾积脓或阑尾黏液囊肿。

第五节　非特异性肠炎

一、炎症性肠病

炎症性肠病（inflammatory bowel disease，IBD）是一组非特异性肠道炎症性疾病，包括Crohn病和溃疡性结肠炎，均以慢性经过、反复发作、原因不明等为特征。IBD可发生在任何年龄。在西方国家较为常见。近十余年，我国发病人数逐年增加，已成为消化系统常见疾病。

炎症性肠病的原因不明，多数研究表明，其发生与遗传、肠道菌群和异常的肠道免疫反应等因素有关。

（一）Crohn病

Crohn病（Crohn disease，CD），是一种病因不明的主要侵犯消化道的全身性疾病。临床主要表现为腹痛、腹泻、腹部肿块、肠溃疡穿孔、肠瘘形成及肠梗阻，还可有肠外表现，如游走性多关节炎、强直性脊柱炎、结节性红斑和结膜炎等。

1. 病理变化

病变可累及整个消化道，但以回肠末端最常见，其次为结肠、近端回肠和空肠等处。统计分析显示，约40%的病例病变仅累及小肠，30%的病变累及结肠，30%的病变同时见于小肠和结肠。典型的病例病变呈节段性，故又称局限性肠炎（regional enteritis）。

肉眼观察病变呈节段性，被正常黏膜分隔，呈跳跃式分布。病变肠段黏膜高度水肿，皱襞呈块状增厚如铺路石样（鹅卵石样）改变。黏膜面可见溃疡，初为鹅口疮样微小溃疡，进而融合形成纵行溃疡并发展为裂隙，严重者可引起肠穿孔及瘘管形成。病变肠管因纤维化而致肠腔狭窄，并易与邻近肠管或肠壁粘连。

光镜下病变复杂多样累及肠壁全层，包括①裂隙状溃疡，表面被覆坏死组织，其下肠壁各层可见大量淋巴细胞、单核细胞及浆细胞浸润（穿壁性炎症）；②肠黏膜下层增厚、水肿，其内有多数扩张的淋巴管，并可见淋巴组织增生伴有淋巴滤泡形成；③肉芽肿，肠壁内可见由类上皮细胞、多核巨细胞形成的肉芽肿，与结核肉芽肿不同，其中心无干酪样坏死。

2. 并发症

并发症主要为肠梗阻和腹腔脓肿。慢性病例肠黏膜上皮可发生异型增生进而发生癌变，但其癌变率低于溃疡性结肠炎。

（二）溃疡性结肠炎

溃疡性结肠炎（ulcerative colitis，UC）是一种原因不明的慢性结肠炎症。临床主要表现为腹痛、腹泻和血性黏液便，呈反复发作的慢性过程。常伴发肠外免疫性疾病，如游走性关节炎等。目前多认为溃疡性结肠炎是一种自身免疫性疾病，但具体机制仍不清楚。本病多见于中青年，男女均可发病。

1. 病理变化

病变呈连续性、弥漫性分布。多自直肠开始，逆向近端结肠发展，可累及结肠各段，甚至末端回肠。

初期，病变肠黏膜充血、点状出血伴隐窝脓肿形成。继而脓肿增大伴局部肠黏膜坏死脱落，形成多发性糜烂或表浅小溃疡并可累及黏膜下层。溃疡可融合扩大或相互穿通形成窦道。病变进一步发展，伴随肠黏膜大片坏死而形成大的溃疡。溃疡之间残存的肠黏膜充血、水肿并增生形成小隆起，称为假息肉。

光镜下病变主要位于黏膜层和黏膜下层，其内中性粒细胞、淋巴细胞、浆细胞及嗜酸性粒细胞浸润，继而形成广泛的溃疡，可见隐窝炎及隐窝脓肿。溃疡底部可见急性血管炎，管壁呈纤维素样坏死。溃疡边缘假息肉形成处的腺上皮可出现异型增生。晚期病变区肠壁纤维组织增生伴黏膜萎缩。

2. 并发症

①结肠周围脓肿；②腹膜炎；③中毒性巨结肠 暴发型患者，结肠因中毒丧失蠕动功能而发生麻痹性扩张；④癌变。癌变与溃疡性结肠炎的病程长短和病变范围有关。病程越长癌变风险越高，病程大于20年者癌变风险增加到12%～15%，30年者则增加到50%。病变局限且间歇性发作者，癌变风险较小，如病变仅限于左侧结肠，癌变率低，而全结肠均有病变者，癌变率较高。病变广泛的溃疡性结肠炎超过10年的患者，其结直肠癌发生危险性

较一般人群高数倍。

两种炎症性肠病的病理特点如表7-3所示。

表7-3　Crohn病和溃疡性结肠炎的形态学鉴别点

特征	Crohn病	溃疡性结肠炎
病变部位	回肠和/或结肠	结肠
病变分布	节段性	连续性、弥漫性
肠腔狭窄	多见	少见
肠壁	增厚	变薄
炎症	肠壁全层	黏膜和黏膜下层
溃疡	深、纵行裂隙状	浅、不规则
假息肉	无/轻微	显著
淋巴细胞反应	显著	轻微
肠壁纤维化	显著	正常或轻微
肉芽肿	有	无
浆膜炎	显著	无
伴发穿孔及瘘管	较多	少见
恶变	有	有

二、急性出血性坏死性肠炎

急性出血性坏死性肠炎（acute hemorrhagic necrotizing enteritis，AHNE）是以小肠广泛出血、坏死为特征的肠道急性炎症。夏秋季常见，儿童和青少年多发，男性多于女性。主要表现为腹痛、便血、发热、呕吐和腹胀，重者可有休克、肠麻痹等中毒症状。

1. 病因和发病机制

尚不清楚。多数报道认为本病是一种非特异性感染所引起的变态反应性疾病。目前认为与产生β毒素的Welchii杆菌（C型产气荚膜杆菌）感染有关，毒素可致肠道组织坏死。此外，肠道内胰蛋白酶缺乏或抑制也被认为与本病的发生有关。

2. 病理变化

病变以空肠及回肠最为多见且严重，常呈节段性分布。病变肠壁增厚变硬，黏膜肿胀，广泛出血、坏死，与正常黏膜分界清楚。黏膜下层也可见广泛出血及炎细胞浸润，肌层平滑肌纤维断裂并可发生坏死。严重者可继发肠溃疡和肠穿孔。肠壁内血管壁呈纤维素样坏死，可有血栓形成。

三、菌群失调性肠炎

多由于长期使用广谱抗生素造成肠道菌群失调所致，故又称抗生素性肠炎（antibiotic associated enteritis）。病变主要表现为急性肠黏膜坏死、纤维素渗出和假膜形成。多发生于50岁以上免疫功能低下的人群，女性多于男性。病情轻重不一，轻者表现腹泻，重者危及生命。

1. 病因和发病机制

多种病原可引起本病，其中难辨梭状芽孢杆菌被认为是主要致病菌。难辨梭状芽孢杆菌在正常情况下存在于肠腔内，当肠道微生物群失调时，该菌大量繁殖并产生毒素如毒素A和毒素B，其毒素可灭活上皮细胞内的Rho蛋白家族，导致细胞凋亡，还可破坏细胞骨架，导致细胞坏死。

2. 病理变化

肠道各段均可受累。表现为肠壁充血水肿，可有出血、黏膜组织坏死及黄白色的假膜形成。假膜脱落可形成表浅而不规则的溃疡。光镜下坏死脱落的黏膜上皮、渗出的纤维素与中性粒细胞构成假膜，固有层内炎细胞浸润。黏膜下层增厚，其内血管扩张、充血及炎细胞浸润。

知识拓展一：大肠癌与生活习惯

大肠癌包括结肠癌与直肠癌，是常见的消化道恶性肿瘤。近二十年来我国大肠癌发病率在逐年上升，发病率和死亡率均居全部恶性肿瘤的第3～5位，城市高于农村，男性多于女性。流行病学研究显示饮食习惯与生活方式是大肠癌发生的重要诱因。

1. 饮食因素

（1）高脂、高蛋白饮食与大肠癌发生的关系 高脂、高蛋白饮食与大肠癌的发生呈正相关，摄入量越多，大肠癌发生危险性越高。长期大量摄入肉食，尤其牛肉、猪肉、羊肉等红肉和经过腌制、熏制、高温烧烤和油炸等处理的食物导致大肠癌的发病风险明显增加。高脂肪饮食特别是动物脂肪，会增加大肠癌发生的危险性，而多不饱和脂肪酸的摄入与大肠癌的发生概率呈负相关。

（2）膳食纤维与大肠癌发生的关系 存在蔬菜、水果、谷物等食物中的纤维素能吸收水分、增加粪便量、稀释肠道内致癌物浓度，还可使肠蠕动加快，缩短粪便通过大肠的时间，对大肠黏膜有一定保护作用。因此，增加膳食纤维的摄入可降低患大肠癌的风险。

（3）微量元素和维生素与大肠癌的关系 维生素A、维生素C、维生素D、维生素E，叶酸，钙，硒等有益于预防大肠癌，如，维生素A有抑制上皮细胞分化，使已向癌细胞分化的细胞恢复正常；钙可与肠道中的胆酸、脂肪酸结合，成为不可吸收的钙，从而减少致癌的机会。因此，适量、适宜比例摄入维生素和其他营养素能减少大肠癌的发生。

2. 生活方式

高体重指数为大肠癌的危险因素，肥胖的程度和大肠癌有直接关系。体力活动是大肠癌的保护因素，适度的体力劳动可促进有效肠蠕动，减少肠黏膜与粪便中致癌物的接触。其次，吸烟、饮酒等也是增加大肠癌发生的危险因素。

因此，科学合理的饮食结构，包括限制高脂肪、高蛋白动物性肉食品的摄入量，增加新鲜蔬菜、水果谷物的摄入量等和健康的生活方式，包括经常地进行适度的体力活动和锻炼控制体重，减少肥胖，戒烟、酒等，对大肠癌的防治有积极的作用。

知识拓展二：食物过敏

食物过敏（food allergy）属于过敏性疾病。是由于某种食物蛋白的食入、接触或吸入引起特异性免疫反应，导致机体炎症的一组疾病。不同地区食物过敏的患病率和分布有很大差异，美国每年有2%～5%的人发生食物过敏，其中儿童及婴幼儿发病率约为5%～8%。近些年来，食物过敏发病率显著增高，已成为全球关注的重大公共卫生和食品安全问题。

1. 食物过敏原

多种食物能引起人体过敏，最常见的致敏食物有8类，引起90%以上的食物过敏反应。这些食物包括：牛乳、鸡蛋、花生、坚果、甲壳类和贝类、鱼、小麦和大豆。其次食品添加剂和转基因食物也可引起食物过敏。

致敏食物中的主要过敏原多为水溶性糖蛋白，分子质量小，倾向于耐酸、耐热、耐蛋白酶分解，并在食物中含量丰富。

（1）牛乳　牛乳过敏是幼儿最常见的食物过敏，其发生随着年龄增加而逐渐减轻。牛乳富含多种蛋白质，酪蛋白和乳清蛋白（包括α-乳清蛋白和β-乳球蛋白）是引起牛乳过敏的主要过敏原。此外，牛乳过敏也可由一些次要过敏原如乳铁蛋白、血清白蛋白和免疫球蛋白等引起。

不同食物加工程序可改变牛乳产品的致敏性。如加热和发酵可以降低乳清蛋白的过敏原性，尤其是β-乳球蛋白，但加热不能改变酪蛋白的过敏原性。当患者以对酪蛋白组分过敏为主时，则临床表现更重，也更可能不耐受酸乳或高温加工的牛乳制品。

（2）鸡蛋　鸡蛋过敏也常见于婴幼儿和儿童。对鸡蛋过敏所产生的临床症状大多在5～7岁时消失，但是有时也可能是终生的。蛋清包括4种主要过敏原，分别是卵类黏蛋白、卵白蛋白、卵转铁蛋白和溶菌酶。过敏原的致敏性与结构密切相关，食品加工方式能改变过敏原蛋白的结构，暴露或隐藏过敏原蛋白的表位，从而使其致敏性发生变化。

（3）花生及豆类　目前已知的花生过敏原有11种，其中Arah1和Arah2是两种主要的过敏原，它能够被90%以上的花生过敏患者血清IgE所识别。Arah1是含量最高的过敏原，占花生蛋白总量的12%～16%，热稳定性强，属于Cupin家族内的豌豆球蛋白。有研究表明，煮沸、煎炸可降低Arah1与IgE的结合能力，影响其过敏原性。Arah2占花生蛋白总量的10%左右，属于2S种子贮藏蛋白家族。研究表明，Arah2蛋白经低于70℃的热处理后，其抗原性略有增强，但当热处理温度高于85℃时，过敏原Arah2的抗原性明显降低。经115℃热处理60min后，其抗原性降至最低。

（4）坚果　坚果核中的主要过敏原包括2S白蛋白，如胡桃（Jugr1）、Cupin家族的11S和7S种子储藏球蛋白，如腰果（Anao1和Anao2）和油质蛋白。植物学间关系密切的坚果，其主要过敏原之间具有高度同源性。

（5）鱼、甲壳类和贝类　鱼虾贝类是常见的水产类食物过敏原。鱼类的主要过敏原是小清蛋白，是一种钙结合蛋白，在许多鱼类的白色肌肉中大量存在。虾、甲壳和贝类的主要过敏原为原肌球蛋白，广泛存在于肌肉和非肌肉细胞中，但贝类和哺乳动物肌肉中的原肌球蛋白之间无交叉反应。

（6）小麦　根据溶解度不同，小麦的致敏蛋白分为水溶性和非水溶性蛋白。水溶性蛋白包括清蛋白和球蛋白；非水溶性蛋白包括醇溶蛋白（分为$\alpha/\beta/\gamma/\omega$ 4种类型）和谷蛋白。其中ω-醇溶蛋白可引起小麦依赖运动诱发的严重过敏反应（wheat-dependent exercise-induced anaphylaxis，WDEIA）。烹饪对小麦过敏原的致敏性均有影响，但不同植物物种的相同致敏原对烹饪的反应存在差异。

2. 发生机制

食物过敏的发生可由IgE介导、非IgE介导和混合IgE/非IgE介导。

IgE介导是食物过敏的主要发生机制，机体产生针对食物过敏原的特异性IgE，导致靶器官的肥大细胞、嗜碱性粒细胞脱颗粒释放组胺等生物活性物质，引起过敏性炎症。IgE介导的为速发型过敏反应如荨麻疹、哮喘和过敏性休克等，均急性起病，常自婴儿期起病，有家族史者易发。

非IgE介导的过敏反应是指由其他免疫机制介导的，包括T细胞释放促炎细胞因子引起的过敏反应及嗜酸性粒细胞介导的食物过敏。多表现为慢性反复性发生的过敏。

许多食物过敏往往同时存在多种免疫机制介导，如食物过敏引起的哮喘、特应性皮炎等。

3. 病理变化

速发型过敏反应的靶器官主要位于皮肤、黏膜、呼吸道和消化道、血管平滑肌。其病理变化包括两个过程，速发相反应（过敏原暴露15～20min）主要表现为血管扩张、充血水肿、平滑肌收缩。迟发相反应（2～24h）以局部嗜酸性粒细胞、嗜碱性粒细胞、中性粒细胞及Th$_2$细胞等炎细胞的浸润为特征。

4. 临床表现

复杂多样，且因过敏原、发病机制和患者年龄的不同而有差异。速发型过敏反应主要累及皮肤和黏膜相关的组织器官，迟发性过敏反应可累及各个组织器官（表7-4）。

表7-4 食物过敏常见症状

受累组织器官	症状
胃肠道	呕吐、腹泻、胃食管反流、便秘、血便、缺铁性贫血 严重者可出现：生长落后，缺铁性贫血，低蛋白血症，肠病或严重结肠炎
皮肤	特应性皮炎，面部、口唇、眼睑水肿，荨麻疹，皮肤瘙痒 严重者可出现：低蛋白血症，生长落后或缺铁性贫血
呼吸道 （非感染性）	鼻痒、流涕、中耳炎、慢性咳嗽、喘息 严重者可出现：急性喉水肿或气道阻塞
眼部	眼痒、流泪、瞬目、球结膜充血
全身	持续的腹痛，儿童期生长发育落后 严重者可出现：过敏性休克

5. 防治措施

（1）饮食管理 治疗食物过敏的举措之一是避免进食过敏性食物。在回避过敏性食物时，也应注意膳食的营养均衡，尤其对多种食物过敏的患者应定期进行营养评价，避免因食物回避造成的营养不良和失衡。

（2）药物及其他治疗

📖 课程思政

幽门螺杆菌发现的启迪

胃液的pH接近1，这样的强酸环境是否会有细菌的存活？澳大利亚的两位科学家Warren和Marshall给出了答案——胃内不仅存在一种被称为幽门螺杆菌的细菌，并且该细菌与胃炎和消化性溃疡的发病密切相关。由此，两人被授予2005年度诺贝尔生理学与医学奖。那么，幽门螺杆菌是怎样被发现，又是如何被证实与胃炎及消化性溃疡发生关系的呢？

事实上，早在1892年，就有病理学家在胃黏膜内观察到螺旋状细菌。遗憾的是其后的几十年间，绝大多数学者并未将胃黏膜中的细菌作为致病菌而进行深入研究。直到1979年，病理学家Warren在多个慢性胃炎患者的胃黏膜中观察到一种弯曲状的细菌，并根据观察到的现象大胆设想该细菌可能与慢性胃炎的发生相关。在当时，他的发现仍不被同行支持，但他还是决定要研究这种细菌。于是他与临床医师Marshall合作，从多方面更深入地研究这种弯曲状的细菌。

他们的实验并非一帆风顺。经历多次失败后，1982年4月，Marshall等人从患者胃黏膜活检标本中成功培养和分离出这种细菌，确定了该细菌在胃内的存在。接着为了证实该细菌是引起胃炎的罪魁祸首，Marshall喝下了含有这种细菌的培养液。随后，Marshall出现了上腹部不适、恶心、口臭等症状，经胃镜及活检证实胃黏膜有该细菌定植，并伴中性粒细胞浸润和上皮细胞的损伤，从而证实这种细菌的感染可导致胃炎。这种细菌后来被命名为幽门螺杆菌。

机会对每个人都是平等的。在学习和工作中，我们要善于观察，勤于思考，勇于实践，严谨求实，团结协作，这样才可能发现并抓住不期而遇的机会，在探索的道路上走得更高、更远。

本章小结

本章主要讲述了消化道的常见病和多发病。包括：

（1）胃食管反流性疾病包括反流性食管炎和Barrett食管，后者是食管远端黏膜的鳞状上皮被化生的腺上皮所替代。Barrett食管使患者发生食管腺癌的风险增高。

（2）慢性胃炎常见，幽门螺杆菌是其主要病因，分为慢性非萎缩性胃炎和慢性萎缩性胃炎，后者的特征病变是黏膜固有腺体萎缩。

（3）消化性溃疡是以胃和十二指肠形成慢性溃疡性病变为其特征。胃溃疡多位于胃小弯侧近幽门部，十二指肠溃疡多发生在十二指肠球部。溃疡底部自内向外依次是炎性渗出层、坏死层、肉芽组织层和瘢痕层。出血、穿孔、幽门狭窄和癌变是消化性溃疡的并发症。

（4）急性阑尾炎是临床上最多见的急腹症，包括急性单纯性阑尾炎、急性蜂窝织炎性阑尾炎和急性坏疽性阑尾炎。

（5）炎症性肠病一组原因不明的慢性非特异性肠道炎症性疾病，包括Crohn病和溃疡性结肠炎。二者长期反复发展均可增加患大肠癌的风险。

思考题

1. 长期的胃内容物反流对机体有何影响？
2. 简述慢性胃炎的病因。
3. 慢性萎缩性胃炎的病理变化是什么？
4. 简述十二指肠溃疡的病理变化。
5. 炎症性肠病的类型及其病变特征是什么？

第八章
肝脏、胆道和胰腺疾病

学习目标

1. 掌握肝炎、脂肪肝及肝硬化的病理变化。
2. 掌握卟啉病和肝豆状核变性的病因、临床表现及病理变化。
3. 掌握胆囊炎的病因、临床表现及病理变化。
4. 掌握急性胰腺炎的病因、发病机制、临床表现。
5. 熟悉胆结石的类型。
6. 熟悉脂肪肝、肝硬化的膳食原则。
7. 熟悉急性胆囊炎及急性胰腺炎的膳食原则。
8. 了解慢性胆囊炎及慢性胰腺炎的营养治疗。

第一节 病毒性肝炎、酒精性脂肪肝和非酒精性脂肪肝

一、病毒性肝炎

病毒性肝炎（viral hepatitis）是指由一组肝炎病毒引起的以肝实质细胞变性、坏死为主要病变特征的常见传染病。已证实引起病毒性肝炎的肝炎病毒有甲型、乙型、丙型、丁型、戊型及庚型六种。病毒性肝炎发病率较高，流行区广泛，严重危害人类的健康。

1. 病因及发病机制

病毒性肝炎的发病机制较复杂，至今尚未完全阐明，取决于多种因素，尤其是与机体的免疫状态有密切关系。

（1）甲型肝炎病毒（hepatitis A virus，HAV）引起甲型肝炎，经消化道感染，潜伏期短（2~6周），可散发或流行。HAV不直接损伤细胞，可能通过细胞免疫机制损伤肝细胞。HAV一般不引起携带者状态和慢性肝炎。通常急性起病，大多数可痊愈，极少发生急性重型肝炎。

（2）乙型肝炎病毒（hepatitis B virus，HBV）完整的HBV颗粒呈球形，有双层衣壳，HBV基因组是环状双链DNA结构，在HBV基因组内，主要有S、C、P与X基因。X基因编码的X蛋白在肝细胞癌发生中起着重要作用。HBV有一糖蛋白外壳称B型肝炎表面抗原（HBsAg），在感染的肝细胞表面可分泌大量HBsAg，使机体免疫系统，尤其是CD8$^+$的T细胞识别并杀伤感染细胞，导致肝细胞坏死或凋亡。当机体缺乏有效免疫反应时，表现为携带者状态。HBV是中国慢性肝炎的主要致病原，可引起急性肝炎、急性重型肝炎和携带者状态，最终导致肝硬化。HBV主要经血流、血液污染物品、吸毒或密切接触及母婴传播。

（3）丙型肝炎病毒（hepatitis C virus，HCV）主要通过注射或输血传播。HCV是单链RNA病毒，与肝细胞癌发生密切相关，饮酒可促进病毒复制、激活和肝纤维化的发生。HCV感染者约3/4可演变成慢性肝炎，其中20%可进展为肝硬化，部分可发生肝细胞性肝癌。

（4）丁型肝炎病毒（hepatitis D virus，HDV）复制缺陷型RNA病毒，须依赖同HBV复合感染才能复制。感染通过两种途径，与HBV同时感染，约90%可恢复，少数演变成HBV/HDV复合性慢性肝炎，少数发生急性重型肝炎；或在HBV携带者中再感染HDV，约80%转变成HBV/HDV复合性慢性肝炎，发生急性重型肝炎的比例较高。

（5）戊型肝炎病毒（hepatitis E virus，HEV）单链RNA病毒，戊型肝炎主要通过消化道传播，易在雨季和洪水过后流行，多见于秋冬季。HEV多感染35岁以上的中年人和老年人（病情常较重），妊娠期戊型肝炎发生重症肝炎的比例较高。HEV一般不导致携带者状态和慢性肝炎，大多数病例预后良好，但在孕妇中死亡率可达20%。

（6）庚型肝炎病毒（hepatitis G virus，HGV）HGV感染主要发生在透析的患者，通过污染的血液或血制品传播，也可经性接触传播，部分患者可变成慢性。

2. 基本病理变化

各型病毒性肝炎病变基本相同，都以肝细胞变性、坏死为主，同时伴有不同程度的炎细胞浸润、肝细胞再生和间质纤维组织增生。

（1）肝细胞变性

①肝细胞肿胀：光镜下见肝细胞明显肿大，胞质疏松呈网状、半透明，称为胞质疏松化。进一步发展，肝细胞体积更加肿大，由多角形变为圆球形，胞质几乎完全透明，称气球样变。

②肝细胞嗜酸性变：一般仅累及单个或数个肝细胞，散在于肝小叶内。光镜下见病变肝细胞由于胞质水分脱失浓缩使肝细胞体积变小，胞质嗜酸性增强，故红染，细胞核染色也较深。

③肝细胞脂肪变性：肝细胞的胞质内出现大小不等的球形脂滴。

（2）肝细胞坏死与凋亡

① 溶解性坏死：由严重的细胞变性发展而来。根据坏死的范围和分布不同，可分为点状坏死、碎片状坏死、桥接坏死、亚大块及大块坏死。点状坏死是散在分布的单个或数个肝细胞的坏死为点状坏死，常见于急性普通型肝炎；碎片状坏死指肝小叶周边部界板肝细胞的灶性坏死和崩解，使肝界板受到破坏，又称界面性肝炎，常见于慢性肝炎；桥接坏死指中央静脉与门管区之间，两个门管区之间，或两个中央静脉之间出现的互相连接的坏死带，常见于较重的慢性肝炎；亚大块及大块坏死是指肝细胞坏死占肝小叶大部分，相邻肝小叶的亚大块或大块坏死均可相互融合，常见于重型肝炎。

② 凋亡：由嗜酸性变发展而来，胞质进一步浓缩，核也浓缩消失，最终形成深红色浓染的圆形小体，称为嗜酸性小体或凋亡小体。

（3）炎细胞浸润　主要为淋巴细胞和单核细胞浸润于肝细胞坏死区或门管区。

（4）再生

① 肝细胞再生：坏死的肝细胞由周围的肝细胞通过直接或间接分裂再生而修复。再生的肝细胞水肿，体积较大，胞质略呈嗜碱性，细胞核大且深染，有时可见双核。再生的肝细胞可沿原有的网状支架排列。但如坏死严重，原小叶内的网状支架塌陷，再生的肝细胞则呈团块状排列，称为结节状再生。

② 间质反应性增生：有库普弗细胞、间叶细胞和成纤维细胞增生。

③ 小胆管增生：慢性且坏死较重的病例，可见小胆管增生。

（5）纤维化　肝脏的炎症反应和中毒性损伤等可引起纤维化。一般来说纤维化多为不可逆，但有研究提示肝纤维化在一定情况下可吸收，故也是可逆的。纤维化时胶原的沉积对肝脏血流和肝细胞灌注有明显的影响。随着纤维化的不断进展，肝脏直接被分割成由纤维包绕的结节，最终形成肝硬化。

3. 临床病理类型

（1）普通型病毒性肝炎　分急性和慢性。

① 急性（普通型）肝炎：临床分为黄疸型和无黄疸型。我国以无黄疸型多见，主要为乙型病毒性肝炎，部分为丙型。黄疸型肝炎病变稍重，病程较短，多见于甲型、丁型和戊型肝炎。

病理变化：肉眼观察，肝脏肿大，质较软，表面光滑。镜下，肝细胞广泛的肿胀变性（水样变）为主，伴有气球样变，肝血窦受压而变窄，肝细胞内可见淤胆现象。肝细胞坏死轻微，可见点状坏死与嗜酸性小体。肝小叶内与门管区少量炎细胞浸润。黄疸型坏死稍重，毛细胆管内常有淤胆和胆栓形成。

临床病理联系：弥漫性肝细胞肿大，使肝脏体积变大，包膜紧张，引起肝区疼痛。肝细胞变质性改变，造成肝细胞内酶释放入血，血清谷丙转氨酶升高，同时还可引起多种肝功能异常，病变严重者出现黄疸。

结局：本型肝炎患者多数在6个月内治愈。乙型、丙型肝炎常恢复较慢，其中乙型肝炎5%~10%、丙型肝炎约70%可转为慢性肝炎。

②慢性（普通型）肝炎：病毒性肝炎病程持续半年以上者为慢性肝炎。由病毒类型、治疗不当、营养不良、饮酒、服用对肝有害的药物，以及免疫因素等导致，慢性肝炎的演变和患者的预后主要取决于所感染的病毒类型，故对慢性病毒性肝炎的分类，按病因命名为佳，如慢性乙型肝炎、慢性丙型肝炎等。

病理变化：慢性肝炎的病变轻重不一。轻者，肝小叶结构保存完整，小叶内肝细胞坏死轻微，门管区少量慢性炎细胞浸润及少量纤维组织增生。重者，门管区出现持续的碎片状坏死和桥接坏死，门管区周围纤维间隔或桥接纤维化形成。随着病变的进展，晚期转变为肝硬化。此外肝细胞和毛细胆管有不同程度的淤胆，小胆管增生、库普弗细胞肥大增生也较明显。

慢性肝炎的病变是一个连续动态的过程，轻、重病变之间可相互转化。慢性肝炎的炎症和纤维化程度的评估对临床治疗具有重要的意义，目前临床病理医生按Scheuer方案（表8-1）对慢性肝炎进行诊断。

表8-1　慢性肝炎分类（Scheuer方案）

炎症活动度			纤维化程度	
分级	门管区周围	小叶内	分期	意义
G0	无或轻度炎症	无炎症	S0	无
G1	门管区炎症	炎症但无坏死	S1	门管区扩大（纤维化）
G2	轻度碎片状坏死	点灶状坏死或嗜酸小体	S2	门管区周围纤维化，小叶结构保留
G3	中度碎片状坏死	重度灶性坏死	S3	纤维化伴小叶结构紊乱，无肝硬化
G4	重度碎片状坏死	桥接坏死（多小叶坏死）	S4	可能或肯定的肝硬化

临床病理联系：慢性肝炎的临床表现多样化，部分患者长期乏力、厌食、持续反复发作的黄疸、肝区不适等。转氨酶和肝功能异常，并随病情反复而波动。有些病例直至出现腹水、消化道出血、肝功能不全时才引起注意；某些病例还伴有血管炎、关节炎等症状。

结局：慢性肝炎的转归不一，主要取决于感染病毒的类型。经适当治疗，大部分可恢复健康或病变趋于静止，症状缓解；部分病例发展为肝硬化。极少数可转为重型肝炎。

（2）重型病毒性肝炎　最严重的一型病毒性肝炎，较少见。根据发病缓急及病变程度的不同，分为急性和亚急性重型两种。

①急性重型肝炎（或暴发型肝炎）：少见，起病急骤，病程短，大多为10d左右，病变严重，死亡率高。

病理变化：肉眼观察，肝体积明显缩小，重量减轻，被膜皱缩，质地柔软，切面呈黄色或红褐色，部分区域呈红黄相间的斑纹状。镜下，以肝细胞严重而广泛坏死（大块坏死）为特征。肝细胞坏死多从肝小叶中央开始并迅速向四周扩展，仅小叶周边部残留少许变性的肝细胞。溶解坏死的肝细胞很快被清除，仅残留网状支架。肝血窦明显扩张，充血甚至出血，库普弗细胞增生肥大，吞噬活跃。肝小叶内及门管区可见以淋巴细胞和巨噬细胞为主的炎细胞浸润。数日后网状支架塌陷，残留的肝细胞无明显再生现象。

临床病理联系：大量肝细胞溶解坏死可导致：胆红素大量入血引起严重的肝细胞性黄疸；凝血因子合成障碍导致明显的出血倾向；肝衰竭，对各种代谢产物的解毒功能出现障碍导致肝性脑病。此外，由于胆红素代谢障碍及血液循环障碍等，还可诱发肾衰竭（肝肾综合征）。

结局：本型肝炎患者大多数在短期内死亡，死亡原因主要为肝衰竭（肝性脑病）、消化道大出血、肾衰竭及DIC等。少数迁延而转为亚急性重型肝炎。

② 亚急性重型肝炎：起病较急性重型肝炎稍慢，病程较长（数周至数月），多数由急性重型肝炎迁延而来，少数由急性普通型肝炎恶化而来。

病理变化：肉眼观察，肝体积缩小，表面包膜皱缩不平，质地软硬程度不一，部分区域呈大小不一的结节状。切面见坏死区呈红褐色或土黄色，再生的结节因胆汁淤积而呈现黄绿色。

光镜下特点为既有肝细胞的亚大块坏死，又有结节状肝细胞再生。坏死区网状纤维支架塌陷和胶原化（无细胞硬化），因而使残存的肝细胞再生时不能沿原有支架排列，呈结节状。肝小叶内外可见明显的炎细胞浸润，主要为淋巴细胞和单核细胞，肝小叶周边部有小胆管增生，较陈旧的病变区有明显的结缔组织增生。

结局：如治疗恰当且及时，病变可停止发展并有治愈可能，但多数病例发展成肝硬化。

4. 携带者状态

无明显症状或仅有轻微临床表现的慢性病毒性肝炎，患者呈现病毒抗原阳性，但无明显的肝损伤。多由HBV、HCV或HDV感染导致，我国以HBV多见。

5. 其他病毒引起的肝炎

（1）EB病毒感染　急性期可引起轻度肝炎。

（2）巨细胞病毒感染　特别是感染新生儿和免疫功能不全患者的几乎所有肝脏细胞，包括肝细胞、胆管上皮细胞、内皮细胞都可以产生病毒相关的巨细胞样改变。

（3）单纯疱疹病毒　感染新生儿或免疫抑制者的肝细胞，导致细胞特征性病理变化和肝细胞坏死。

二、酒精性脂肪肝

脂肪肝是指由于各种原因引起的肝细胞内脂肪蓄积的病变。患者肝脏体积增大，边缘钝，切面黄色，油腻感，光镜下肝细胞弥漫累及，胞浆内可见大的空泡，将肝细胞核挤向一侧呈"印戒状"，无炎细胞及肝细胞坏死。另外一部分患者肝细胞脂质堆积呈小泡状，细胞核不偏位，呈"泡沫细胞状"，有时细胞内脂肪可溢出，在间质内堆积，形成所谓"脂肪囊"，此时可引起轻微的炎症反应。

1. 病因和发病机制

肝脏是酒精代谢、降解的主要场所。酒精对肝有直接损伤作用，机制如下：酒精在其解毒过程中消耗大量二磷酸吡啶核苷酸，从而影响脂肪酸的氧化，加上酒精可影响脂蛋白的合成和分泌，结果引起中性脂肪在肝细胞内堆积；酒精还可诱导细胞色素P450的生成，可增加某些药物向有毒的代谢产物转化；酒精在微粒体醇氧化系统的氧化作用下可产生自由基直接作用于细胞膜和蛋白质；酒精不但直接影响微管和线粒体的功能及膜的流动性，而且可通过其中间代谢产物乙醛引起脂质过氧化和形成乙醛-蛋白质合成物，进一步破坏细胞骨架和膜的功能；有人甚至认为酒精及其代谢产物乙醛所引起的肝细胞蛋白质的改变有可能使肝细胞产生新的抗原，由此激发对肝细胞的免疫反应而引起肝细胞损伤。另外，嗜酒者常有营养不良，其表现是蛋白质和维生素缺乏。

长期过量饮酒是酒精性脂肪肝的诱发因素，饮酒者中，脂肪肝大多数是无症状的，少部分患者可出现轻微的门脉高压，但程度一般比较轻微，还有患者可出现消化道出血、脾肿大、黄疸、体液潴留等症状，1/3的患者出现生化指标的异常，主要是谷草转氨酶和胆红素的升高。

2. 病理变化

酒精性脂肪肝的组织学改变轻重不一，较轻的表现为肝细胞胞浆内充满小泡状的脂肪空泡，核居中，细胞呈泡沫细胞样，严重的肝细胞浆内为大脂肪空泡所占据，核偏位，细胞似脂肪细胞。富含脂肪的肝细胞可膨胀破裂，造成脂肪溢出引起炎症反应，进而形成脂肪性肉芽肿，此种病变中央静脉区较常见（图8-1）。脂肪肝是一种可逆性病变，如果单纯由酒精引起的，则停止饮酒，恢复正常饮食，短期内可以消退。

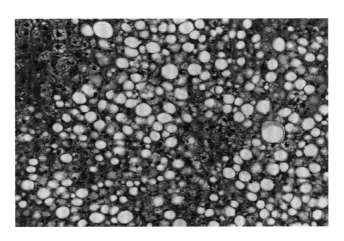

图8-1　酒精性脂肪肝（HE 染色）

肝细胞肿大变圆，其内可见大的脂滴，并将细胞核挤到细胞一侧

三、非酒精性脂肪肝

非酒精性脂肪肝是指除外酒精和其他明确的肝损伤因素所致的肝脂肪变性，是最常见的脂类代谢疾病，发生机制主要涉及胰岛素抵抗增加氧应激，引起肝细胞脂肪变性和脂质过氧化增加等。组织学上的改变与酒精性肝病相近，可表现为单纯性肝脂肪变性，脂肪性肝炎和脂肪性纤维化，最终可发展成肝硬化。但该病患者无酗酒史。

🔲 知识拓展

非酒精性脂肪性肝病治疗的关键是控制体重、节食、运动和控制糖尿病，而饮食治疗是最基础也是最重要的方法，患者宜选择低能量、低脂肪、低饱和脂肪酸、低糖和高纤维的膳食，减少脂肪摄入量，平衡膳食。

非酒精性脂肪肝患者饮食方面应选择低脂肪膳食，临床上低脂肪膳食分三种：

① 轻度限制脂肪膳食，膳食脂肪供能不超过总能量的25%，脂肪总量每日不超过50g；

② 中度限制脂肪膳食，膳食中脂肪占总能量的20%以下，脂肪总量每日不超过40g；

③ 严格限制脂肪膳食，膳食脂肪供能占总能量10%以下，脂肪总量每日不超过20g。

同时应注意平衡膳食，由于限制脂肪易导致多种营养素的缺乏，包括必需脂肪酸、脂溶性维生素，以及易与脂肪酸共价结合随粪便排出的矿物质，如钙、铁、铜、锌、镁等，应注意在膳食中及时补充这些营养素。在此基础上，合适的烹调方法也非常重要，能达到限制脂肪的膳食要求，除选择含脂肪少的食物外，还应选择蒸、煮、炖、煲、熬、烩、烘等烹调方式，减少烹调油用量，禁用油煎、油炸的烹调方式。低脂肪食物选择，宜用食物为谷类、瘦肉类、禽类、鱼类、脱脂乳制品、蛋类、豆类、薯类、各种蔬菜和水果。忌（少）用食物为含脂肪高的食物，如肥肉、肥瘦肉、全脂乳及其制品、坚果、蛋黄、油酥点心及各种油煎炸的食品等。

【宜用食物】谷类、乳类、蔬菜、水果和低脂高蛋白的食物如瘦肉、禽类、蛋、脱脂乳、豆类及豆制品、薯类、各种蔬菜和水果。含膳食纤维丰富的食物，如燕麦、玉米、小米、黑米、黑面、糙米等粗粮，韭菜、芹菜等蔬菜，蘑菇、海带等菌藻类，水果类，魔芋制品，琼脂、果胶等。宜选用富含不饱和脂肪酸的植物油，如豆油、花生油、芝麻油、菜籽油等。烹调方法宜用蒸、煮、拌、炖等。

【忌（少）用食物】少用精细食物如精细谷类，少用脂肪含量高的食物、肥腻的食物、甜食和含胆固醇高的食物，包括肥肉，动物油脂，如猪油、牛油、奶油等，花生、糖果、甜点、白糖、红糖、蜂蜜、坚果、蛋黄、蟹黄、鱼子、动物的内脏和脑组织、动物性油脂（海洋生物油脂除外）、油酥点心及各种油煎炸的食品等，少用各类腌制品，如咸鱼、咸肉、香肠、咸菜、腌萝卜、榨菜、火锅调料等。

第二节　肝硬化

肝硬化（liver cirrhosis）是各种病因引起的肝脏疾病的终末期病变，病变以慢性进行性、弥漫性的肝细胞变性坏死、肝内纤维组织增生和肝细胞结节状再生为基本病理特征，广泛增生的纤维组织分割原来的肝小叶并包绕成大小不等的圆形或类圆形的肝细胞团形成假小叶（pseudolobule），引起肝小叶结构及血管的破坏和改建。临床上早期可无明显症状，晚期常有不同程度的肝功能障碍和门脉高压症等表现。病程可达数年、十余年或更长。

一、病因

在我国，引起肝硬化的病因以病毒性肝炎为主；在欧美国家，酒精性肝硬化占全部肝硬化的50% ~ 90%。

1. 病毒性肝炎

流行病学等的资料已表明，尤其是乙型和丙型慢性病毒性肝炎与肝硬化的发生密切相关。

2. 慢性酒精中毒

长期酗酒是引起肝硬化的另一个重要因素，由慢性酒精性肝病发展成酒精性肝硬化（alcoholic cirrhosis）。

3. 胆汁淤积

任何原因引起的肝内、外胆道阻塞，持续胆汁淤积，都可发展为胆汁性肝硬化，此类较少见。

根据病因，分为原发性和继发性两种。原发性胆汁性肝硬化在我国少见，是自身免疫性疾病。可由肝内小胆管的慢性非化脓性胆管炎引起。继发性的原因与长期肝外胆管阻塞和胆道上行性感染两种因素有关。长期的胆管阻塞、胆汁淤积，使肝细胞明显淤胆而变性坏死，坏死肝细胞肿大，胞质疏松呈网状，核消失，称网状或羽毛状坏死，该型假小叶周围结缔组织的分割包绕不完全。

4. 药物及化学毒物

长期服用损肝的药物或接触有毒物质（如四氯化碳、磷、砷等）可引起肝细胞脂肪变性和弥漫性中毒性肝坏死，继而出现结节状再生而发展为肝硬化。

5. 代谢障碍

先天性酶缺陷引起某些物质代谢障碍，使其沉积在肝脏，损害肝细胞，最后导致肝硬化。如铜代谢紊乱导致的肝豆状核变性引起的肝硬化。

6. 营养障碍

长期食物中营养不足或不均衡、多种慢性疾病导致消化吸收不良，以及肥胖或糖尿病等导致的脂肪肝都可发展为肝硬化。

7. 其他

血吸虫虫卵反复在肝脏沉积，可导致"血吸虫性肝硬化"，而肝静脉和（或）下腔静脉阻塞和右心慢性衰竭造成长期肝脏慢性淤血，可导致"淤血性肝硬化"。

8. 原因不明

肝硬化的发病原因一时难以确定者，称为隐源性肝硬化（cryptogenic cirrhosis），在西方国家占肝硬化的10%～15%。必须指出，"血吸虫性肝硬化""淤血性肝硬化"和"胆汁性肝硬化"均以肝内纤维组织增生为主要特征，而少有肝细胞再生形成结节和肝小叶结构改建，虽习惯被称为"肝硬化"，事实上用"肝纤维化"更恰当。

二、发病机制

上述各种因素均可引起肝细胞弥漫性损伤，如长期作用，反复发作，可导致肝内广泛的胶原纤维增生。增多的胶原纤维有两种来源，其一是肝细胞坏死后，肝小叶内原有的网状支架塌陷、聚积、胶原化或由肝星状细胞转变为肌成纤维细胞样细胞产生胶原纤维；其二为门管区的成纤维细胞增生并分泌胶原纤维。

同时，肝细胞坏死可启动肝细胞再生，在人肝细胞生长因子（human hepatocyte growth factor，hHGF）、表皮生长因子（epidermal growth factor，EGF）、转化生长因子-α（transforming growth factor，TGF-α）和其他一些多肽类生长因子的刺激下，肝细胞分裂增殖。肝小叶内网状支架塌陷后，再生的肝细胞不能沿原有支架排列，而形成不规则的再生肝细胞结节。广泛增生的胶原纤维可向肝小叶内伸展，分割肝小叶；也可与肝小叶内的胶原纤维连接形成纤维间隔包绕原有的或再生的肝细胞团，形成假小叶。这些病变随着肝细胞不断坏死与再生而反复进行，最终形成弥漫全肝的假小叶，并导致肝内血液循环改建和肝功能障碍而形成肝硬化。

三、分型

肝硬化的分类方法尚不统一，临床上常用病因分类法，分为肝炎后、酒精性、胆汁性、淤血性肝硬化等。以前也有人将其分为门脉性、坏死后性和胆汁性肝硬化。在国际上，根据大体形态学的特点，肝硬化被分为三型。

1. 小结节性肝硬化

结节大小相仿，直径一般在3mm以下，纤维间隔较细。

2. 大结节性肝硬化

结节粗大且大小不均，多数结节的直径大于3mm，纤维间隔较宽，且宽窄不一。

3. 混合结节性肝硬化

3mm以下和3mm以上的结节约各占一半，为上述两型的混合型（图8-2）。

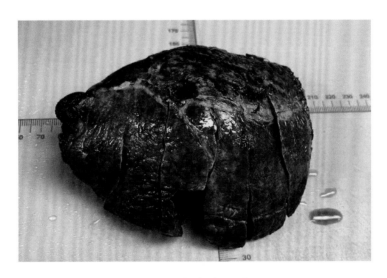

图8-2 混合型肝硬化

肝脏表面呈大小不等的结节状

四、病理变化

1. 肉眼观察

早期肝体积可正常或稍增大，重量增加，质地正常或稍硬。晚期肝体积缩小，重量减轻，质地变硬。表面和切面呈弥漫全肝的结节，结节可呈现正常肝脏色泽、黄褐色（肝细胞脂肪变性）或黄绿色（淤胆）。纤维间隔多呈灰白色。如肝细胞坏死范围小，分布均匀，肝细胞再生与丢失相比超出不多，形成的再生结节小而均匀，纤维间隔较纤细，则为小结节性肝硬化（旧称门脉性肝硬化或临床上的酒精性肝硬化），该型肝硬化多由轻型肝炎或慢性酒精中毒所致。如肝细胞坏死范围大，分布不均匀，残留的肝细胞再生形成的结节较大，且大小不等，纤维间隔也宽大及宽窄不一，则为典型的大结节性肝硬化（旧称坏死后性肝硬化或临床上的肝炎后肝硬化），该型多由重型肝炎或中毒性肝炎所致。肝硬化的形态类型可因肝细胞坏死和肝细胞再生能力的变化而有所改变，如小结节性肝硬化可因肝细胞再生能力增强而变为混合结节性或大结节性肝硬化，此类肝硬化的纤维间隔仍较纤细，多由严重的慢性肝炎发展而来。

2. 镜下

（1）肝小叶结构破坏，被假小叶取代。假小叶内的肝细胞排列紊乱，可见变性、坏死及再生的肝细胞；中央静脉常缺如，偏位或两个以上。也可见再生的肝细胞结节，其特点是肝细胞排列紊乱，再生的肝细胞体积大，核大且深染，或有双核。

（2）假小叶外周被纤维间隔包绕。纤维间隔内有数量不等的炎细胞浸润及小胆管增生（图8-3，图8-4）。

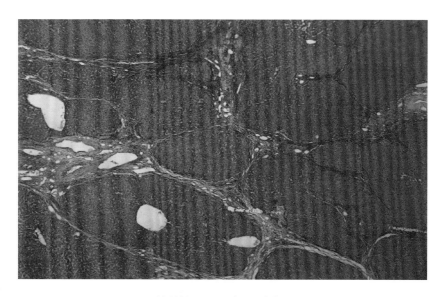

图8-3　结节性肝硬化（低倍）（HE染色）

肝小叶结构破坏，纤维组织分割原来的肝小叶并包绕成大小不等的圆形或类圆形的肝细胞团形成假小叶，假小叶内中央静脉常缺如，偏位

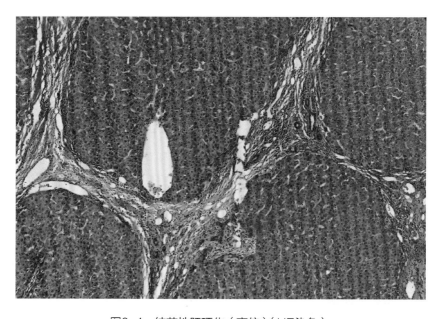

图8-4　结节性肝硬化（高倍）（HE染色）

肝脏正常小叶结构破坏，由结缔组织束包绕的假小叶，纤维间隔内有数量不等的炎细胞浸润及小胆管增生

五、临床病理联系

早期的临床表现无特征性，可出现各种原有疾病（如慢性肝炎和酒精性肝炎）的症状和体征。晚期则因严重的肝实质破坏和肝脏结构及血管的改建，导致门静脉高压症和肝功能障碍。

1. 门脉高压症

门脉压力增高的原因：

（1）肝内广泛的结缔组织增生，肝血窦闭塞或窦周纤维化，使门静脉循环受阻（窦性阻塞）；

（2）假小叶压迫小叶下静脉，使肝血窦内血液流出受阻，影响门静脉血流入肝血窦（窦后性阻塞）；

（3）肝内肝动脉小分支与门静脉小分支在汇入肝血窦前形成异常吻合，使高压力的动脉血流入门静脉内（窦前性）。门静脉压力升高后，患者常出现一系列的症状和体征。主要表现如下：

① 慢性淤血性脾大：肝硬化患者大多可出现脾大，镜下可见脾窦扩张，窦内皮细胞增生、肿大，脾小体萎缩，红髓内纤维组织增生，部分可见含铁结节。脾大后可引起脾功能亢进。

② 腹水：淡黄色透明的漏出液，量大时，可致腹部明显膨隆。腹水形成的原因有：门静脉压力增高使门静脉系统的小静脉和毛细血管流体静压升高，加之管壁缺氧通透性增高，使水、电解质及血浆蛋白漏入腹腔；门静脉高压使肝血窦压力升高，增高的静水压差使进入窦周间隙（disse space）的富含蛋白的淋巴液增多，超过胸导管的回流能力，造成淋巴液从淋巴管外溢入腹腔；肝脏受损后，肝细胞合成蛋白质的功能减低（低蛋白血症），使血浆胶体渗透压降低，也与腹水形成有关；肝功能障碍，对醛固酮、抗利尿激素灭活作用减少，血中水平升高，水钠潴留而促进腹水形成。腹水的形成又使有效循环血量下降，刺激上述两种激素的分泌，可进一步加重腹水。

③ 侧支循环形成：门静脉压力升高时，主要的侧支循环及其严重的并发症有，门静脉血经胃冠状静脉、食管静脉丛、奇静脉入上腔静脉，常致胃底与食管下段静脉丛曲张，如破裂可发生致命性大出血，常发生在腹压升高或受粗糙食物磨损，是肝硬化患者常见的死亡原因之一；门静脉血经肠系膜下静脉、直肠静脉丛、髂内静脉进入下腔静脉，引起直肠静脉丛曲张，形成痔核，破裂可出现便血；门静脉血经附脐静脉，脐周静脉网，而后向上经胸腹壁静脉进入上腔静脉，向下经腹壁下静脉进入下腔静脉，引起脐周浅静脉高度扩张，形成"海蛇头"现象，是门静脉高压的重要体征之一。

④ 胃肠淤血、水肿：门静脉压力升高，胃肠静脉血回流受阻，导致胃肠壁淤血、水肿，影响胃肠的消化和吸收功能，患者可出现腹胀和食欲减退等症状。

2. 肝功能障碍

主要是肝实质（肝细胞）长期反复受到损伤所致。当肝细胞不能完全再生补充和代偿损伤肝细胞的功能时，则出现以下肝功能不全的症状及体征。

（1）蛋白质合成障碍　肝细胞受损后，合成白蛋白的功能降低，使血浆白蛋白减少。由于从胃肠道吸收的一些抗原性物质未经肝细胞处理，直接经过侧支循环进入体循环，刺激免疫系统合成球蛋白增多，故血清学检查出现白蛋白降低，且白/球蛋白比值下降或倒置现象。

（2）出血倾向　可有皮肤、黏膜或皮下出血，主要是由于肝脏合成纤维蛋白原、凝血酶原、凝血因子V的减少所致。另外也与脾大、脾功能亢进及血小板破坏过多有关。

（3）胆色素代谢障碍　主要与肝细胞坏死及毛细胆管淤胆有关。患者在临床上常有肝细胞性黄疸。

（4）对激素的灭活作用减弱　使体内雌激素增多，引起男性睾丸萎缩和乳房发育，女性月经不调等。患者可在颈、面和上胸部等出现蜘蛛状血管痣，有的患者两手掌面大、小鱼际，指尖及指基部呈鲜红色，称之为肝掌。蜘蛛痣是体内雌激素水平升高，小动脉末梢扩张所致。

（5）肝性脑病（肝昏迷）　肝功能极度衰竭的表现，系患者最严重的后果。主要原因是来自肠道的有害物质（如氨和胺类等）未经肝细胞代谢解毒而进入体循环，或通过肝内及肝外的门-腔静脉之间的侧支循环直接进入体循环到达脑部。

六、转归与并发症

肝硬化是一种慢性进行性疾病，如能早期及时治疗，肝脏可能恢复正常。即使病变已发展到相当程度，仍可处于相对稳定或停止发展的状态，患者可因肝脏强大的代偿能力，在很长时间内不出现症状，肝功能检查也可能是正常的。晚期肝硬化由于病变不断加重，代偿功能衰竭则引起一系列并发症，主要有肝性脑病、食管静脉曲张破裂出血、感染和肝细胞性肝癌等。一般而言，大结节性肝硬化并发肝性脑病的概率较高，而小结节性肝硬化患者门静脉高压的症状常较突出，易并发食管-胃底静脉曲张破裂出血。

七、肝硬化的营养治疗

肝硬化病人往往有食欲减退、恶心、厌食等消化系统表现，由于肝功能减退，肝合成白蛋白减少，再加上长期少量出血以及食管胃底静脉曲张破裂出血、细菌性腹膜炎等并发症的发生，使病人的营养状况和肝功能进一步恶化，导致生存率下降。因此，对肝硬化病人进行营养支持治疗很有必要。

1. 提供适宜能量

由于门静脉高压时胃肠道淤血水肿、消化吸收障碍和肠道菌群失调等因素，肝硬化病人常有食欲减退、恶心、厌食、消化不良、呕吐、腹泻、低热等症状，由于营养素摄入减少、需要量和丢失量增加，能量代谢处于负平衡状态，不利于肝细胞的修复和再生，还会增加蛋白质的消耗。肝功能代偿期，休息及助消化的药物可缓解症状，病人营养状态尚可。失代偿期营养状况一般较差，可表现为消瘦、乏力、精神不振、贫血、皮肤干枯或水肿，甚至可因衰弱而卧床不起。

考虑到肝硬化病人强调休息，如果病人能量摄入过多也容易营养过剩，引起肥胖症、糖尿病、脂肪肝等并发症，加重肝脏负担，影响疾病的治疗和预后，因此，能量摄入要适量，原则上以病人的标准体重来核定其每日能量，在该基础上可适度增加10%～20%。由于病人常有消化不良，应提供易消化、产气少的食物为主。可适当多吃主食、蔬菜水果和动物性食物。每日三餐能量按各1/3或按1/5、2/5、2/5比例提供。肠内营养是机体获得能量的最好方式，对于肝功能的维护、防止肠源性感染十分重要。只要肠道尚可用，应鼓励肠内营养，减少肠外营养。

2. 酌情增加蛋白质摄入

肝硬化病人因消化道症状，常影响动物性食物的摄入，而肝细胞合成白蛋白的能力又下降，机体容易出现负氮平衡，可发生低蛋白血症而引起水肿、腹水。另外，机体免疫球蛋白、补体、凝血系统等蛋白质合成不足，病人易出现乏力、感染、消化道出血等症状。

为避免出现负氮平衡和低白蛋白血症，肝硬化病人可适当增加蛋白质摄入，对合并感染、腹水、消化道出血者更应注意补充，以维持正氮平衡、血容量和血浆胶体渗透压，促进肝细胞的修复和再生。蛋白质供给可达1.2～1.5g/（kg·d），优质蛋白占1/2～2/3，鼓励多食用鱼类、瘦肉类、大豆类与乳类，必要时可适量选用蛋白粉。对食欲减退、食物不能耐受者，可给予助消化的、蛋白质已水解为小肠肽段的肠内营养剂。出现肝肾综合征者可静脉补充白蛋白，保护肾功能。

肝功能衰竭或有肝性脑病先兆时，为减少氨和假性神经递质的产生，应限制蛋白质的摄入。肝性脑病是肝硬化最严重的并发症，也是最常见的死亡原因，而氨是促发肝性脑病最主要的神经毒素。蛋白质摄入过多，经肠道细菌分解产氨增加（消化道是产氨的主要部位），肝功能衰竭时肝脏对氨的代谢能力明显减退，使血氨增高，诱发肝性脑病。因此，肝功能严重减退的病人，不应过多摄入蛋白质，且摄入蛋白质应以植物性蛋白为好，因其含能产生假性神经递质的芳香族氨基酸较少，且所含的膳食纤维被肠道细菌酵解产酸后有利于氨的排出。肝性脑病起病数日内应禁食蛋白质，Ⅰ～Ⅱ期肝性脑病限制在20g/d以内，神志清楚后可逐渐增加至1g/（kg·d），以含支链氨基酸相对较多的植物蛋白质为主。不能耐受蛋白质的营养不良病人，可补充复合支链氨基酸制剂，改善氮平衡。临床上常通过静脉输入足量白蛋白以改善病人的低蛋白血症，增强机体免疫力，维持有效血容量，防止电解质紊乱。

3. 提供适量脂肪

脂肪摄入过少，会影响食欲和某些营养素的吸收，但脂肪摄入也不宜过多，因为肝硬化时胆汁合成、分泌减少，病人对脂肪耐受性差，稍进食油腻食物即容易腹泻，而且胆固醇等的代谢需要肝脏参与，脂肪摄入过多会加重肝脏负担，甚至引起脂肪肝，不利于肝细胞的修复和再生，因此，病人饮食宜清淡、易消化，不应过于油腻。脂肪的选择应以不饱和脂肪酸为主，少用或限用饱和脂肪酸。可以交替选用富含不饱和脂肪酸的植物油，如豆油、花生油、芝麻油、菜籽油等。鱼类富含多不饱和脂肪酸，营养丰富，也可适当摄入。油炸食品脂肪含量高，且太过坚硬，有可能划破静脉，也应避免食用。

4. 提供足量的碳水化合物

肝硬化病人消化系统功能差，碳水化合物食物摄入量减少，可导致营养不良。碳水化合物不足，机体会消耗蛋白质供能，进一步加重肝脏负担。动员脂肪供能时，如产生酮体过多又不能被充分利用，易引起酮症酸中毒。病人由于肝功能受损，肝糖原合成减少，肝脏糖异生作用减弱，肝对胰岛素灭活能力也下降，加上食欲差，容易产生低血糖。

富含碳水化合物的食物不但可以提供能量、丰富的维生素和矿物质，还能增加糖原储备，预防低血糖，防止毒素对肝细胞的损害，而且还有节氮作用，可促进肝脏利用氨基酸修复肝细胞，对低蛋白血症也有防治作用。因此病人能量供给应以碳水化合物食物为主，可经常轮换选择米饭、面条、馒头、饺子、米粉等为主食。并发糖尿病者应注意糖尿病饮食，以延缓并发症的发生发展。

5. 及时补充矿物质

食物摄入减少、消化功能障碍、利尿、大量放腹水、腹泻和继发性醛固酮增多均是导致电解质紊乱的原因，常见的有血钾、钠、锌、钙、镁、铁等下降。不同病人矿物质失衡种类和程度不同，应根据个体情况注意监测和补充，特别应避免低钾血症和低钠血症。伴腹水者进食低钠或无钠饮食，需注意血钠水平和有无低钠血症的表现，应用利尿药时要注意血钾水平。部分病人因肝合成凝血因子减少、脾功能亢进和毛细血管脆性增加，常有少量出血（鼻出血、牙龈出血、皮肤紫癜等），再加上铁摄入少，对铁吸收、利用障碍，可出现贫血，需注意铁和血红蛋白指标。肝硬化病人钙、锌、镁缺乏也较为常见，应注意监测，酌情补充。

6. 全面补充维生素

病人进食量不足，或因食管静脉曲张时摄入蔬菜和水果的种类和数量受限，容易发生维生素缺乏。病人平时要均衡饮食，从食物中摄入足量的各种维生素，如B族维生素、维生素C、叶酸、维生素A、维生素D、维生素E、维生素K等，以抵抗毒素对肝细胞的损害，保护肝细胞。必要时也可补充维生素制剂。

📚 **知识拓展**

　　肝脏是各种营养素的重要代谢器官，肝细胞损害可导致营养素代谢紊乱，营养素代谢紊乱又会加重肝细胞损害。病人宜选用易消化、富有营养的食物。烹饪方式以蒸、煮、烧、炖等为主，注意食物的色、香、味、形，以增进食欲。

　　【宜用食物】富含碳水化合物的食物如米饭、粥、花卷、馒头、面条、包子、馄饨、饺子、藕粉、南瓜、马铃薯、芋艿、山药等；新鲜的蔬菜和水果如番茄、青菜、黄瓜、萝卜、豌豆、葫芦、苹果、香蕉等；蛋白质来源视肝功能情况来定，肝硬化早期可适当多摄入动物性食物，如鸡蛋、牛乳、鱼、虾、瘦猪肉、牛肉、鸡肉、鸭肉等，肝功能衰竭或有肝性脑病先兆时宜以植物性蛋白为主。

　　【忌（少）用食物】忌饮各种酒及含酒精的饮料；肝功能减退或有肝性脑病时应限制蛋白质，特别是富含芳香族氨基酸的动物性食物如猪肉、牛肉、羊肉等；忌油腻食物和胡椒粉、辣椒、芥末等辛辣刺激性调味品。食管静脉曲张者避免进食坚硬、油炸、粗糙的食物，包括韭菜、竹笋、芹菜、豆芽等含膳食纤维多的食物，以免机械性损伤引起静脉破裂大出血。腹水病人限制水和钠的摄入。

　　【肝硬化参考食谱】

　　早餐：酸乳200mL，煮鸡蛋50g，包子（面粉50g，猪肉30g），草莓150g。

　　午餐：米饭（大米75g），番茄鸡肉豆腐羹（番茄200g，鸡肉50g，豆腐75g），蒜泥西蓝花（西蓝花150g）。

　　加餐：蛋糕50g。

　　晚餐：米饭（大米75g），菠菜鱼丸汤（菠菜150g，鱼肉75g），蒸南瓜（南瓜250g）。

　　加餐：香蕉120g。

　　全日：烹调油15g，盐1.5g。

　　能量1872kcal，蛋白质83.7g（18%），脂肪45.0g（22%），碳水化合物283.0g（60%）。

第三节　肝代谢性疾病与循环障碍

一、肝代谢性疾病

　　多种代谢性疾病可累及肝脏引起程度不等的肝损伤。此种损伤可以是原发性的，如遗传性的酶缺乏导致代谢物的积聚，也可以是继发于肝外器官疾病造成的代谢紊乱。

　　1. 糖类及糖蛋白类代谢疾病

　　糖类及糖蛋白类代谢疾病在肝脏主要为糖原沉积病，它是一组少见的遗传性疾病，多见于儿童，可表现出不同的临床症状、体征，常见肝肿大、心脏增大、乏力，或表现出中枢神经系统的疾患，多数患者有不同程度的低血糖，高血脂，不同程度的肝功能异常。

第1型糖原沉积病最常见，由葡萄糖-6-磷酸酶缺陷引起，累及肝脏和肾脏。它常在婴儿时发病，肝肿大，低血糖常见，也可见高血脂，乳酸血症。病理组织学检查见肝细胞肿胀，胞浆空淡，细胞核小，居中，酷似植物细胞，肝窦狭窄或消失，呈现出镶嵌状图像。过碘酸雪夫氏染色（periodic acid shiff，PAS）显示肝细胞中见大量的阳性物质（不耐受淀粉酶消化），糖原性空泡核明显（尤其在汇管区周围），常见脂肪变，轻度到重度不等。第2型糖原沉积病是由于溶酶体酸性糖苷酶缺陷所致。病理组织学检查见肝细胞轻度肿胀、胞浆中糖原均匀分布，胞浆中含有圆形透亮区，脂肪染色阴性，酸性磷酸酶染色阳性，无纤维化及脂肪变，糖原性空泡核少见，在固定于酒精或戊二醛的组织中可见糖原染色阳性。电镜下可见肝细胞中溶酶体内有大量单颗粒糖原聚集。第3型糖原沉积病是由于淀粉葡萄糖苷酶（分离酶）缺乏所致，临床表现为肝肿大，低血糖，肌无力，病程发展较第1型轻。肝脏形态表现类似第1型，但脂肪变性较轻，纤维化明显，可发展为肝硬变。第4型糖原沉积病，为淀粉葡萄糖苷酶缺乏，病人表现为肝脾肿大，肌张力减低，贫血等症状，常在婴儿期死于结节性肝硬化。肝细胞大，几乎每个肝细胞中都可见到边界清楚的透明的大包涵物，核偏位，PAS阳性，可缓慢地、部分地被淀粉酶消化，胶体铁染色阳性，奥辛蓝染色弱阳性。电镜下，这些包涵体由纤维物质构成。α_1-抗胰蛋白酶缺乏病时的PAS阳性透明小体与此病时的包涵体不同，前者体积小，多个，电镜下形态也不一样。类似的包涵体还可见于某些药物性肝病，但PAS染色阴性。

2. 脂质及糖脂类代谢性疾病

脂质及糖脂类代谢性疾病主要为酒精性肝病和非酒精性脂肪肝。非酒精性脂肪肝病（nonalcoholic fatty liver disease，NAFLD）是最常见的脂类代谢疾病，引起肝细胞脂肪变性和脂质过氧化增加等。组织学上的改变与酒精性肝病相近，可表现为单纯性肝脂肪变性，脂肪性肝炎和脂肪性纤维化，最终可发展成肝硬化。

二、其他代谢性疾病

1. 铁代谢障碍

铁是维持生物体生命的重要微量元素。铁的正常来源为食物摄入动物（Fe^{2+}）或植物（Fe^{3+}）以及衰老红细胞中血红蛋白释放的铁。吸收的Fe^{2+}在小肠黏膜上皮细胞中氧化为Fe^{3+}，并与脱铁铁蛋白结合成铁蛋白。吸收入血的Fe^{2+}→经铜蓝蛋白氧化为Fe^{3+}→与血浆中的转铁蛋白结合，才被转运到各组织中去。铁主要分布在红细胞（血红蛋白铁2500mg，参与血液中输送氧）、肌肉（肌红蛋白铁，140mg，参与肌肉细胞呼吸）、肝、脾及骨髓（为储存铁，铁蛋白及含铁血黄素铁300~1000mg），血液中转肽蛋白铁为铁的主要转运形式。其他组织细胞

（如其他含铁酶）分布较少。铁主要储存于以铁蛋白和含铁血黄素形式贮存于单核吞噬细胞系统中（骨髓、肝、脾等）。许多疾病可以导致铁代谢异常；铁代谢异常也可引起多种疾病。

（1）遗传性血色素沉积病　又称血色病，为常染色体隐性遗传病。常见于40～60岁，男性10倍于女性。因铁在小肠中吸收过多，导致肝、心、胰腺和其他脏器实质细胞中铁进行性沉积，而引起相应疾病。

疾病早期，仅汇管区周围的肝细胞内可见铁质沉积。有临床症状者，肝细胞内可见大量含铁血黄素的沉积，门脉周围的肝细胞尤其明显，或小叶内弥漫性的分布。普鲁士蓝染色可将含铁血黄素颗粒显示为蓝色。吞噬坏死的肝细胞的库普弗细胞内可见含铁血黄素颗粒，汇管区的巨噬细胞中也可见含铁血黄素沉积。随着铁质沉积的进展，汇管区纤维化，并形成纤维突起伸入肝小叶，最终形成小结节性肝硬化（图8-5、图8-6）。

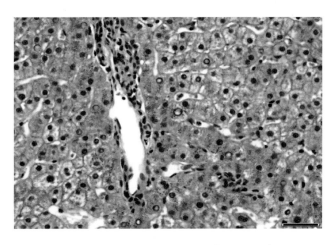

图8-5　遗传性血色素沉积病（HE 染色）

肝细胞内见多量含铁血黄素沉积

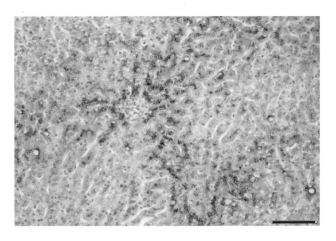

图8-6　遗传性血色素沉积病（普鲁士蓝铁染色）

肝细胞内染成蓝色的含铁血黄素

（2）继发性血色素沉积症　继发性血色素沉积症为间叶性铁质沉积症，过多的铁先被网状巨噬细胞系统的细胞摄取，以后才贮存于实质细胞内。主要有以下几种形式。

①与贫血有关：见于红细胞生成障碍时、严重的溶血及多次接受输血的病人。随着汇管区纤维化的进展，界板肝细胞的破坏，而逐渐发展为肝硬化。镜下可见枯否细胞内的铁沉积更显著，肝硬化更趋于活动性，汇管区炎症更明显。

②继发于过量的铁摄入：可为医源性或见于南非的斑图族人，可见到肝细胞的铁质沉积。

③继发于肝硬化：肝硬化过程中由于门-体侧支循环的存在，造成铁吸收增加，从而导致肝内过量铁的沉积引起肝损伤。同遗传性血色素沉积症相比，含铁血黄素沉积较少，常限于假小叶周围的肝细胞，一般不累及胆管上皮细胞或结缔组织（图8-7、图8-8）。

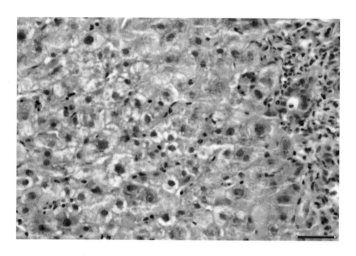

图8-7　继发性血色素沉积病（HE 染色）

库普弗细胞内可见铁血黄素颗粒沉积

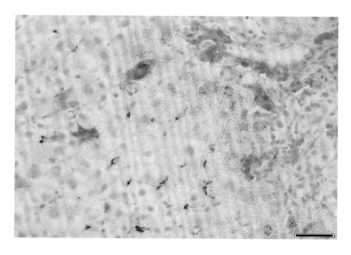

图8-8　继发性血色素沉积病（普鲁士蓝铁染色）

普鲁士蓝铁染色库普弗细胞内染成蓝色的含铁血黄素颗粒

2. 肝豆状核变性

肝豆状核变性（hepatolenticular degeneration）又称为威尔逊病（Wilson'S disease），是位于13号染色体的隐性基因传递的遗传性疾病，家族性多发，患者多为儿童及青少年。本病的特征是铜代谢障碍，使铜广泛沉积在肝、脑、肾、角膜等器官组织中，引起肝硬化、豆状核变性、肾功能损害、角膜色素环等。

（1）病因和发病机制　铜是人体不能缺少的金属元素之一，对血红蛋白的形成起活化作用，促进铁的吸收和利用，在传递电子、弹性蛋白的合成、结缔组织的代谢、嘌呤代谢、磷脂及神经组织形成方面有重要意义。铜的吸收部位主要是胃和小肠上部，铜在血红蛋白形成中的作用，一般认为是促进对肠道铁（铁食品）的吸收和从肝及网状内皮系统的贮藏中使它释放出来，故铜对于血红蛋白的形成起着重要作用。膜内外铜离子的转运体为三磷酸腺苷酶（ATPase），依靠天冬氨酸残基磷酸化供能，能将主动吸收的铜与门静脉侧支循环中的白蛋白结合，运至肝脏进一步参与代谢。铜主要通过胆汁排泄，胆汁中含有低分子和高分子量的铜结合化合物，前者多存在肝胆汁中，后者则多存在于胆囊胆汁中。铜可以通过溶酶体的胞吐作用或ATP酶的铜转移作用而进入胆汁内，胆汁中的铜也可以是肝细胞溶酶体对存在于胆汁中铜结合蛋白分解的结果。血浆中铜大多与铜蓝蛋白结合或存在于肾细胞内，很少滤过肾小球，正常情况下尿液中含铜量甚微。当铜的排泄、存储和铜蓝蛋白合成失衡时会出现铜尿。

肝豆状核变性中位于肝细胞的铜转运ATP酶β基因突变导致转运铜的ATP酶功能障碍，引起血清铜蓝蛋白（ceruloplasmin，CP）合成减少及胆汁排铜减少，蓄积在体内的铜离子在肝、脑、肾、角膜等处沉积，引起相应组织的损伤。

（2）病理变化　肝病变可表现为非特异性改变，主要表现为在肝细胞中可见脂褐素、铜结合蛋白及铁等沉着。铜或铜结合蛋白可由组织化学染色检出。可伴发急、慢性肝炎及肝硬化等病变。镜下可见肝细胞气球样变、嗜酸性小体、淤胆，根据肝脏损害的程度可出现肝细胞点状坏死、碎片状坏死、桥接坏死、中度及重度的脂肪变。汇管区周围肝细胞常见数量较多的糖原性空泡核，胞浆中脂褐素沉积。汇管区小胆管增生，纤维化及淋巴浆细胞浸润。严重者可出现广泛的肝实质坏死，导致肝功能不全，明显的凝血异常等。大量的铜从坏死的肝组织中释放出来，引起全身性铜中毒并伴有溶血性贫血。该病引起的肝硬化常为大结节性，肝细胞内有多少不等的铜沉积，维多利亚兰或罗丹宁等铜组织染色可帮助诊断（图8-9、图8-10、图8-11）。

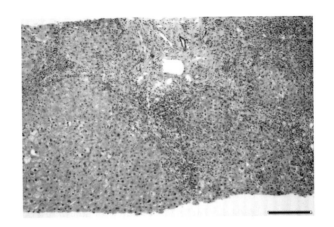

图8-9 Wilson病（HE 染色）

结节性肝硬化（G_4S_4）

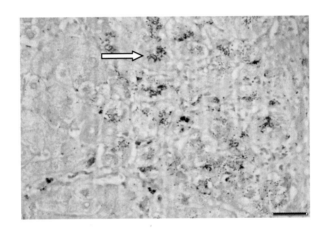

图8-10 Wilson病（维多利亚兰染色）

肝细胞内铜结合蛋白沉积

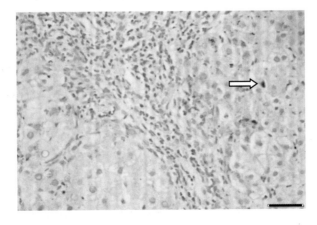

图8-11 Wilson病（罗丹宁染色）

部分肝细胞内铜颗粒沉积

📚 **知识拓展**

肝豆状核变性的患者宜高氨基酸或高蛋白饮食，勿用铜制的食具及用具。

【宜用食物】适宜的低铜食物，精白米、精面、新鲜青菜、苹果、桃子、梨、鱼类、猪牛肉、鸡鸭鹅肉、牛乳等。

【忌（少）用食物】避免进食含铜高的食物，如小米、荞麦面、糙米、豆类、坚果类、薯类、菠菜、茄子、南瓜、蕈类、菌藻类、干菜类、干果类、软体动物、贝类、螺类、虾蟹类、动物的肝脏和血、巧克力、可可。某些中药，如龙骨、牡蛎、蜈蚣、全蝎等。

第四节　胆囊炎和胆结石

胆囊炎（cholecystitis）多由细菌引起，胆汁淤滞是发病的重要基础。主要的细菌为大肠杆菌、葡萄球菌等。炎症主要累及胆囊者称胆囊炎，若主要累及胆管者则称为胆管炎。根据其临床表现和临床经过，又可分为急性和慢性两种类型，常与胆石症合并存在。

一、急性胆囊炎

胆囊炎典型的临床表现是右上腹痛、恶心、呕吐、发热和轻度黄疸。胆管和胆囊颈梗阻是急性胆囊炎的重要病因，梗阻导致胆汁潴留、浓缩而损伤黏膜上皮，在此基础上可继发细菌感染，从而引起急性胆囊炎的发生。临床上，急性胆囊炎以右上腹疼痛为主，可伴有发热。急性胆囊炎可分为以下三类。

（1）急性卡他性胆囊炎（acute catarrhal cholecystitis）　肉眼观察胆囊肿大，浆膜面光滑而充血不明显，切面见囊壁水肿明显而增厚、质软。黏膜面皱襞尚完好，呈暗红色或有小灶糜烂。光镜下可见黏膜上皮大多完好，固有膜疏松水肿，其中血管扩张充血和淋巴细胞浸润，肌层和浆膜层有水肿及纤维素沉积。

（2）急性化脓性胆囊炎或急性蜂窝织炎性胆囊炎（acute phlegmonous cholecystitis）　肉眼观察胆囊肿胀，浆膜呈暗红色并附有灰白或灰黄色絮状渗出物。切面见胆囊壁增厚，胆汁混浊，黏膜面暗红附着灰黄色渗出物，局部黏膜坏死，形成糜烂或溃疡。光镜下可见有黏膜上皮脱落，血管扩张充血，胆囊壁各层内均有多量中性粒细胞弥漫浸润，并有广泛的纤维母细胞增生（图8-12、图8-13）。

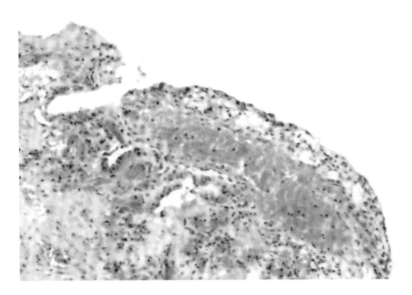

图8-12　急性胆囊炎（HE 染色）

胆囊壁充血水肿，黏膜剥脱，中性粒细胞浸润

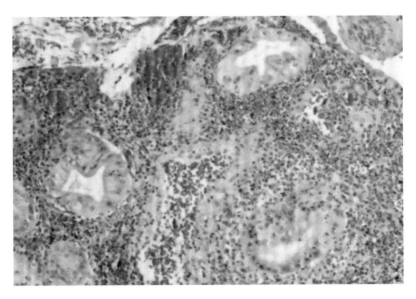

图8-13　急性胆囊炎（HE 染色）

胆囊壁血管扩张充血，其内中性粒细胞浸润

（3）急性坏疽性胆囊炎（acute gangrenous cholangitis）　胆囊呈暗红色或黑色、壁薄而脆。切面见黏膜面呈暗红色，黏膜皱襞消失而呈颗粒状、粗糙的、质脆的坏死组织。光镜下黏膜上皮消失，血管为红细胞充满，夹杂白细胞碎屑。胆囊壁出现广泛坏死，肌层结构模糊不清（图8-14）。

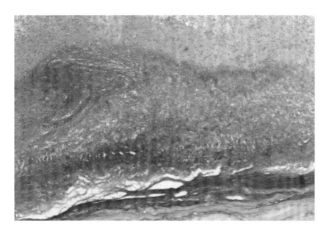

图8-14 急性坏疽性胆囊炎（HE 染色）

胆囊黏膜上皮消失，胆囊壁坏死溶解，结构不清

二、慢性胆囊炎

慢性胆囊炎可由急性胆囊炎反复发作演变而来，也可能与长期胆石引起的慢性刺激和化学损伤有关。

1. 病理变化

肉眼观察：胆囊壁增厚、变硬。浆膜面与周围脏器呈纤维性粘连。慢性胆囊炎还可形成一些特殊形态的胆囊，如葫芦胆囊，是因胆囊颈、体间的溃疡愈合，形成瘢痕收缩致局部环形狭窄造成；又如瓷器样胆囊，因胆囊囊壁纤维化使黏膜和外膜面都呈白色、光亮、质地坚硬的斑块，似瓷器表面而得名，它们都是愈合的慢性胆囊炎。

光镜下：可见胆囊的黏膜上皮可以正常或萎缩，或增生，或化生性改变。胆囊壁明显增厚，常有淋巴细胞、浆细胞浸润和成纤维细胞增生，黏膜上皮常伸入肌层（图8-15、图8-16）。

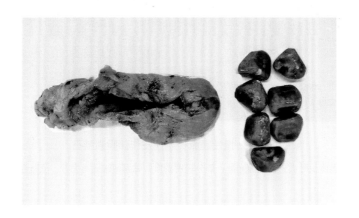

图8-15 慢性胆囊炎伴混合性结石形成

胆囊体积肿大，浆膜面常较苍白而光滑，部分轻度淤血

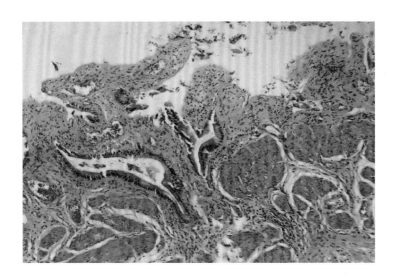

图8-16　慢性胆囊炎（HE 染色）

胆囊黏膜上皮部分脱落，囊壁内淋巴细胞浸润，黏膜上皮伸入肌层

2. 慢性胆囊炎急性发作

慢性胆囊炎常有急性发作，通常是由于结石所造成的阻塞有时松解、有时嵌顿和压迫而激发急性炎症的发生。病理变化包括慢性炎症如胆囊壁增厚、纤维组织增生、黏膜上皮增生和急性炎症，如血管扩张充血、水肿和中性粒细胞浸润等表现（图8-17）。

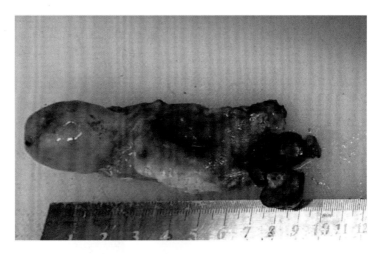

图8-17　慢性胆囊炎急性发作伴胆囊结石

胆囊体积肿大，浆膜面光滑，部分轻度淤血，黏膜面皱襞尚完好，呈暗红色

三、胆石症

在胆道系统中，胆汁中的某些成分（胆色素、胆固醇和钙等）由溶解状态析出、沉积，

并在胆管或（和）胆囊内形成固形物质的过程，称为胆石形成。所形成的固形物质称为胆石。胆石，特别是胆囊内某些胆石，可以不引起明显的胆道病变和临床症状；但是，胆石也常导致胆囊、胆管和肝脏的炎性变化。临床上则有右上腹疼痛和压痛、胆囊区绞痛、肝功能受损、黄疸、发热等各种表现。发生于各级胆管内的结石称胆管结石，发生于胆囊内的结石称胆囊结石，统称胆石症（cholelithiasis）。

1. 胆结石的类型

胆结石的基本组成成分是胆红素钙、胆固醇和碳酸钙，它既可由其中一种成分或单独组成，也可以由几种成分或混合构成。

（1）色素性结石　以胆红素钙为主要成分的胆石。结石数目多，体积较小，大多数直径不超过1cm，呈棕黑色，无一定形状，质硬或质易碎，多发生于各级胆管。

（2）胆固醇性结石　以胆固醇为主要成分的胆石。常为单个，圆形或卵圆形，直径为0.5～5cm，呈半透明的蓝灰白色或淡黄色，质较软。切面可见辐射状纹，并有大而扁平的光泽。主要发生在胆囊内。

（3）碳酸钙结石　最少见，呈灰白色无定形状，表面光滑呈多面形。它的形成可能和胆汁碱性度增高有关。

（4）混合性结石　最常见，约占胆结石的80%。是由胆红素钙、胆固醇和碳酸钙三种成分或其中两种成分以不同比例混合组成的胆石。结石数目多，呈多面形镶嵌排列，表面光滑，切面呈棕黑、浅黄、灰白的层状。由于结石各成分颜色不同，故切面的颜色大致可反映各成分所占的比例。由胆固醇和胆红素钙两种成分组成的结石，呈层状排列，其核心为胆固醇，周围有胆红素、钙盐、蛋白、黏液及细胞碎屑再沉积。桑葚形的结石呈黄色，中心为色素，外壳为放射状胆固醇结晶。混合性胆石钙盐含量多，X线可显影。混合性胆石多发生于胆囊，常伴有慢性胆囊炎。

2. 胆囊炎营养健康教育

很多胆囊炎病例都是因为长期不规律的饮食而引起的。平时要注意保持规律的饮食，按时就餐，每天早中晚三餐按时进食，不要长时间处于空腹的状态，没有食物的刺激，胆汁不仅无法顺利排出，还会使浓度变高，容易析出晶体。高脂肪、高胆固醇的食物容易促进结石的形成，平时要注意这类食物的摄入量，调整饮食结构，可以多吃一些粗纤维的蔬菜水果，促进肠胃的蠕动，帮助消化。同时，选择优质蛋白质食物，也可有效预防结石的发生，降低胆囊炎的风险。

（1）鼓励低脂饮食　我国胆囊炎、胆石症发病率增高与家庭膳食倾向于"西方化"或"富裕化"有关。胆囊炎与胆石症可防可治，关键是平时要低脂清淡饮食。少食油腻食物，特别是少食动物脂肪如肥肉、猪油等，可有效减少胆囊炎与胆石症的急性发作。烹调油用量也需控制，不能选用动物油，在食用禽、畜等肉汤时，上层油脂应冷冻后弃去。应纠正喜好油腻食物的习惯，多吃植物性食物或间断性吃素。

（2）树立正确的生活方式 除了低脂饮食，病人还应规律进食，特别是每日定时进食早餐，节假日时特别要注意不暴饮暴食，不过多喝酒或酗酒。调整膳食结构、改变生活习惯、加强运动锻炼、维持正常体重都是防治胆囊炎与胆石症的重要措施。

知识拓展

我国胆囊炎、胆石症发病率增高与家庭膳食有关，胆囊炎与胆石症可防可治，关键是平时要低脂清淡饮食。胆囊炎的食物选择如下：

【宜用食物】粗粮如土豆、红薯与玉米等；豆类及其制品如豆腐、豆腐干等；新鲜的深色蔬菜如菜心、西蓝花、西芹、胡萝卜、番茄、青椒、茄子等；水果如香蕉、苹果等；菌菇类如香菇、鸡腿菇、黑木耳等；鱼虾类、瘦肉类可酌情选用。

【忌（少）用食物】高脂肪食物如肥肉、动物油和油煎、油炸食品；高胆固醇食物如动物脑、肝、肾等内脏和蛋黄、鱼子、蟹黄等；辛辣和刺激性强的食物如辣椒、胡椒、咖喱、芥末、浓茶和咖啡等；少进食过酸食物，如山楂、杨梅、醋等，以免诱发胆绞痛。戒酒；限制烹调油用量，选用植物油；烹调时以蒸、煮、氽、烩、炖、焖等方式为宜，禁用油煎、油炸、爆炒、滑熘等烹调方式。

【胆囊炎与胆石症参考食谱】

早餐：牛乳250mL，玉米50g，红薯200g，苹果100g。

午餐：米饭（大米75g），香干炒芹菜（香干50g，芹菜150g），清蒸鲈鱼（鲈鱼50g），香梨75g。

晚餐：米饭（大米75g），黑木耳炒瘦肉（黑木耳20g，猪肉50g），虾仁炒莴笋胡萝卜（鲜虾25g，莴笋100g，胡萝卜100g）。

全日：烹调油20g，盐5g。

能量1587kcal，蛋白质60.1g（15%），脂肪40.5g（23%），碳水化合物245.6g（62%），胆固醇189.3mg。

第五节　胰腺炎

胰腺炎（pancreatitis）是多种病因导致胰酶异常激活而出现胰腺组织自身消化的炎症性疾病。根据病程分为急性胰腺炎和慢性胰腺炎。

一、急性胰腺炎

急性胰腺炎（acute pancreatitis）是胰腺的急性炎症，可导致胰腺水肿、出血及坏死等病变。是一种常见的急腹症。

1. 病因和发病机制

胆石症和胆道感染是急性胰腺炎的主要病因，酒精、胰管阻塞、腹腔手术损伤胰腺、感染等也是胰腺炎的常见病因。病人发病前多有暴饮暴食、酗酒史。临床上以急性上腹痛、血淀粉酶或脂肪酶升高为特点。大多数病人预后良好，少数病人可继发多器官功能衰竭，病死率高。急性出血性胰腺炎时破坏性因素除胰蛋白酶激活磷脂酶、弹性蛋白酶和血管舒张素等造成胰组织出血坏死外，胰脂酶分解脂肪组织使之坏死，释放出的游离脂肪酸与血中钙结合而成不溶解的钙皂。坏死的脂肪组织周围有白细胞浸润。

2. 病理变化

根据病变程度分为：

（1）急性水肿型（间质性）胰腺炎　较多见，为轻型急性胰腺炎，其特点是间质水肿伴中度炎细胞浸润，腺泡和导管基本正常，间质可有轻度纤维化和轻度脂肪坏死。此型可反复发作，但病变消退后不留组织学异常。

（2）急性出血型胰腺炎　肉眼观察，胰腺肿大，质软呈无光泽暗红色，胰腺原有的分叶结构模糊消失；胰腺、大网膜及肠系膜等处可见散在混浊的黄白色斑点（脂肪被酶解为甘油和脂肪酸后，又可与组织液中的钙离子结合成不溶性的钙皂），或小灶状脂肪坏死。光镜下可见，胰腺组织大片出血坏死，坏死区周围可见中等量中性白细胞和单核细胞浸润。胰腺内外脂肪组织显示脂肪坏死和钙化。

3. 临床病理联系

（1）休克　主要原因有胰液外溢刺激腹膜导致剧烈腹痛，大量出血及呕吐造成大量体液丢失及电解质紊乱，及组织坏死、蛋白物质分解导致机体中毒等。

（2）腹膜炎　常由胰液外溢刺激所致，有急性腹膜炎的剧痛并可向背部放射。

（3）酶的改变　外溢的胰液中含大量淀粉酶及脂酶，被吸收入血并由尿排出，临床检测患者血和尿中此酶含量升高可助诊断。

（4）血清离子改变　患者血清中钙、钾、钠离子水平下降。胰腺炎时，因胰岛 a 细胞受刺激，分泌胰高血糖素引起甲状腺分泌降钙素，抑制钙从骨质内游离，使消耗的钙得不到补充，故血钙降低。因持续呕吐，发生血中的钾、钠含量降低。

4. 预后

严重的急性出血性胰腺炎的病例，死亡率超过50%。有肾功能衰竭、DIC、急性呼吸窘迫综合征、严重低血钙和皮下脂肪坏死者，预后均差。

5. 营养治疗

病人因剧烈上腹痛伴恶心、呕吐、发热等无法进食进水，如不及时治疗，很容易出现脱水、酸中毒、休克等严重表现，对生命造成威胁。急性胰腺炎初期，禁食是必要而有效的基础治疗，当病情稳定后，合理的营养治疗不仅可及时纠正体内水、电解质和营养素代谢紊乱，还能促进胰腺组织的修复，有助于减轻临床症状和病人痛苦，促进病人早日康复。

（1）适宜能量　食物是胰液分泌的天然刺激物，起病后大部分病人需短期禁食，降低胰液分泌，减轻自我消化。必要时需胃肠减压，有助于减轻腹胀，当病人没有胃内容物潴留时，可停止胃肠减压。轻症急性胰腺炎，短期禁食如4~5d内能够快速恢复，期间通过静脉补液提供能量即可。重症急性胰腺炎，很多病人在一周内都不能正常进食，在肠蠕动尚未恢复前，应先予以肠外营养。恢复饮食应从少量、无脂、低蛋白饮食开始，逐渐增加食物和蛋白质摄入量，直至恢复正常饮食。

（2）适量蛋白质　急性胰腺炎病人因大量炎性渗出、肝损伤常导致白蛋白减少，短期禁食阶段无法摄入食物，可考虑静脉补充白蛋白，以提高机体免疫力，维持血浆胶体渗透压。重症急性胰腺炎，在肠蠕动尚未恢复前，可先予肠外营养每日补充蛋白质1.2g/（kg·d）左右。待病情好转允许进食时，先给低蛋白流质或半流质，再逐渐增加蛋白质摄入量，如搭配牛乳、豆乳、蛋汤等。低蛋白血症者也可以口服适量蛋白粉。当病情进一步好转再过渡到普食，可适当多选鱼虾类、瘦肉类、禽肉类、蛋类等富含优质蛋白质的食物，但应避免过量的高蛋白饮食。

（3）限制脂肪摄入　急性胰腺炎病人血甘油三酯高，既是胰腺炎的病因，也可能是其结果。起病后短期禁食期间，饥饿状态导致体内脂肪分解代谢加强，血清游离脂肪酸和酮体增加，可通过尿酮体了解脂肪的代谢情况。必要时可静脉输注脂肪乳剂。待病人病情好转允许进食时，应从无脂饮食开始，待血尿淀粉酶指标全部恢复正常后，可逐步调整为低脂饮食。尤其对原有胆囊炎与胆石症的病人，为避免病情反复与加重，更要严格控制脂肪类食物，平时应避免过量的高脂饮食，多采用蒸、煮、烩、炖等用油少的烹调方法。

（4）酌情供给碳水化合物　疾病应激使人体能量需要量增加，病人发病初期处于禁食状态，此时人体蛋白质分解代谢和糖异生增强，再加上胰腺坏死、胰岛素释放减少、胰高血糖素释放增加，病人往往容易出现高血糖现象，血糖（无糖尿病病史）可>11.2mmol/L。临床处理时，需急测血糖，根据结果决定胰岛素使用剂量。发病初期禁食，可选用静脉营养，溶液种类和用量根据病人病情而定，同时严密观察血糖水平。待病情缓解且稳定后，先给予流质、半流质饮食，再逐步过渡到软食、普食。

（5）补充微量营养素　病人由于禁食、应激状态的异常消耗、肾功能受损、内环境紊乱等因素，常有维生素和电解质水平异常。由于胰腺坏死、钙离子内流入腺泡细胞，血钙可<2mmol/L，血钠、血钾也常有异常。应根据血电解质水平补充钾、钠、钙、镁、磷，同时注意补充维生素B_2、维生素B_6、维生素C等。疾病初期禁食情况下，一般在静脉输液中均

会补充钾、钠、氯等元素；病人如有低钙症状，可用10%葡萄糖酸钙静脉注射；如有低钾血症，可加10%氯化钾静脉滴注，但需控制浓度与速度，避免静脉补充时出现静脉疼痛与其他不良反应。不能选用10%氯化钾静脉注射，以免发生心脏骤停。水溶性维生素体内不易贮存且容易排出，可在静脉补液中加入维生素B_6和维生素C等。当病人病情稳定可以摄食后，可酌情应用膳食补充剂。平时长期脂肪泻病人更应注意补充脂溶性维生素及维生素B_{12}、叶酸，并适当补充各种矿物质。

6. 营养教育

营养教育病人的饮食内容和数量与胰腺负担相关，通过饮食调理可以有效预防急性胰腺炎复发。要劝说病人不暴饮暴食、不酗酒，避免过量高脂、高蛋白饮食。戒烟、戒酒。寻找并去除病因，积极治疗胆、胰腺疾病。对同时患有胆囊炎与胆石症的病人，平时需坚持低脂饮食。

二、慢性胰腺炎

由急性胰腺炎反复发作而来。患者常伴有胆道系统疾患，有时伴有糖尿病。慢性酒精中毒也常致本病发生。临床以反复发作的上腹疼痛和（或）胰腺内、外分泌功能不全为主要症状。

病理变化

肉眼观察，胰腺呈结节状或弥漫性变硬。病变可局限于胰头，但通常累及整个胰腺。光镜下，胰腺腺泡呈不同程度萎缩、间质内弥漫性纤维组织增生和淋巴细胞、浆细胞浸润。增生的纤维组织中可见残留的胰岛。导管呈不同程度扩张，甚至伴囊肿形成，腔内充以嗜酸性物质即沉淀的蛋白质。导管上皮萎缩、或有增生或鳞化（图8-18、图8-19）。

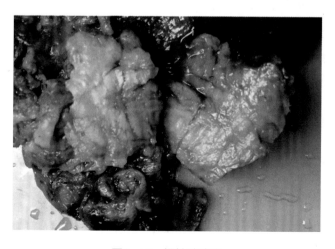

图8-18　慢性胰腺炎

胰腺组织变硬，颜色变苍白

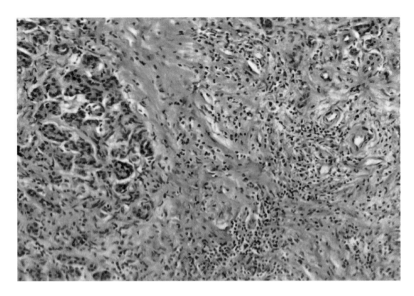

图8-19 慢性胰腺炎（HE染色）

胰腺间质弥漫性纤维组织增生和淋巴细胞、浆细胞浸润

三、合并症

急性胰腺炎的并发症分为局部并发症和全身并发症。虽然轻度的急性胰腺炎很少会有并发症发生，但是重度急性胰腺炎患者会出现多种并发症，严重时将危及生命。局部并发症包括①急性胰周液体积聚；②胰腺假性囊肿；③急性坏死物积聚；④包裹性坏死；⑤其他，包括胸腔积液、胃流出道梗阻、消化道瘘、腹腔及消化道出血等。全身并发症包括全身炎症反应综合征、脓毒症、多器官功能障碍综合征及腹腔间隔室综合征等。

知识拓展

胰腺炎病人的饮食内容和数量与胰腺负担相关，通过饮食调理可以有效预防急性胰腺炎的复发。急性胰腺炎的营养治疗食物选择如下：

【宜用食物】禁食结束后可配无脂的纯碳水化合物流质饮食，如米汤、枣汤、稀藕粉、新鲜果汁、菜汁等，再根据病人病情逐渐增加食量和蛋白质、脂肪的量，如蛋汤（先不加蛋黄）、豆乳等。康复期，主食可选用面条、面片、米线、白米粥、黑米粥、八宝粥、软饭等，副食可选用鱼片、肉片、鸡丁、鸡蛋羹、豆腐、白菜、菜花、青菜、菠菜等。具体结合病人的病情与喜好，坚持易消化和吸收、不伤胰腺和胆囊的原则，尽量兼顾食物的色、香、味、形、养。

【忌（少）用食物】高脂肪食物如猪油、奶油、油酥点心、油条等；冰冷食物如酸乳、冰淇淋、凉拌菜等；腌渍食物如榨菜、咸鱼、火腿、腊肉、腊肠等；辛辣刺激性调味品如辣椒、芥末、胡椒等；各类酒及含酒精的饮料。鸡汤、肉汤、鱼汤、蛋黄、牛乳等会促进胃液及胰液分泌，不宜过早添加。

【急性胰腺炎参考食谱】

早餐：青菜鸡肉小米粥（青菜100g，鸡肉50g，小米40g），馒头（面粉50g）。

加餐：西瓜汁200g。

午餐：番茄鸡蛋面（番茄150g，鸡蛋50g，面100g）。

加餐：藕粉羹（藕粉40g）。

晚餐：西蓝花南瓜虾泥粥（西蓝花150g，南瓜100g，鲜虾75g，大米50g）。发糕（面粉50g）。

加餐：酸乳200g。

全日：烹调油5g，盐4g。

能量1659kcal，蛋白质65.5g（16%），脂肪24.8g（13%），碳水化合物293.4g（71%）。

📕 课程思政

"就在我身上试验吧！"

——陶其敏与乙型肝炎疫苗的研发历程

一脸文静的陶其敏出生名门，故宅在苏州狮子林旁。祖父开办了苏州最大的一家丝绸厂，给家族打下了殷实的基础。但陶其敏对经商不感兴趣，进了当时苏州著名的"淑女学堂"——振华女中学习。1951年，20岁的陶其敏考取了山东医学院，毕业后分配到了北京人民医院（今北京大学人民医院）工作。经过两年住院医生的严格训练，陶其敏身上特有的实验技能和创新潜质显现出来，被抽调出来组建生化实验室。1963年她担任检验科生化研究室主任，后任检验科主任。这一年，美国科学家布兰博格在一个澳大利亚土著人的血清中首次发现乙型肝炎（乙肝）病毒感染的识别指标"澳大利亚抗原"，并因此获得了诺贝尔奖。1972年，乙肝病毒表面抗原正式命名。同样是这一年，时任北京医学院副院长的汉斯·米勒教授（原籍德国，后入中国籍）考察日本，观摩了刚刚研制出的乙肝病毒检测和诊断技术，并带回几个乙肝病毒检测试剂盒，提供给附属医院做研究，时任检验科主任的陶其敏最早接触到这一技术。1973年，陶其敏赴日本学习最新的血凝法检测术，回国后立即开始在少量人群中进行乙肝病毒感染情况调查。调查结果十分严峻，我国人群乙肝感染率很高。当时，检测病原学只能靠进口检测板，因而，陶其敏想研发一种适合我国普查的检测方法。

1973年5月，得知西太平洋地区肝炎实验室工作会议即将在日本东京召开，陶其敏发誓要在会上拿出国产的试剂（包括标准抗原和抗体、带有表面抗原及表面抗体的敏感血细胞）以替代进口产品。于是，一场争分夺秒的试剂研制工作展开了，各种意想不到的困难接踵而至。当时，纯化表面抗原需要无菌条件和先进仪器，但是医院并不具备这些条件，陶其敏只好白手起家、摸索前行。她先是采用葡聚糖凝胶（一种分子筛）进行层析分离，但按常规层析出的产品达不到技术标准。为此，她们尝试了多种标号的分子筛，用不同速度层析，经过4个月的苦战，终于摸索出用国产分子筛层析表面抗原的规程，提纯出合格的表面抗原。用这种抗原对动物进行免疫试验后，得到了相应的特异性抗体，并制成了带有表面抗原的敏感血细胞，研制出中国第一套乙肝检测试剂盒。1973年10月，西太平洋肝炎实验室工作会议如期召开，陶其敏应邀出席，并展示了她们团队研制出的诊断试剂盒。在参会的8个国家中，只有中国人拿出了自己的血凝试剂。她们带去了用自己本土办法纯化的表面抗原、抗体及敏化血细胞，请日本肝病专家西冈教授鉴定，测试结果与西冈教授的试剂完全一致，且性能稳定。西冈在会上连声称赞："我们用3年搞出来的东西，你们在设备简陋的条件下，3个多月就搞出来了，真了不起！"

众所周知，中国乙肝病毒感染者很多始于幼龄期，特别是经母婴传播。幼龄感染者中90%可以发展为慢性肝炎，其中又有40%可以发展为肝硬化，而成人感染者中只有5%转为慢性乙肝。因此，让健康人群（特别是新生儿和青少年）尽早接种乙肝疫苗极为重要，是长远防治乙肝的关键环节。为此，陶其敏提出尽快找到阻断乙肝传播途径的新课题，像预防麻疹、脑炎、脊髓灰质炎那样，制成疫苗，注射到人体内产生自身的抗体，起到防疫作用，通过这种方式把乙肝的传播减少到最低限度。正当陶其敏为这一新课题苦心思索的时候，传来了美国科学家采用乙肝病毒感染者的血液制作血源乙肝疫苗的信息，但没有详细文献可借鉴。由于陶其敏早已掌握了高速离心技术，并悟出其中的原理：用密度梯度离心提纯血液中的乙肝病毒之后再灭活，就可以得到能使人产生抗体的血源疫苗。但是，制造疫苗是新事物，与陶其敏长期从事的实验室研究工作相距甚远。北京大学人民医院当时并不具备制造乙肝疫苗所需的设备和条件。这是一条全新的路，陶其敏也没有把握，但是她仍决定去尝试。

研制疫苗需要一套完善的工艺程序，她和同事们一道四处奔波，去有关单位查阅文献，解决各种必需的设备，并在研究室内隔出了一间6m²的小屋建成无菌室，用盐水瓶、输液架配成了一套密闭式装置。由于当时肝炎病毒还不能培养，陶其敏直接应用乙肝抗原带毒者的血清选行分离提纯，经过严格的灭活工序，终于在1975年7月1日研制成功了我国第一代血源性"乙肝疫苗"，命名为"7571疫苗"。事实证明，中国这支血源性乙肝疫苗的研制使我国长远防治乙肝成为可能。

检验疫苗是否有效的关键步骤是敏感性和安全性试验，通常先要进行动物试验。从文献上得知，大猩猩是已知的可感染乙肝病毒的动物，但课题组没有这个条件，她做出了勇敢的决定：在自己身上试验！1975年8月29日，陶其敏打开冰箱，取出一支疫苗，平静地对值班护士说："就在我身上试验吧！"随后，疫苗缓缓地推进到陶其敏的体内。

此后2个月内，她坚持每周抽血5mL进行检测，第3个月转入定期检查，始终没有发现异常，体内的抗体也产生了，由此她取得了第一手试验依据，证明了乙肝疫苗的安全性和可靠性。不同于世界上所有的疫苗研制路径，中国的第一支乙肝疫苗是注射在研制者身上试验成功的。课题组以陶其敏自身的测试结果为依据，证明疫苗是安全、可靠的，随后又对疫苗做了5次较大的改进。经严格的安全性审核批准，课题组先后在北京、江苏启东县和广西南宁地区进行了小样本量人群预防注射观察，其抗体阳转率可达92.3%，为我国使用疫苗预防乙肝开辟了新的道路。1980年，在法国召开的第一届乙肝疫苗国际会议上，陶其敏受邀出席并作了学术报告，让世界同行认识了这位非凡的中国女性。

多年后，陶其敏谈起这段往事时，只是淡然微笑："其实当时并没有很伟大的想法，只是想尽快得到结果，以推广疫苗应用。毕竟，迟一日研发，就多一些患者。当然也想到最坏的结果是自己会感染乙肝病毒，但不打这一针也可能会感染。"没有豪言壮语，陶其敏自身注射研制的乙肝疫苗的"冒险"举动，正是基于这一朴实的念头。

本章小结

本章主要讲述了消化系统的一些常见病，包括①肝炎；②酒精性脂肪肝和非酒精性脂肪肝；③肝硬化；④肝代谢性疾病；⑤胆囊炎和胆结石；⑥胰腺炎。该章节的病变主要涉及消化系统中肝脏、胆囊和胰腺这些重要脏器的改变，人们在日常生活中可通过健康合理的饮食来一定程度预防肝炎、脂肪肝、肝硬化、肝代谢性疾病、胆囊炎及胰腺炎的发生。

思考题

1. 病毒性肝炎的病因和病理变化是什么？
2. 脂肪肝的病因和病理变化是什么？
3. 肝硬化的病理变化是什么？
4. 胆囊炎的病因和病理变化是什么？
5. 急性胰腺炎的病因和病理变化是什么？如何预防？

第九章
内分泌系统疾病和代谢性疾病

📖 **学习目标**

1. 掌握糖尿病、肥胖症的基本概念及病理变化。
2. 熟悉糖尿病的分型和临床特点；熟悉肥胖的危害；熟悉糖尿病、肥胖症的营养治疗。
3. 了解糖尿病、肥胖症和营养不良的病因及发病机制；了解营养不良常见类型。

第一节　糖尿病

糖尿病（diabetes mellitus，DM）是一种因胰岛素绝对或相对不足或靶细胞对胰岛素敏感性降低等而引起的糖、脂肪和蛋白质代谢紊乱的一种慢性疾病。主要特点是高血糖、糖尿。临床上表现为多饮、多食、多尿和体重减轻（即"三多一少"），可使一些组织或器官发生形态结构改变和功能障碍，并发酮症酸中毒、肢体坏疽、多发性神经炎、失明和肾衰竭等。本病发病率日益增高，已成为世界性的常见病。

一、分型、临床特点、病因及发病机制

依据世界卫生组织（WHO）糖尿病专家委员会提出的分型标准（1999），糖尿病分为：

（一）1型糖尿病（type 1 diabetes mellitus，T1DM）

1. 免疫介导性（1A）急性型及缓发型

临床特点：诊断时临床表现变化很大，可以是轻度非特异性症状、典型三多一少症状

或昏迷。多数青少年病人起病较急，症状较明显；如未及时诊断治疗，当胰岛素严重缺乏时，可出现糖尿病酮症酸中毒。多数T1DM病人起病初期都需要胰岛素治疗，使代谢恢复正常，但此后可能有持续数周至数个月不等的时间需要的胰岛素剂量很小，即所谓"蜜月期"，这是由于β细胞功能得到部分恢复。

2. 特发性（1B）无自身免疫证据

临床特点：通常急性起病，β细胞功能明显减退甚至衰竭，临床上表现为糖尿病酮症甚至酸中毒，但病程中β细胞功能可以好转以至于一段时期无需继续胰岛素治疗。

（二）2型糖尿病（type 2 diabetes mellitus，T2DM）

临床特点：可出现代谢紊乱症状群。血糖升高后因渗透性利尿引起多尿，继而口渴多饮；外周组织对葡萄糖利用障碍，脂肪分解增多，蛋白质代谢负平衡，渐见乏力、消瘦，儿童生长发育受阻；病人常有易饥饿、多食。故糖尿病的临床表现常被描述为"三多一少"，即多尿、多饮、多食和体重减轻。可有皮肤瘙痒，尤其外阴瘙痒。血糖升高较快时可使眼房水、晶状体渗透压改变而引起屈光改变致视物模糊。许多病人无任何症状，仅于健康检查或因各种疾病就诊化验时发现高血糖。

病因及发病机制：从以胰岛素抵抗为主伴胰岛素进行性分泌不足，到以胰岛素进行性分泌不足为主伴胰岛素抵抗。

1. 遗传因素与环境

同卵双生子中T2DM的同病率接近100%，但起病和病情进程则受环境因素的影响而差异甚大。

2. 胰岛素抵抗和β细胞功能缺陷

β细胞功能缺陷导致不同程度的胰岛素缺乏和组织（特别是骨骼肌和肝脏）的胰岛素抵抗是T2DM发病的两个主要环节。

3. 胰岛α细胞功能异常和缺陷

胰岛中α细胞分泌胰高血糖素在保持血糖稳态中起重要作用。T2DM病人由于胰岛β细胞数量明显减少，α/β细胞比例显著增加；同时α细胞对葡萄糖的敏感性下降，从而导致胰高血糖素分泌增多，肝糖输出增加。肠促胰素GLP-1由肠道L细胞分泌，主要生物作用包括刺激β细胞葡萄糖介导的胰岛素合成和分泌、抑制胰高血糖素分泌。

（三）妊娠糖尿病（gestational diabetes mellitus，GDM）

妊娠糖尿病指妊娠期间发生的不同程度的糖代谢异常。不包括孕前已诊断或已患糖尿病的病人，后者称为糖尿病合并妊娠。

临床特点：妊娠糖尿病GDM通常是在妊娠中、末期出现，一般只有轻度无症状性血糖增高。

（1）GDM通常没有明显的"三多一少"症状（多饮、多食、多尿、体重下降）；

（2）外阴瘙痒，反复假丝酵母菌感染；

（3）妊娠期发现胎儿过大、羊水过多；

（4）凡有糖尿病家族史、孕前体重≥90kg、胎儿出生体重≥4000g、孕妇曾有多囊卵巢综合征、不明原因流产、死胎、巨大儿或畸形儿分娩史，本次妊娠胎儿偏大或羊水过多者应警惕糖尿病。

GDM妇女分娩后血糖一般可恢复正常，但未来发生T2DM的风险显著增加，故GDM病人应在产后4～12周筛查糖尿病，并长期追踪观察。

（四）其他特殊类型糖尿病

特殊类型糖尿病是当前国际沿用的WHO糖尿病诊断分型中的一种，指除了T1DM、T2DM以及妊娠期糖尿病以外的其他所有病因引起的糖尿病。包括：胰岛β细胞功能遗传性缺陷、胰岛素作用遗传性缺陷、胰腺外分泌疾病、内分泌疾病、药物或化学品、感染、罕见的免疫介导糖尿病、以及糖尿病相关的遗传综合征。这些大类还可根据病因和发病机制细分为近百种类型。

近数十年来，随着分子病理学、基因组学和代谢组学等现代生物技术的迅速发展，研究者们对糖尿病的研究不断深入，并且已经发现了大量的糖尿病新亚型。因此，特殊类型糖尿病所包含的细分种类及其病因也在不断地扩展中。

二、病理变化

1. 胰岛病变

不同类型、不同时期病变不同。T1DM早期为非特异性胰岛炎，胰岛内淋巴细胞浸润，继而胰岛β细胞颗粒脱失、空泡变性、坏死、消失，胰岛变小、数目减少，纤维组织增生、玻璃样变；T2DM早期改变不明显，后期β细胞减少，常见胰岛淀粉样变性（图9-1）。

2. 糖尿病微血管病变

糖尿病微血管病变主要表现为毛细血管基底膜增厚、微血管内皮细胞增生。由此使微血管形态发生扭曲、畸形、打结，加上细菌、内毒素等对微血管的直接损伤，所以有微血管瘤形成。与此同时，微血管壁粗糙、管道狭窄、弹性减弱、血管扩张，再加上其他代谢异常所致的血黏度升高、血流淤滞、血细胞发生聚集，微血管周围可出现明显渗出、出血或微血管壁脆性提高，所有这些都属于糖尿病微血管病变的组成部分。

3. 肾脏病变

糖尿病肾病（diabetic nephropathy），是糖尿病严重的并发症。镜下形态：①肾脏体积增大：糖尿病早期肾血流量增加，肾小球滤过率增高，导致早期肾脏体积增大，通过治疗

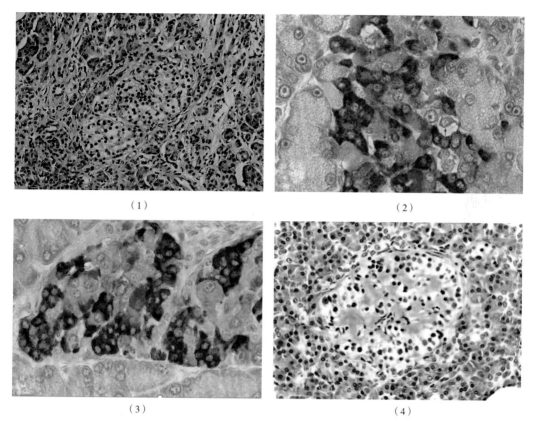

（1）　　　　　　　　　　　　　　　　　　　　　　（2）

（3）　　　　　　　　　　　　　　　　　　　　　　（4）

图9-1　糖尿病胰岛病变

（1）T1DM胰岛内淋巴细胞浸润（HE染色）；（2）（3）T2DM α细胞（呈棕色）数目增加，β细胞（呈粉色）数目减少，部分呈空泡状黑色箭头示（LSAB+EnVision染色）；（4）T2DM胰岛内可见粉染的淀粉样变性物质（刚果红染色）

可恢复正常。②结节性肾小球硬化：肾小球系膜内有圆形或卵圆形均质嗜伊红的玻璃样物质沉积结节，结节增大可使毛细血管腔阻塞，银染色呈同心圆层状结构。毛细血管基底膜增厚。③弥漫性肾小球硬化：最常见，表现为系膜基质弥漫性增多，基底膜弥漫性增厚，毛细血管腔变窄或闭塞，肾小球玻变（图9-2）。④肾小管-肾间质损害：肾小管上皮细胞出现颗粒样和空泡样变性及萎缩。肾间质纤维化、水肿和淋巴细胞浸润。⑤血管损害：细动脉最常受累，引起肾细动脉硬化。⑥肾乳头坏死：常见于糖尿病患者患急性肾盂肾炎时，肾乳头坏死是缺血并感染所致。

4. 视网膜病变

视网膜病变早期表现为微小动脉瘤和视网膜小静脉扩张、渗出、水肿、微血栓形成、出血等非增生性视网膜病变；还可因血管病变引起缺氧，刺激纤维组织增生、新生血管形成等增生性视网膜病变。

5. 神经系统病变

神经系统病变并发症可累及神经系统任何一部分。病因复杂，可能涉及动脉粥样硬化

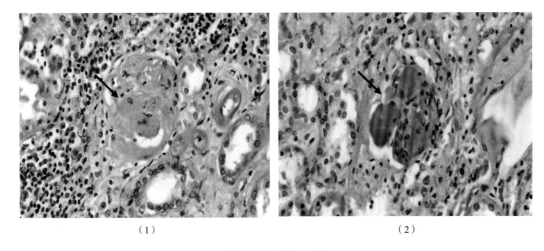

图9-2　糖尿病肾病

（1）肾脏肾小球硬化（黑色箭头），间质淋巴细胞浸润（HE染色）；（2）肾脏小球硬化（PAS染色）

血管疾病和微血管病变、代谢因素、自身免疫机制以及生长因子不足等。

（1）中枢神经系统并发症　①伴随严重酮症酸中毒、高渗高血糖综合征或低血糖症出现的神志改变；②缺血性脑卒中；③脑老化加速及老年性痴呆等。

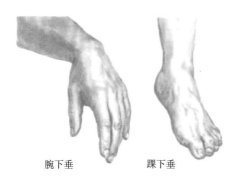

腕下垂　　踝下垂

图9-3　手足小肌群萎缩

（2）周围神经病变　常见的类型有：①远端对称性多发性神经病变：是最常见的类型，以手足远端感觉运动神经受累最多见。首先为肢端感觉异常，可伴痛觉过敏、疼痛；后期感觉丧失，可伴运动神经受累，手足小肌群萎缩，出现感觉性共济失调及神经性关节病（图9-3）。②局灶性单神经病变：可累及任何脑神经或脊神经，但以动眼神经、正中神经及咽神经最常见。③非对称性的多发局灶性神经病变：指同时累及多个单神经的神经病变。

（3）自主神经病变　自主神经病变多影响胃肠、心血管、泌尿生殖系统等。临床表现为胃排空延迟（胃轻瘫）、腹泻（饭后或午夜）、便秘等；休息时心动过速、直立性低血压、寂静性心肌缺血等，严重者可发生心脏性猝死；残尿量增加、尿失禁、尿潴留等；其他还有阳痿、瞳孔改变（缩小且不规则、光反射消失、调节反射存在）、排汗异常（无汗、少汗或多汗）等。

6. 糖尿病足

糖尿病足指与下肢远端神经异常和不同程度周围血管病变相关的足部溃疡、感染和（或）深层组织破坏，是糖尿病最严重的慢性并发症之一（图9-4）。

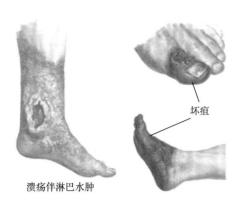

坏疽

溃疡伴淋巴水肿

图9-4　糖尿病足

7. 其他

糖尿病还可引起视网膜黄斑病、白内障、青光眼、屈光改变、虹膜睫状体病变等。

知识拓展

常见食物的血糖生成指数

血糖生成指数（%）	食物
100	葡萄糖
80~90	玉米片、胡萝卜、马铃薯（鲜薯泥）、麦芽糖、蜂蜜
70~79	面包（粗面粉）、小米、大米（白）、谷类早餐、扁豆（鲜）、马铃薯（鲜）、牛乳、酸乳酪
60~69	面包（白）、大米（糙），麦片、甜菜、香蕉、葡萄干
50~59	荞麦、意大利面条、甜玉米、消化饼干、豌豆、蔗糖
40~49	红薯、豌豆（干）、柑橘、橙汁
30~39	扁豆、利马豆、黑豆、苹果、冰淇淋
20~29	菜豆、果糖
10~19	大豆、花生

治疗糖尿病不仅仅是依靠药物治疗，更重要的是靠"五驾马车"综合治疗，即饮食治疗，运动治疗，药物治疗，血糖监测，糖尿病知识学习，而营养治疗是糖尿病"五驾马车"综合治疗的基础，其原则是合理控制能量（表9-1）。注意食物多样，进餐制度合理，防止发生低血糖。此外，重症糖尿病病人的饮食摄入应在医师或营养师监测下进行。通过营养治疗以达到控制血糖，使血糖接近或达到正常水平的目的。

表9-1 糖尿病病人每日能量供给量（kcal/kg）

体型	卧床休息	轻体力劳动	中体力劳动	重体力劳动
肥胖/超重	15	20 ~ 25	30	35
体重正常	15 ~ 20	30	35	40
消瘦/偏瘦	20 ~ 25	35	40	45 ~ 50

一般糖尿病患者（无肾病及特殊需要者）每日蛋白质摄入量占总热量的15% ~ 20%，成人每日每千克体重蛋白质摄入量0.8 ~ 1.2g，儿童、孕妇、乳母、营养不良或伴有消耗性疾病者增至1.5 ~ 2.0g，伴有糖尿病肾病而肾功能正常者应限制至0.8g，血尿素氮升高者应限制在0.6g。蛋白质至少应有1/3来源于动物蛋白质，以保证必需氨基酸的供给。

此外。各种富含可溶性食用纤维及食品可延缓食物吸收，降低餐后血糖高峰，有利于改善糖、脂肪代谢紊乱，并促进胃肠蠕动、防止便秘。每日饮食中纤维素含量不宜少于40g，提倡使用绿叶蔬菜、豆类、块根类、粗谷物、含糖成分低的水果等。每日摄入食盐应限制在10g以下。限制饮酒。

第二节 肥胖症

肥胖症（obesity）是以体内脂肪过度蓄积和体重超常为特征的慢性代谢性疾病，是引起高血压、糖尿病、心脑血管病、肿瘤等慢性非感染性疾病的危险因素和病理基础。一般来说，超过正常体重的20%即为肥胖。WHO明确认定，肥胖症已是全球最大的慢性疾病。根据WHO亚太地区标准体重指数（body mass index，BMI）来计算肥胖程度和估计危险度（表9-2），即BMI=体重（kg）/身高的平方（m^2），正常BMI值为18.5 ~ 23.9。

表9-2 体重指数与肥胖程度和危险度的关系

体重指数/（kg / m^2）	肥胖程度	危险度
<18.5	体重不足	增加
18.5 ~ 24.9	正常	正常
25.0 ~ 29.9	超重	增加
30.0 ~ 34.9	I度肥胖	高
35.0 ~ 39.9	II度肥胖	非常高
≥40.0	III度肥胖	极度高

一、肥胖的病因及发病机制

肥胖的原因是能量的摄入超过能量的消耗。其发生与遗传、环境、内分泌调节异常、炎症、肠道菌群等因素密切相关。

1. 能量调节

体内调节能量摄入的因子包括：①减少摄食的因子：β肾上腺素能受体、多巴胺、5-羟色胺、胰高血糖素样多肽-1（GLP-1）和瘦素等。②增加摄食的因子：α-去甲肾上腺素能受体、神经肽Y、胃生长激素释放素（ghrelin）、增食因子（orexin）、甘丙肽（galanin）、内源性大麻素（endocannabinoid，CB）等。③代谢产物如血糖、脂肪酸等。人体脂肪组织分为两种，白色脂肪组织的主要功能是贮存热量，而棕色脂肪组织的主要功能是能量消耗。交感神经兴奋作用于棕色脂肪组织，通过β肾上腺素能受体引起脂肪分解产生热量。

2. 遗传因素

肥胖症有家族聚集倾向，遗传因素的影响占40%~70%。大部分原发性肥胖症为多基因遗传，是多种微效基因作用叠加的结果。

3. 环境因素

环境因素是肥胖患病率增加的主要原因，主要是能量摄入增多和体力活动减少。除能量摄入增加以外，饮食结构也有一定影响，脂肪比糖类更易引起脂肪积聚。胎儿期母体营养不良或低出生体重儿在成年期容易发生肥胖症。

4. 内分泌调节异常

下丘脑是机体能量平衡调节的关键部位，下丘脑弓状核有各种食欲调节神经元。外周循环中参与能量代谢调节的重要激素包括瘦素、脂联素、胰岛素、胃生长素、胰高血糖素、生长激素、甲状腺素、肾上腺素等。神经-内分泌调节中任何环节的异常，均可导致肥胖。如：肾上腺皮质肿瘤可以引起肾上腺皮质激素增多引起库欣综合征（Cushing syndrome，CS），主要表现为满月脸、水牛背、多血质外貌、向心性肥胖、痤疮、紫纹、高血压、继发性糖尿病和骨质疏松等（图9-5）。

二、肥胖的危害

临床特点：肥胖是多种疾病的基础疾病，常与血脂异常、脂肪肝、高血压、冠心病、糖耐量异常或糖

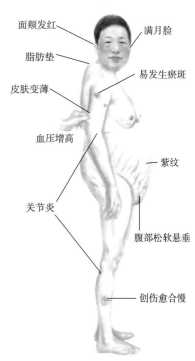

图9-5　库欣综合征的病理表现

尿病等疾病同时发生，引起代谢综合征。肥胖症还可伴随或并发阻塞性睡眠呼吸暂停综合征、胆囊疾病、高尿酸血症和痛风、骨关节病、静脉血栓、生育功能受损（女性出现多囊卵巢综合征），以及某些肿瘤（女性乳腺癌、子宫内膜癌，男性前列腺癌、结肠和直肠癌等）发病率增高等，且麻醉或手术并发症增多。严重肥胖症病人可出现自卑、抑郁等精神问题，社会适应不良。

三、肥胖的病理变化

1. 脂肪细胞和脂肪组织

脂肪细胞是一种高度分化的细胞，可以贮存和释放能量，而且能分泌数十种脂肪细胞因子、激素或其他调节物，包括瘦素、抵抗素（resistin）、脂联素（adiponectin）、肿瘤坏死因子、血浆纤溶酶原激活物抑制因子-l、血管紧张素原和游离脂肪酸（FFA）等。肥胖病人脂肪细胞数量增多（增生型）、体积增大（肥大型）或数量增多体积增大（增生肥大型）。

2. 脂肪的分布

肥胖病人脂肪分布有性别差异。男性型脂肪主要分布在内脏和上腹部皮下，称为"腹型"或"中心性"肥胖。女性型脂肪主要分布于下腹部、臀部和股部皮下，称为"外周性"肥胖，更年期后则脂肪分布与男性相似。中心性肥胖病人发生代谢综合征的危险性较大，而外周性肥胖病人减肥更为困难。

3. "调定点"上调

长期高热量、高脂肪饮食，体重增加后，即使恢复正常饮食，也不能恢复到原体重。持续超重可引起体重调定点不可逆升高，即调定点上调。可逆性体重增加是脂肪细胞增大的结果，当引起体重增加的原因去除后，脂肪细胞缩小，体重恢复。不可逆性体重增加是脂肪细胞数目增加与体积增大的结果，体重恢复困难。

四、肥胖的营养治疗

肥胖症营养治疗的核心原则是使患者能量代谢处于负平衡状态，即：一方面降低能量摄入量，另一方面增加能量消耗量。在此过程中，应保证蛋白质、必需脂肪酸、矿物质、维生素和膳食纤维等营养素的合理摄入及适宜的分配比例，即保持平衡膳食原则。同时，在制定和实施营养治疗方案的同时，必须遵循个体化原则。同时，强调纠正患者的不良饮食习惯。

知识拓展

肥胖症的营养治疗遵循以下流程：①营养评定：主要采用体重指数、人体组成分析和腰围测量来判定肥胖及其程度；②膳食调查：详细了解患者的膳食史，包括食欲、食量、食物种类和餐次等；③生活方式调查：详细了解患者的生活特点、规律性，特别是有无运动及运动情况（运动方式、频率、强度等）、心理状况等（必要时进行心理量表评分）；④详细了解患者是否合并其他疾病，系统记录血压、血脂、血糖、肝肾功能等；⑤结合上述信息及患者的个体情况，制订详细的营养治疗目标和内容（包括启动目标和维持量），设计基于个体化特点的食谱；⑥疗效监控：随诊，了解患者减重的速度和程度，并进行调整。

肥胖症病人参考食谱

早餐	豆浆220mL，煮鸡蛋40g，发糕（小麦面粉30g），拌青菜150g
午餐	馒头（富强粉100g），牛肉炒青菜（牛肉35g、青菜150g），凉拌黄瓜（黄瓜100g）
晚餐	米饭（大米45g），肉片炒芹菜（瘦肉30g，芹菜50g），炒白菜（50g）、凉拌海带丝（海带丝50g）

能量1400kcal	蛋白质105g（30%）
脂肪31.lg（20%）	碳水化合物175g（50%）

注：全天食用油9g，钠盐5g。

第三节　营养不良

营养不良（malnutrition）包括营养不足和营养过剩，营养不足是多种因素引起的能量和营养素缺乏；营养过剩是指摄取过多食物或某种营养素导致机体代谢失调所引起的疾病。本节主要叙述营养不足。

一、蛋白质-能量营养不良

蛋白质–能量营养不良（protein energy malnutrition，PEM）是因食物供应不足或疾病因素导致蛋白质和能量摄入不足而引起的一种营养缺乏病。临床上表现为营养不良性消瘦（marasmus）和恶性营养不良（kwashiorkor）。前者是以能量缺乏为主，伴有蛋白质摄入不足。表现为体重减轻，皮下脂肪减少或消失，腹部凹陷，肌肉萎缩和松弛，面孔变小，出现生长停止。镜下：各系统器官都有萎缩，体积缩小、重量减轻，部分器官内可见脂褐素。恶性营养不良则表现为以蛋白质缺乏为主，能量摄入尚能勉强满足需要。常见于用米粉喂养的婴幼儿。与营养不良性消瘦相似，恶性营养不良的患儿也有肌肉萎缩、生长停滞等表现，但由于食物中不缺乏碳水化合物，因而患儿皮下脂肪厚度正常。恶性营养不良患

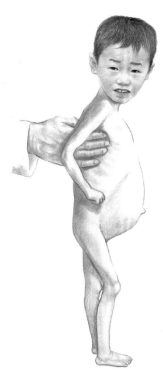

图9-6 营养不良伴腹水

儿还可出现水肿、肝脾大、皮肤色素沉着、腹水、贫血、肝脂肪变和肠上皮绒毛萎缩等表现。患儿除身体发育停滞、易感染外，精神和智力发育也受到影响，其中营养不良性水肿的表现主要为：两侧对称，先见于下肢，尤以足背为显著。病程较久者股部、腰骶部、外生殖器，甚至手背及臂，均见显著的凹陷性水肿。严重病例可于腹壁、颜面、眼睑以及结膜等处发生水肿。面部水肿大都为浮肿而不见凹陷现象。下肢的水肿显著，与胸背及上肢的瘦削形成对照。腹水及胸腔积液仅见于极重病例（图9-6）。

二、维生素缺乏症

维生素是维持人体健康所必需的一类营养素，为低分子有机化合物，它们绝大多数不能在体内合成，或者所合成的量甚少、不能满足机体的需要，必须由食物供给。目前已知的维生素有13种，其中维生素A、维生素D、维生素E、维生素K是脂溶性维生素，其余为水溶性维生素。脂溶性维生素易在体内储存，但消化功能紊乱时因脂质吸收障碍可造成脂溶性维生素缺乏。

（一）维生素缺乏的原因

1. 摄入不足

食物本身维生素含量较低，或摄入食物量不足，抑或食物的加工造成维生素的破坏与损失。

2. 吸收、利用障碍

如膳食纤维过多影响维生素的吸收，胃肠疾病也导致维生素吸收利用下降。

3. 需要量增加

如妊娠、哺乳及某些疾病时会增加对维生素的需要量，补充不及时可导致维生素的缺乏。

4. 排出增加

呕吐、腹泻等情况可能导致多种维生素，尤其是水溶性维生素排出增加。

（二）常见维生素缺乏症

维生素缺乏是一个渐进过程，起初是机体储备量下降，继而可能出现与其代谢相关的生化异常，生理功能的改变，然后才是组织病理变化，出现相应的临床症状。临床上常见的维生素缺乏的疾病主要有：

1. 佝偻病

维生素D缺乏是引起佝偻病（rickets）最主要的原因，儿童体内维生素D缺乏使钙磷代谢紊乱，骨骼成骨过程钙化受阻，导致骨软化、骨骼畸形。佝偻病的病因包括缺少日照、维生素D摄入不足、孕期维生素D缺乏致胎儿储备不足、胃肠道和肝肾疾病、服用药物影响维生素D的代谢、钙摄入不足等。佝偻病多见于小于3周岁的儿童，以3～18个月为高发，北方患病率高于南方。佝偻病早期呈现非特异的精神神经症状，如多汗、易惊、夜啼、枕秃等，随着病情的发展，出现典型的骨骼改变，如方颅、肋骨串珠、漏斗胸、X形腿或O形腿等（图9-7）。

2. 维生素A缺乏症

维生素A缺乏症（vitamin A deficiency）是体内维生素A缺乏引起的一种营养缺乏性疾病，是许多发展中国家的一个重要公共卫生问题。在我国，也是影响国民健康状况的一个严重问题，其中儿童、老少边穷地区问题尤为严重，在2015年《中国居民营养与慢病报告》中指出，我国小于6个月的婴幼儿亚临床维生素A缺乏和可疑患病率高达80%，约50.9%的儿童存在或可能存在维生素A营养问题。维生素A摄入不足、需求增多及吸收与代谢障碍是引起维生素A缺乏症的原因。

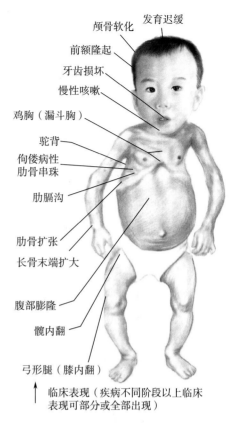

图9-7　佝偻病的临床表现

临床表现

（1）眼部表现　眼部的症状和体征是维生素A缺乏病的早期表现。夜盲或暗光中视物不清最早出现，眼结膜和角膜干燥，失去光泽，自觉痒感，泪减少，眼部检查可见结膜近角膜边缘处干燥起皱褶，角化上皮堆积行程泡沫状白斑，称结膜毕脱斑（Bitot' spots）（图9-8）。继而角膜发生干燥、浑浊、软化、自觉畏光、眼痛、常用受手揉搓眼部导致感染，严重时可发生角膜溃疡、坏死、以致引起穿孔，虹膜、晶状体脱出，导致失明。

（2）皮肤表现　开始时仅感皮肤干燥，易脱屑，有痒感渐至上皮角化增生，汗液减少，角化物充塞毛囊形成毛囊丘疹。检查触摸皮肤时有粗砂样感觉，以四肢伸面、肩部为多，进而发展至颈、背部甚至面部，毛囊角化引起毛发干燥，失去光泽，易脱落，指趾甲变脆易折，多纹等。

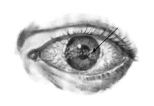 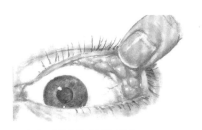

（1）结膜因干燥而出现皱褶形成白斑　　（2）干眼症导致泪腺受累
（毕脱斑）黑色箭头示

图9-8　维生素A缺乏病的眼部症状

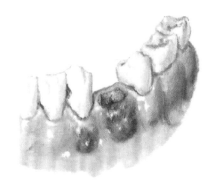

图9-9　维生素A缺乏症的早期表现：口腔
溃疡迁延不愈导致牙齿脱落

（3）生长发育障碍　表现为长骨增长迟滞，同时齿龈发生增生和角化，影响成釉质细胞发育。临床表现为身高落后，牙齿釉质易剥落，失去光泽。由于颅骨、脊椎骨发育受组而神经系统发育照常，使两者不相称，引起脑和脊髓组织受压，导致颅内压增高和脊神经萎缩。

（4）易发生感染性疾病　在维生素A缺乏早期甚或亚临床状态缺乏时，免疫功能低下就已经可能存在，表现为口腔溃疡易迁延不愈导致牙齿脱落（图9-9）和呼吸道感染性疾病发生率增高。

📚 知识拓展

蛋白质-能量营养不良人群参考食谱

早餐	牛乳250mL，煮鸡蛋50g，包子（面粉50g，猪肉30g），草莓100g
加餐	香蕉120g
午餐	米饭（大米75g），菠菜鱼丸汤（菠菜150g，鱼肉100g），牛肉炒青椒（牛肉75g，青椒100g）
加餐	红薯100g
晚餐	米饭（大米75g），茄子炒豇豆（茄子100g，豇豆100g），白斩鸡（鸡肉75g）
加餐	蛋糕50g
全日	烹调油20g，盐5g

能量2091 kcal	蛋白质99.5g（19%）
脂肪62.5g（27%）	碳水化合物282.6g（54%）

📖 **课程思政**

胰岛素的发现与诺贝尔医学奖

胰岛素的发现充满偶然性，却为无数糖尿病患者带来重获新生的希望。20世纪初，科学界就已认识到糖尿病的病因是缺乏胰岛分泌的一种物质，英国生理学家爱德华将其命名为Insulin——胰岛素。许多科学家试图从动物胰腺中提取胰岛素，但都以失败告终，因为胰岛素会随着胰腺的破坏而被消化酶降解。

直到1920年的某一天，加拿大青年弗雷德里克·班廷备课时看到一份病例报告说，一个病人的胰导管被结石堵塞，引起分泌消化酶的消化腺萎缩，可是胰岛却依然存活良好。班廷备受启发，设想如果手术结扎导管，待消化腺萎缩后不就可以提取到活性胰岛素了吗？接着班廷争取到当时的糖尿病权威教授的支持，并和贝斯特依照设想开始实验。他们以10条狗作为实验对象，不断进行导管结扎和胰岛素提取的实验。直到有一天，他们看到糖尿病模型狗在注射提取物之后，从奄奄一息到站起来！实验就这样成功了！

其后，两人又买回牛胰腺，用酸化酒精破坏消化酶后提取到牛胰岛素，并试用于糖尿病患者，获得很好的效果。进展到这里，麦克莱德教授调动所有资源推进提取牛胰岛素的研究，并进一步纯化了胰岛素，使其能应用于临床。

1923年，班廷与麦克莱德获得了诺贝尔生理学或医学奖。

1965年中国宣布人工合成结晶牛胰岛素，我国合成的结晶牛胰岛素纯度最高，可以直接用于生物实验，震惊世界，尽管无缘获诺贝尔奖，但这都是中国的骄傲，人类的骄傲。

回顾胰岛素的发现过程，我们可以总结出经验：实践对真理的检验不是一次完成的，往往要经历一次次的失败，要抓住偶然的发现和灵感，努力坚持寻求突破。班廷发现胰岛素的奇迹，再一次证明了"在科学上面没有是平坦大路可走的，只有那些在崎岖小路的攀登上不畏劳苦的人，才有希望到达辉煌的顶点"。

📚 **本章小结**

本章主要讲述常见的代谢性疾病包括糖尿病、肥胖症及与营养不良相关的疾病。随着生活方式的改变，我国代谢性疾病的发病率逐年上升，成为我国公共卫生领域的重要问题，了解营养因素在代谢性疾病中的作用，对疾病的预防和辅助治疗具有重要的意义。

📝 **思考题**

1. 简述糖尿病的分型、病理变化。

2. 简述糖尿病的营养治疗原则。

3. 什么是肥胖症？简述肥胖症的病理表现和营养治疗原则。

4. 什么是营养不良？列举营养不良常见疾病的病理表现。

第十章
呼吸系统疾病

📖 学习目标

1. 掌握慢性阻塞性肺病和慢性肺源性心脏病的病因、发病机制、病理变化及临床病理联系。

2. 掌握鼻咽癌、喉癌和肺癌的病理组织学类型和主要的生物学行为。

3. 掌握各型肺炎的病理变化及临床病理联系。

4. 熟悉呼吸道炎症性疾病的病因、发病机制及病变。

5. 熟悉慢性阻塞性肺病的常见类型。

6. 了解鼻咽癌、喉癌和肺癌的病因和临床特征。

呼吸系统包括鼻、咽、喉、气管、支气管和肺，主要功能是通气和换气。通常以喉环状软骨为界将呼吸道分为上呼吸道和下呼吸道两部分。鼻、咽和喉构成上呼吸道，对空气有加温和湿润作用。气管、支气管和肺构成下呼吸道。下呼吸道从气管起，逐级分支为支气管、小支气管、细支气管和终末细支气管，共同构成气体进出的传导部分。肺的传导部分除喉和声带被覆复层扁平上皮外，其余均被覆假复层或单层纤毛柱状上皮。呼吸性细支气管、肺泡管、肺泡囊和肺泡构成为换气部分。3~5个终末细支气管连同它的各级分支和肺泡组成肺小叶（lobule）。肺小叶之间由小叶间静脉、淋巴管和少量的结缔组织相隔。肺小叶内的Ⅰ级呼吸性细支气管及其远端肺组织称为肺腺泡，是肺的基本功能单位。每个肺小叶有15~25个肺腺泡。肺泡是肺和环境进行气体交换的部位，肺泡壁极薄，由肺泡上皮覆盖。肺泡上皮由Ⅰ型肺泡细胞和Ⅱ型肺泡细胞组成，其中Ⅰ型肺泡细胞覆盖90%以上的肺泡面积。Ⅰ型肺泡细胞与毛细血管内皮细胞及其基膜构成气血屏障，是肺泡气血交换的场所。Ⅱ型肺泡细胞镶嵌在Ⅰ型肺泡细胞之间，能排泌肺表面活性物质，具有降低肺泡表面张力、防止呼气末肺萎陷和维持小气道通畅的功能。

呼吸系统是机体唯一长期与外界进行交互的系统。肺是与外界相通的最大器官，又是体内唯一接受右心全部输出血量的器官，环境中的有害气体、粉尘、病原微生物及某些致敏原和血流中的致病因子易侵入肺内引起疾病。呼吸系统具有自我防御功能，可净化自身，并能防止有害因子入侵以避免损伤的发生。呼吸道黏膜表面的纤毛柱状上皮与管壁的杯状细胞及黏液腺分泌的黏液共同构成黏液纤毛排送系统。该系统是呼吸道特有的保护装置，随空气进入的粉尘颗粒（直径2～10μm）和病原体沉积或黏附于气管、支气管表面的黏液层，由纤毛摆动自下向上排送，直至咳出而被清除。进入肺泡腔内的小粉尘颗粒（直径小于2μm）及病原微生物由肺泡腔内的巨噬细胞吞噬、降解。肺泡巨噬细胞能合成分泌多种生物活性物质加强对病原微生物的杀灭作用，并能摄入抗原物质将抗原信息递呈给呼吸道的淋巴细胞，激发细胞免疫和体液免疫反应。当上述清除、防御功能受损或进入的病原微生物、有害粉尘数量过多和毒力过强或肺处于高敏状态时，将导致呼吸系统疾病的发生。

在呼吸系统疾病中，既往以感染性疾病居多，尤其是细菌性肺炎和肺结核病较常见。随着抗生素的普遍应用，感染性疾病被有效控制。然而，由于大气污染、吸烟和某些其他因素的持续刺激，肺癌和慢性肺源性心脏病等的发病率和病死率则日趋增多，应引起足够重视。在日常生活中，人们可利用食品营养学知识，树立健康合理的饮食习惯，在一定程度上来预防呼吸系统疾病的发生。

第一节　呼吸道和肺炎症性疾病

呼吸系统与外界相通，随空气进入呼吸道的病原微生物及环境中的有害气体、粉尘常可导致呼吸道炎症性疾病的发生，这是呼吸系统最常见的一类疾病，主要包括鼻出血、鼻炎、鼻窦炎、咽炎、喉炎、气管支气管炎、细支气管炎和肺炎等。

一、鼻炎、鼻窦炎

1. 鼻炎

鼻炎（rhinitis）是鼻的常见疾病，有急性鼻炎和慢性鼻炎两类。

（1）急性鼻炎　根据病因，分为急性病毒性鼻炎和过敏性鼻炎。

① 急性病毒性鼻炎：常因营养不良、受凉、疲劳或全身慢性疾病等导致机体抵抗力降低或鼻中隔偏曲，使鼻黏膜防御功能削弱而导致病毒入侵、繁殖而发病。本病常为呼吸道病毒性疾病的一部分，主要的致病病毒依次为鼻病毒、冠状病毒和副流感病毒。本病潜伏期为1～3d。发病初期，鼻黏膜充血、水肿伴浆液渗出。继而，常伴发链球菌和葡萄球菌感

染，使病毒性鼻炎转化为黏液化脓性鼻炎，镜下可见部分黏膜上皮纤毛黏结，部分上皮脱落，2～3d后上皮开始再生，约2周后经修复痊愈。

② 过敏性鼻炎：属于Ⅰ型变态反应性疾病。最常见的变应原为吸入的花粉及草类、谷物和某些树木的粉尘、室内尘螨、动物的毛屑等；也可由某些食物、碘、油漆、药品和化妆品引起。镜下，可见鼻黏膜上皮层内杯状细胞增多、纤毛受损，基膜增厚；间质毛细血管扩张充血，组织水肿，肥大细胞增多，并有大量嗜酸性粒细胞、淋巴细胞和浆细胞浸润。

（2）慢性鼻炎

① 慢性单纯性鼻炎：是以鼻黏膜血管扩张和腺体分泌增多为特征的慢性炎症。镜下，可见鼻黏膜充血、水肿、黏液分泌增多（图10-1），间质内淋巴细胞和浆细胞浸润（图10-2）。

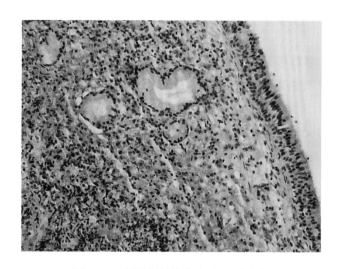

图10-1 慢性单纯性鼻炎（HE染色）

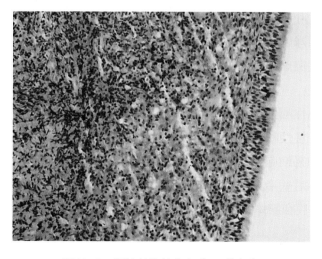

图10-2 慢性单纯性鼻炎（HE染色）

② 慢性肥厚性鼻炎：是以鼻黏膜肥厚和鼻甲肿胀为特征的慢性鼻炎，多由鼻腔血管神经调节功能障碍，过敏和激素的影响或粉尘、气候和职业等因素引起。镜下，可见黏膜水肿、杯状细胞增多、小血管增生，内皮细胞肿胀，慢性炎细胞浸润，黏膜上皮增生和黏膜下结缔组织增生等。这些改变长期持续发展可使鼻黏膜肥厚，有时可伴有鼻息肉形成。

③ 慢性萎缩性鼻炎：目前病因尚不确定，可能与遗传因素有关。患者常伴有骨萎缩、缺铁性贫血、汗腺减少等疾病。患部鼻黏膜萎缩，嗅觉障碍或消失，鼻腔可因腐败菌而产生恶臭，故又名臭鼻症。镜下，主要的病变为黏膜和腺体萎缩，黏膜上皮广泛鳞状上皮化生，小血管呈闭塞性脉管炎改变，甚者鼻甲骨也萎缩，纤维结缔组织增生。

2. 鼻窦炎

鼻窦是鼻腔周围颅骨内的含气骨腔，共有四对，依其所在颅骨的位置分别称为上颌窦、额窦、筛窦和蝶窦。鼻窦炎（sinusitis）多由鼻源性细菌感染引起，偶为牙源性或血源性感染。

鼻窦炎初期常为急性浆液性卡他性炎症，表现为鼻窦黏膜充血、水肿及浆液渗出。之后，可发展为急性化脓性鼻窦炎，表现为黏膜内大量中性粒细胞浸润，黏膜上皮细胞部分坏死脱落。急性化脓性鼻窦炎转入慢性期后，部分黏膜被破坏，常伴有鳞状上皮化生和肉芽组织形成，黏膜固有膜明显增厚，其内有大量淋巴细胞、浆细胞浸润，局部可有息肉形成。慢性鼻窦炎时，黏膜增厚，血管壁增厚，管腔狭窄甚至闭塞，间质内有较多慢性炎细胞浸润。

二、咽炎、喉炎

1. 咽炎

咽炎（pharyngitis）是咽部黏膜及淋巴组织的炎症。

急性咽炎常为上呼吸道感染的一部分，多由柯萨奇病毒、腺病毒和副流感病毒引起，也可由链球菌、葡萄球菌和肺炎球菌等细菌感染引起。病变可表现为单纯性咽炎和急性化脓性咽炎。由溶血性链球菌引起的急性脓毒性咽炎，局部和全身症状及病变都较严重，甚至可发生脓毒败血症。

慢性咽炎多由急性咽炎迁延不愈、反复发作所致，也可因长期吸烟或吸入有害气体引起。根据病变特点，慢性咽炎可分为：①慢性单纯性咽炎：咽部黏膜充血、腺体增生，分泌增多伴淋巴细胞和浆细胞浸润。②慢性肥厚性咽炎：黏膜增厚，淋巴组织及纤维结缔组织明显增生，常于咽后壁形成颗粒状隆起。③慢性萎缩性咽炎：多由慢性萎缩性鼻炎蔓延而来，主要表现为黏膜和腺体的萎缩。

2. 喉炎

喉炎（laryngitis）可单独发生，也可以是上呼吸道感染的一部分。

（1）急性喉炎 大多由病毒和细菌感染引起，常继发于感冒之后。病变因病原体的不同有所差异。由感冒病毒引起者，主要表现为急性卡他性喉炎，早期黏膜充血水肿，随后出现中性粒细胞浸润伴黏液脓性分泌物形成。白喉杆菌引起者表现为假膜性炎，且多由咽白喉感染蔓延而来。流感所致喉炎可有假膜形成，但最常表现为出血性炎，若夹杂葡萄球菌和链球菌感染，常导致黏膜坏死和溃疡形成。另外，理化因素如粉尘、有害气体、过度吸烟，异物或检查器械所致的损伤均可引起急性喉炎。

（2）慢性喉炎 可由急性喉炎迁延而来，也可由吸烟、有害气体、粉尘吸入，长期用声过度或发音不当及鼻、鼻窦、咽或下呼吸道慢性炎症等长期慢性刺激而引起。患者主要症状为声嘶、咽喉部干燥，说话时喉痛，时有痉挛性咳嗽，常因喉部分泌物增加而觉有痰液黏附。

慢性喉炎可分为3种类型：①慢性单纯性喉炎：喉黏膜充血水肿，镜下见黏膜及黏膜下组织充血，间质水肿，淋巴细胞浸润。②慢性增生性喉炎：喉部黏膜增厚，镜下见黏膜上皮增生，可有鳞状上皮化生，甚至有角化现象，黏膜下纤维结缔组织明显增生，大量淋巴细胞、浆细胞浸润，甚至有淋巴滤泡形成。部分病例由于长期慢性炎症刺激，用声过度或用声不当可导致黏膜呈瘤样增生，形成息肉或小结，临床表现为声带息肉或声带小结。二者的病变基本相同，而发生部位不同。声带息肉常发生于声带前1/3和2/3交界处，多为单侧性，呈息肉状；声带小结多发生于声带前1/3和前联合处，呈小结节状。二者表面均被覆复层扁平上皮且多有不同程度的萎缩而变薄（有时棘细胞层明显增厚），可见角化不全。早期病变小结柔软呈红色，镜下可见小血管扩张充血，间质水肿，晚期小结坚实而呈苍白色，镜下可见纤维组织增生，间质中常有淀粉样物质沉积。有时可见数量不等的淋巴细胞、浆细胞和中性粒细胞浸润。③慢性萎缩性喉炎：喉黏膜萎缩、变薄，干燥而发亮，声带变薄、张力减弱。镜下可见黏膜下纤维组织增生，黏膜萎缩和腺体萎缩、消失，纤毛柱状上皮被化生的鳞状上皮所代替。

三、急性气管支气管、细支气管炎

1. 急性气管支气管炎

急性气管支气管炎（acute tracheobronchitis）是呼吸道常见疾病，常在气候突变的寒冷季节中继发于感冒、上呼吸道感染。多见于婴幼儿及老年人，这与小儿的气管、支气管比成年人的短且机体免疫机能尚不健全有关，而老年人因免疫功能降低、呼吸道防御能力减弱也易于发生上呼吸道感染。急性气管支气管炎主要是在流感病毒、副流感病毒、呼吸道合胞病毒、腺病毒和鼻病毒等病毒感染的基础上继发细菌（如肺炎球菌、流感嗜血杆菌、金黄色葡萄球菌及化脓性链球菌等）感染。在少数情况下，吸入各种刺激性有害气体（如氨气、氯气、二氧化硫）、粉尘、异物也可以破坏正常呼吸道的防御机制诱发急性气管支气管炎。

气管和支气管的病变相同，且二者常联合发生。肉眼观察，气管支气管黏膜红肿，表面黏附白色或淡黄色黏性分泌物，重症病例可出现黏膜坏死和溃疡形成。根据病变特点可分为急性卡他性气管支气管炎、急性化脓性气管支气管炎和急性溃疡性气管支气管炎。

（1）急性卡他性气管支气管炎　急性卡他性气管支气管炎黏膜及黏膜下层充血、水肿，可有少量中性粒细胞浸润。管腔表面覆有较稀薄的黏性黄色分泌物，通常可被咳出，分泌物阻塞支气管腔可引起通气障碍。

（2）急性化脓性气管支气管炎　急性化脓性气管支气管炎多由急性卡他性炎发展而来，此时分泌物由黏液性转变为化脓性，黏膜及黏膜下层有大量中性粒细胞浸润，患者可咳出黄色脓痰。

（3）急性溃疡性气管支气管炎　急性溃疡性气管支气管炎多为病毒感染合并化脓性炎引起，病情较重。早期管腔黏膜发生浅表性坏死、糜烂，随后黏膜下组织坏死、脱落继而形成溃疡，可伴有小出血。损伤程度轻时，炎症消退后损伤的黏膜上皮由基底层细胞增生修复，可痊愈，溃疡则由肉芽组织修复后形成瘢痕。

2. 急性细支气管炎

急性细支气管炎（acute bronchiolitis）是指管径小于2mm的小、细支气管的急性炎症，常见于4岁以下的婴幼儿，特别是1岁以内的婴儿，约占患儿的90%。多在冬季发病，主要由病毒（如呼吸道合胞病毒、腺病毒和副流感病毒）感染引起。发病前有时有上呼吸道感染。婴幼儿小气道狭窄，气道阻力大，气流速度慢，病原微生物易于停留和聚集；加之婴幼儿免疫功能发育不完善，黏膜表面的IgA水平也较低，尚不能起保护作用，故易发生病毒性感染。此外，细支气管内腔狭窄，管壁又无软骨支撑，故炎症时易发生管腔阻塞，导致患儿最突出的症状是喘憋性呼吸困难，严重者可出现呼吸衰竭和窒息。

病理变化表现为细支气管黏膜充血、肿胀，单层纤毛柱状上皮可有坏死、脱落，代之以增生的无纤毛柱状上皮或扁平上皮化生。杯状细胞增多，黏液分泌增加，管壁内有淋巴细胞和单核细胞及嗜中性粒细胞浸润。管腔内充满由纤维蛋白、炎细胞和脱落的上皮细胞构成的渗出物，使管腔部分或完全阻塞而导致小灶性肺萎缩或急性阻塞性肺气肿，呼吸困难加重。此外，由于细支气管管壁薄，炎症易扩散到周围的肺间质和肺泡，形成细支气管周围炎或局限性肺炎。当病变程度较轻、范围较局限时，炎症消退后渗出物被吸收或咳出而痊愈。少数病变严重者，管壁的损伤由瘢痕修复，腔内的渗出物发生机化，阻塞管腔，形成纤维闭塞性细支气管炎。

四、肺炎

肺炎（pneumonia）通常指肺的急性渗出性炎症，是呼吸系统的常见病、多发病。肺炎可由不同的致病因子引起，根据病因不同，可将肺炎分为感染性肺炎（如细菌性肺炎、病毒性肺炎、支原体肺炎、真菌性肺炎和寄生虫性肺炎），理化性肺炎（如放射性肺炎、类脂性肺炎和吸入性肺炎）和过敏性肺炎等。根据肺部炎症发生的部位，如发生于肺泡者称肺泡性肺炎，累及肺间质者称间质性肺炎。根据病变累及的范围，如累及一个或多个肺大叶可称为大叶性肺炎、累及肺小叶的小叶性肺炎和累及肺段的节段性肺炎。按病变的性质又可分为浆液性、纤维素性、化脓性、出血性、干酪性及肉芽肿性肺炎等。在临床实践中，一般会结合上述分类方法进行综合诊断。其中，以细菌性肺炎为最常见，大约占肺炎的80%。

1. 细菌性肺炎

（1）大叶性肺炎 大叶性肺炎（lobar pneumonia）是主要由肺炎球菌引起的累及肺大叶的全部或大部，以肺泡内弥漫性纤维素渗出为主的急性炎症。本病多见于青壮年，男多于女，发病以寒冷季节多见，临床表现为起病急，寒战，稽留型高热、咳嗽、胸痛、咳铁锈色痰、呼吸困难，有肺实变体征及外周血白细胞增多等。大约经过5~10d，体温骤然下降，症状消退。

病因和发病机制：大叶性肺炎90%以上是由肺炎链球菌引起的。此外，肺炎杆菌、金黄色葡萄球菌、流感嗜血杆菌、溶血性链球菌和绿脓杆菌也可引起，但均少见。肺炎链球菌存在于正常人鼻咽部，健康人的呼吸道有排菌自净作用。当受寒、感冒、醉酒、疲劳或患有慢性病、免疫功能低下时，均可引起呼吸道的防御功能减弱和机体抵抗力降低，导致细菌侵入肺泡而发病。

病理变化：肺泡腔内的纤维素性炎，肺泡间隔毛细血管扩张，通透性增高，浆液和纤维蛋白原大量渗出。常发生于单侧肺，多见于左肺或右肺下叶，也可同时或先后发生于两个或多个肺叶。典型的自然发展过程大致可分为四期：

① 充血水肿期：发病的第1~2d，病变肺叶充血、肿胀，暗红色。镜下可见肺泡间隔内毛细血管弥漫性扩张充血，肺泡腔内有大量的浆液性渗出液，其内混有少量的红细胞、中性粒细胞和巨噬细胞。渗出液中含有大量肺炎链球菌。此期患者因毒血症而寒战、高热及外周血白细胞计数升高等。胸部X线检查显示片状分布的模糊阴影。

② 红色肝样变期：一般于发病后的第3~4d，肿大的肺叶充血呈红色，质地变实，切面灰红，似肝脏外观，故称红色肝样变期。镜下可见肺泡间隔内毛细血管仍处于扩张充血状态，而肺泡腔内则充满大量红细胞，少量中性粒细胞和巨噬细胞及一定量纤维素。纤维素连接成网，可穿过肺泡间孔与相邻肺泡内的纤维素网相连。此期渗出物中仍能检测出较多的肺炎链球菌。胸部X线检查可见大片致密阴影。若病变范围较广，患者可出现发绀等缺氧症状。肺泡腔内的红细胞被巨噬细胞吞噬、崩解后，形成含铁血黄素随痰液咳出，致使痰液呈铁锈色。

③ 灰色肝样变期：发病后的第5~6d，病变肺叶仍质实如肝，但充血消退，由红色逐

渐转变为灰白色，称灰色肝样变期。镜下可见肺泡腔内的纤维素渗出增多，纤维素经肺泡间孔互相连接的现象更为多见。纤维素网中有大量中性粒细胞，肺泡腔内几乎很少见到红细胞。肺泡间隔毛细血管受压，充血消退，缺氧状况得以改善。患者咳出的铁锈色痰逐渐转为黏液脓痰。渗出物中的肺炎链球菌已大部被消灭，不易检出。

④ 溶解消散期：发病后1周左右进入该期。渗出物中病菌消灭殆尽。肺泡腔内中性粒细胞变性坏死，并释放出大量蛋白水解酶，溶解渗出的纤维素。溶解物由淋巴管吸收或经气道咳出。肺内实变病灶消失，肺质地变软。痊愈后，肺组织结构和功能可恢复正常。此期历时1~3周。

大叶性肺炎的上述病理变化是一个连续的过程，同一病变肺叶的不同部位也可呈现不同阶段的病变。目前，常在疾病的早期即开始对患者使用抗生素类药物，干预了疾病的自然经过，故目前已很少见到典型的四期病变过程，患者临床症状也不典型，且病变范围往往比较局限，表现为节段性肺炎，病程也明显缩短。

临床病理联系：大叶性肺炎在疾病发展过程中病变表现不一，其临床体征也不相同。疾病早期时，主要病变是肺泡腔内浆液渗出，听诊可闻及湿啰音，胸部X线检查仅见肺纹理增深。肺实变时，由于肺泡膜面积减少，可出现肺泡通气和血流比例失调而影响换气功能，使肺静脉血不能充分氧合，患者乃出现紫绀或呼吸困难症状。当渗出物中的红细胞被肺泡巨噬细胞吞噬后，可形成胞质内含有含铁血黄素的"心衰细胞"，这些细胞可混入痰液中，使痰呈铁锈色。肺实变的体征有肺泡呼吸音减弱或消失，出现支气管呼吸音，语音震颤增强，叩诊呈浊音。胸部X线检查，可见大叶性或段性分布的均匀性密度增高阴影。因常并发纤维素性胸膜炎，患者常有胸痛，听诊可闻及胸膜摩擦音。病变消散时，渗出物溶解液化，肺部可闻及捻发音，胸部X线表现为散在不均匀片状阴影，约在2~3周后阴影方可完全消散。

（2）小叶性肺炎　小叶性肺炎（lobular pneumonia）是以肺小叶为病变单位的急性渗出性炎症。绝大多数表现为化脓性炎症。病变常以细支气管为中心向周围肺组织扩展，故又称支气管肺炎（bronchopneumonia）。本病主要发生于儿童、老人、体弱或久病卧床者。

病因和发病机制：凡能引起支气管炎的细菌几乎均可导致小叶性肺炎，常见的致病菌有葡萄球菌、肺炎球菌、流感嗜血杆菌、肺炎克雷伯杆菌、链球菌、铜绿假单胞菌及大肠杆菌等。它们通常是上呼吸道内的常驻菌，故支气管肺炎的发生常有种种诱因为先导，其中致病力较弱的4型、6型、10型肺炎球菌是最常见的致病菌。当患流感等传染病或受寒、醉酒、营养不良、麻醉或手术后、长期卧床时，由于上呼吸道黏液分泌增多，机体抵抗力下降，特别是呼吸系统防御功能受损，原寄生于上呼吸道的病原菌就易侵入细支气管或肺内，引起小叶性肺炎。

病理变化：肺组织内散在分布的以细支气管为中心的化脓性炎症病灶。肉眼观察，双肺表面和切面散在分布灰黄或暗红色实性病灶，以肺下叶背侧多见。病灶大小不等，直径多在0.5~1cm（即相当于肺小叶范围），形状不规则。严重病例，病灶可互相融合成片，甚或累及整个大叶，发展为融合性支气管肺炎。镜下，早期病灶内的细支气管黏膜充血、水肿，表面附着黏液性渗出物。随着病情进展，病灶中支气管、细支气管管腔及其周围的肺泡腔内出现较多中性粒细胞、少量红细胞及脱落的肺泡上皮细胞和脓性渗出物（图10-3）。病灶周围肺组织充血，有浆液渗出，部分肺泡过度扩张（代偿性肺气肿）。严重时，病灶中支气管和肺组织遭破坏，呈完全化脓性炎症改变（图10-4）。由于病变发展阶段的不同，各病灶的病变表现和严重程度也不一致。有些病灶呈完全化脓性炎，表现为支气管和肺组织结构破坏，而另一些病灶内则可仅见浆液性渗出，有的还停留于细支气管及其周围炎阶段。

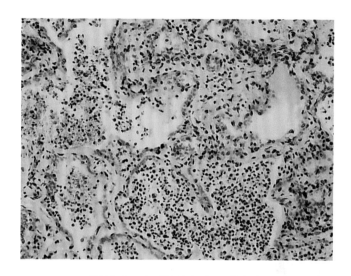

图10-3 小叶性肺炎（HE染色）

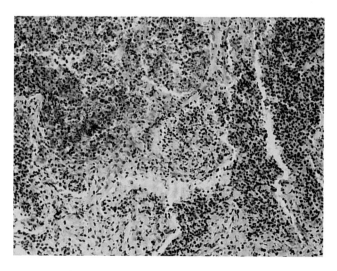

图10-4 小叶性肺炎，示病灶中支气管和肺组织遭破坏（HE染色）

临床病理联系：小叶性肺炎多为其他疾病的并发症，其临床症状常为原发性疾病所掩盖。发热、咳嗽和咳痰是小叶性肺炎最常见的症状，痰液往往为黏液脓性或脓性。X线检查可见肺内灶性散布不规则小片状或斑点状模糊阴影。病变区听诊可闻及湿啰音。经及时有效治疗，本病大多可以痊愈。但在婴幼儿、年老体弱者，特别是并发其他严重疾病者，预后大多不良。小叶性肺炎并发症是导致患者死亡的主要原因之一，小叶性肺炎较常见的并发症有呼吸功能不全、心力衰竭、脓毒血症、肺脓肿和脓胸等。

2. 病毒性肺炎

病毒性肺炎（viral pneumonia）常常是因上呼吸道病毒感染向下蔓延所致。患者多为儿童，症状轻、重不等，但婴幼儿和老年患者病情较重。一般多为散发，偶可酿成流行。引起肺炎的病毒种类较多，常见的是流感病毒，还有呼吸道合胞病毒、腺病毒、副流感病毒、麻疹病毒、巨细胞病毒等，也可由一种以上病毒混合感染并可继发细菌感染。病毒性肺炎的病情、病变类型及其严重程度常有很大差别。除有发热和全身中毒症状外，还表现为频繁咳嗽、气急和发绀等。

病理变化：肉眼观察，病变肺组织因充血水肿而轻度肿大，病变常不明显。镜下主要表现为间质性肺炎。通常表现为肺泡间隔明显增宽，血管充血，间质水肿，淋巴细胞、单核细胞浸润，肺泡腔内无渗出物。病变较重时，肺泡腔内出现由浆液、少量纤维素、红细胞及巨噬细胞组成的炎性渗出物，甚至可见肺组织的坏死。常见肺泡腔内的浆液性渗出物浓缩成一层红染的膜状物贴于肺泡内表面，即透明膜形成。细支气管上皮和肺泡上皮也可增生、肥大，并形成多核巨细胞。在增生的上皮细胞和多核巨细胞内可见病毒包涵体。病毒包涵体呈圆形或椭圆形，约红细胞大小，其周围常有一清晰的透明晕，其在细胞内出现的位置常因感染病毒的种类不同而异。检见病毒包涵体是病理组织学诊断病毒性肺炎的重要依据。但流感病毒性肺炎时常不易检出病毒包涵体。

若为混合性感染引起，如麻疹病毒合并腺病毒感染，或继发细菌性感染，则其病变更为严重和复杂或混杂有化脓性病变，容易掩盖病毒性肺炎的病变特征。

3. 严重急性呼吸综合征

严重急性呼吸综合征（severe acute respiratory syndrome，SARS）又称传染性非典型肺炎，由SARS冠状病毒感染引起。本病传染性极强，发病有家庭和医院聚集现象。SARS病毒以近距离空气飞沫传播为主，直接接触患者粪便、尿液和血液等也会受感染。SARS起病急，以发热为首发症状，体温一般高于38℃，可伴头痛、肌肉和关节酸痛、干咳、少痰，严重者出现呼吸窘迫。外周血常有淋巴细胞计数减少。X线检查，肺部常有不同程度的块状、斑片状浸润性阴影。

本病若能及时发现并有效治疗大多可治愈；不足5%的严重病例可因呼吸衰竭而亡。

病理变化：肉眼观察，双肺呈斑块状实变，严重者双肺完全性实变；表面暗红色，切面可见肺出血灶及出血性梗死灶。镜下，以弥漫性肺泡损伤为主，肺组织重度充血、出血和肺水肿，肺泡腔内充满大量脱落和增生的肺泡上皮细胞及渗出的单核细胞、淋巴细胞和浆细胞。部分肺泡上皮细胞胞质内可见典型的病毒包涵体。肺泡腔内可见广泛透明膜形成，部分病例肺泡腔内渗出物出现机化。肺小血管呈血管炎改变，部分管壁可见纤维素样坏死伴血栓形成，微血管内可见纤维素性血栓。该病以肺和免疫系统的病变最为突出，心、肝、肾、肾上腺等实质性器官也不同程度受累。

4. 支原体肺炎

支原体肺炎（mycoplasmal pneumonia）是由肺炎支原体引起的一种间质性肺炎。寄生于人体的支原体种类很多，但其中仅肺炎支原体对人体致病。支原体肺炎占所有肺炎的5%～10%。儿童和青少年发病率较高，秋、冬季发病较多，主要经飞沫传播，常为散发性，偶尔流行。患者起病较急，多有发热、头痛、咽喉痛及顽固而剧烈的咳嗽（常为干性呛咳）等症状，咳痰常不显著。听诊常闻及湿性啰音，X线检查肺部呈节段性纹理增强及网状或斑片状阴影。白细胞计数轻度升高，淋巴细胞和单核细胞增多。本病临床不易与病毒性肺炎鉴别，但可由患者痰液、鼻分泌物及咽喉拭物中检测出肺炎支原体核酸或培养出肺炎支原体而诊断。支原体肺炎预后良好，死亡率为0.1%～1%。

病理变化：肺炎支原体感染可波及整个呼吸道黏膜，引起上呼吸道炎、气管炎、支气管炎和肺炎。肺部病变常累及一个肺叶，以下叶多见，病灶主要累及肺间质，呈节段性分布。肉眼观察，受累的肺叶呈暗红色，切面可有少量红色泡沫状液体溢出，气管或支气管腔内可有黏液性渗出物，胸膜平滑。镜下，病变主要发生在肺间质，肺泡间隙明显增宽、充血、水肿，伴大量淋巴细胞、单核细胞和少量浆细胞浸润。肺泡腔内无渗出物或仅有少量混有单核细胞的浆液性渗出液。小支气管、细支气管管壁及其周围间质充血、水肿及慢性炎细胞浸润，伴细菌感染时可有中性粒细胞浸润。严重病例，支气管上皮和肺组织可见明显坏死、出血，肺泡腔内可有大量蛋白性渗出物。

📚 知识拓展

整个机体的细胞都需要氧进行物质和能量代谢，完成细胞的功能；所有细胞产生的二氧化碳又必须排出体外，这是生命不可停止的活动。呼吸系统正是承受和完成这项气体交换的器官。而氧的利用和二氧化碳的排出所需要的能量来自营养物质的氧化。因而呼吸作用影响着营养过程，而营养代谢又为呼吸系统提供能量，二者关系密不可分。

（1）急性病毒性鼻炎时，日常应加强营养，增强机体抵抗力，避免鼻部损伤。

（2）过敏性鼻炎时，患者应对易引起过敏的食物，如小麦、豆类、贝类（虾蟹）、鸡蛋、牛乳、花生等可少量尝试进食，少食寒凉食物，多吃富含维生素的食物。

（3）急性支气管炎和细支气管炎发病初期，有发热、头痛时可多食清凉去热的黄瓜、丝瓜和冬瓜等；如畏寒、发热明显，可配合大葱、生姜等。咳嗽痰多时，可选用理气化痰的食物，如萝卜、橘皮、柚子皮等。饮食以清淡为主，忌油腻的食物，忌食鱼腥虾蟹。咳黄脓性痰时，忌辛辣和温补的食物，如羊肉和狗肉，少吃油煎炸食品。

（4）肺炎时，除根据病因进行对症治疗外，饮食应以提高机体抵抗力为主。及时补充充足的营养，特别是热能和优质蛋白质（50~60g/d），如牛乳、豆制品、蛋类和瘦肉等。肺炎急性期，饮食宜清淡，易于消化，多饮水，如稀粥、藕粉等。宜少量多餐，多吃含水分的瓜果和利尿解毒的食物。为改善肺炎时缺氧和二氧化碳潴留现象，患者应多进食富含铁（动物肝、肾、心、蛋黄）、铜（动物肝、芝麻酱、黄豆、芋头、油菜等）、钙（虾皮、芝麻、牛乳、芝麻酱等）元素的食物。整个肺炎病期，饮食不宜过甜过咸，少食酸，忌烟酒，忌温燥、油煎炸食品，慎用肥腻及辛辣刺激性食物。

第二节　慢性阻塞性肺疾病

慢性阻塞性肺疾病（chronic obstructive pulmonary disease，COPD）是一组慢性气道阻塞性疾病的统称，其共同特点为肺实质和小气道受损，导致慢性气道阻塞、呼吸阻力增加和肺功能不全，主要包括慢性支气管炎、支气管哮喘、支气管扩张症和肺气肿等疾病。

一、慢性支气管炎

慢性支气管炎（chronic bronchitis）是发生于支气管黏膜及其周围组织的慢性非特异性炎性疾病，是40岁以上男性人群中最常见的疾病之一，中老年人群中发病率达15%~20%。临床上以反复发作的咳嗽、咳痰或伴有喘息症状为特征，且症状每年至少持续3个月，连续2年以上。病情持续多年者，常并发肺气肿和慢性肺源性心脏病。

1. 病因和发病机制

慢性支气管炎常是因多种因素长期综合作用所致。已确定的致病因素：①病毒和细菌感染：慢性支气管炎的发病与感冒密切相关，多在气候变化比较剧烈的季节发病，呼吸道反复病毒感染和继发性细菌感染是导致慢性支气管炎病变发展和疾病加重的重要原因。鼻病毒和腺病毒是致病的主要病毒，肺炎球菌和肺炎克雷伯杆菌是引起慢性支气管炎急性发作的主要病原菌。②吸烟：吸烟对慢性支气管炎的发病也起重要作用，吸烟者较不吸烟者患病率高2~10倍，吸烟时间愈久，日吸烟量愈大，患病率愈高。③空气污染与过敏因素：长期接触工业烟雾、粉尘和过敏因素也常是引起慢性支气管炎的原因。④机体内在因素：如机体抵抗力降低，呼吸系统防御功能受损及内分泌功能失调等也与本病的发生发展密切相关。

2. 病理变化

慢性支气管炎可累及各级支气管。病变早期，病变常限于较大的支气管，随病情进展逐渐累及较小的支气管和细支气管。受累的细支气管越多，病变越重，后果也越严重。主要病变：①呼吸道黏液纤毛排送系统受损，纤毛柱状上皮纤毛倒伏，脱失，甚至上皮细胞坏死脱落。上皮再生时，增生的黏膜突向管腔，杯状细胞增多，并可发生鳞状上皮化生。②黏膜下腺体增生、肥大，浆液腺发生黏液腺化生，导致黏液亢进。③管壁充血水肿，淋巴细胞、浆细胞浸润。④管壁平滑肌断裂、萎缩（喘息型者：平滑肌束增生、肥大，管腔变窄）。⑤软骨可变性、萎缩、钙化或骨化。

慢性支气管炎反复发作累及的细支气管也不断增多，终将引起管壁纤维性增厚、管腔狭窄甚至发生纤维性闭锁。因细支气管壁薄，炎症易向管壁周围组织及肺泡扩展，导致细支气管周围炎。细支气管炎和细支气管周围炎是引起慢性阻塞性肺气肿的病变基础。

3. 临床病理联系

因支气管黏膜的炎症及分泌黏液增多，患者常出现咳嗽、咳痰的症状。痰液一般为白色黏液泡沫状。在急性发作期，咳嗽加重，并出现黏液脓性痰或脓性痰。支气管的痉挛或狭窄及黏液和渗出物的阻塞可引起喘息。双肺听诊可闻及哮鸣音，干、湿性啰音。有的患者因黏膜和腺体萎缩（慢性萎缩性支气管炎），分泌物减少，痰量减少甚或无痰。病变导致小气道狭窄或阻塞时，出现阻塞性通气障碍，此时呼气阻力大于吸气阻力，表现为第1s用力呼吸量和最大通气量明显降低，久之，肺残气量明显增多，可致肺廓前后径增大，形成肺气肿患者特有的体征"桶状胸"。

二、支气管哮喘

支气管哮喘（bronchial asthma）简称哮喘，是一种由呼吸道过敏引起的以支气管可逆性发作性痉挛，伴有哮鸣音的呼气性呼吸困难等典型症状的慢性阻塞性炎性疾病。症状可自行缓解或经治疗后缓解。患者大多具有特异性变态反应体质，发作间歇期可完全无症状。严重病例常合并慢性支气管炎，长期反复的哮喘发作可导致肺气肿和慢性肺源性心脏病，有时可合并自发性气胸。

1. 病因和发病机制

本病的病因较复杂，诱发哮喘的过敏原种类较多，如花粉、尘埃、尘螨、动物毛屑、真菌（曲菌）、某些食品和药品、某些工业粉尘及气体等。这些物质主要经呼吸道吸入，也可食入或经其他途径进入人体。呼吸道感染、寒冷空气和精神因素也可诱发哮喘发作。一般在接触过敏原后15min左右哮喘发作称为速发性反应，而4～24h发病则称为迟发性反应。

2. 病理变化

肉眼观察，肺过度充气膨胀，柔软疏松而有弹性，常伴有灶性萎陷。支气管管腔内可见黏稠痰液和黏液栓，偶尔可见支气管扩张。镜下可见黏膜上皮局部脱落，基底膜显著增厚，可发生玻璃样变，黏膜下水肿，黏液腺增生，杯状细胞增多，管壁平滑肌增生肥大。管壁各层均可见嗜酸性粒细胞、单核细胞浸润。在管腔内的黏液栓中常可见嗜酸性粒细胞的崩解产物夏科-莱登（Charcot-Leyden）结晶。

三、支气管扩张症

支气管扩张症（bronchiectasis）是以肺内小支气管管腔持久性扩张伴管壁纤维性增厚为特征的慢性呼吸道疾病。病程多呈慢性经过，临床表现为慢性咳嗽、咳大量脓痰及反复咯血等症状。

1. 病因和发病机制

支气管扩张的发病基础多为慢性支气管炎、支气管肺炎及肺结核病等造成的炎性损伤和支气管阻塞。因反复感染，特别是慢性化脓性炎症常导致管壁平滑肌、弹力纤维，甚至软骨等支撑结构破坏。吸气和咳嗽时，支气管腔内压的增加可引起支气管扩张，而呼气时，因支气管管壁外周肺组织慢性炎症所形成的纤维瘢痕组织的牵拉，管壁弹性削弱而不能充分回缩，最终导致支气管壁持久性扩张。此外，少数先天性支气管扩张病例是因支气管壁发育障碍使管壁薄弱所致。

2. 病理变化

肉眼观察，病变的支气管可扩张呈囊状或筒状，病变多发生于一个肺段或肺叶，也可累及双肺，以左肺下叶最多见。扩张的支气管、细支气管可连续延伸至胸膜下，也可呈节段性扩张。扩张的支气管数目多少不等，圆柱状和囊状扩张可同时并存，多者肺切面可呈蜂窝状。扩张的支气管腔内可见黏液脓性渗出物或血性渗出物，若继发腐败菌感染可带恶臭，支气管黏膜可因增生肥厚而呈颗粒状或形成纵行皱襞，也可因萎缩而变平滑。先天性支气管扩张常呈多囊状。镜下，支气管管壁呈慢性炎症改变并有不同程度的组织破坏，支气管管壁明显增厚，黏膜上皮增生，常伴鳞状上皮化生，可有糜烂及小溃疡形成。黏膜下血管扩张充血，淋巴细胞和浆细胞浸润，管壁腺体、平滑肌、弹力纤维或软骨不完整，甚至完全消失，代之以肉芽组织或纤维组织。支气管周围的肺组织常发生纤维化、瘢痕化。

3. 临床病理联系

因支气管慢性炎症及化脓性炎性渗出物的刺激，患者常有频发的咳嗽及咳出大量脓痰，若支气管壁血管遭破坏则可咯血。患者常因支气管引流不畅或痰不易咳出而感胸闷闭气，炎症累及胸膜者可出现胸痛。如伴发化脓性感染，少数患者尚可合并肺脓肿、脓胸及脓气胸。慢性重症患者常伴严重的肺功能障碍出现气急发绀和杵状指等，晚期可并发肺动脉高压和慢性肺源性心脏病。

四、肺气肿

肺气肿（pulmonary emphysema）是呼吸性细支气管及以下末梢肺组织（呼吸性细支气管、肺泡管、肺泡囊和肺泡）因残气量过多而呈持久性扩张，并伴有肺泡间隔破坏，肺组织弹性减弱，导致肺体积膨大、通气功能降低的一种疾病状态，是支气管和肺部疾病最常见的并发症。

1. 病因和发病机制

肺气肿常继发于其他肺阻塞性疾病，其中最常见的是慢性支气管炎。此外，吸烟、空气污染、小气道感染和肺尘埃沉着病等也是常见的发病原因。其发病机制主要与下列因素有关。

（1）阻塞性通气障碍 慢性支气管炎时，因慢性炎症使小支气管和细支气管管壁结构遭受破坏及以纤维化为主的增生性改变导致管壁增厚、管腔狭窄；同时黏液性渗出物的增多和黏液栓的形成造成管腔阻塞，进一步加剧小气道的阻塞性通气障碍，使肺内残气量过多。

（2）呼吸性细支气管和肺泡壁弹性降低 长期的慢性炎症破坏了细支气管和肺泡壁上的大量弹力纤维，使细支气管和肺泡的回缩力减弱，降低了肺的排气能力；而阻塞性肺通气障碍使残气量不断增多，细支气管和肺泡长期处于高张力状态，肺泡间隔可断裂，扩张的肺泡互相融合形成气肿囊腔，使残气量进一步增多。

（3）α1-抗胰蛋白酶水平降低 慢性炎症时，α1-抗胰蛋白酶失活，可加剧细支气管和肺泡壁弹力蛋白、Ⅳ型胶原和糖蛋白的降解，破坏了肺组织的结构，使肺泡回缩力减弱。遗传性α1-抗胰蛋白酶缺乏是引起原发性肺气肿的原因，α1-抗胰蛋白酶缺乏的家族，肺气肿的发病率比一般人高15倍，主要是全腺泡型肺气肿。但是，在我国因遗传性α1-抗胰蛋白酶缺乏引起的原发性肺气肿非常罕见。

由于上述诸因素的综合作用，使细支气管和肺泡腔残气量不断增多，压力升高，导致细支气管扩张，肺泡最终破裂融合成含气的大囊泡，形成肺气肿。

2. 类型

根据病变部位、范围和性质的不同，可将肺气肿分为下列类型：

（1）肺泡性肺气肿（alveolar emphysema） 病变发生在肺腺泡内，因其常合并有小气道的阻塞性通气障碍，故也称阻塞性肺气肿。

（2）间质性肺气肿（interstitial emphysema） 肋骨骨折、胸壁穿透伤或剧烈咳嗽引起肺内压急剧增高等均可导致肺泡壁或细支气壁破裂，气体逸入肺间质内形成间质性肺气肿，在小叶间隔与肺膜连接处形成串珠状小气泡。

（3）其他类型肺气肿包括 ①瘢痕旁肺气肿：系指出现在瘢痕附近的肺组织，由肺泡破裂融合形成的局限性肺气肿，肺腺泡不规则受累，确切部位不定，故也称为不规则型肺气肿。②代偿性肺气肿：是指肺萎缩及肺叶切除后残余肺组织或肺炎性实变病灶周围肺组织的肺泡代偿性过度充气，通常不伴气道和肺泡壁的破坏或仅有少量肺泡壁破裂。③老年性肺气肿：是因老年人的肺组织弹性回缩力减弱使肺残气量增多而引起的肺膨胀。

3. 病理变化

肉眼观察，肺的体积显著膨大，边缘钝圆，色泽灰白，柔软而缺乏弹性，表面常可见肋骨压痕，指压后的压痕不易消退，触之捻发音增强；切面因肺气肿类型不同而异。镜下，肺泡扩张，肺泡间隔变窄，肺泡孔扩大，肺泡间隔断裂，扩张的肺泡融合成较大的囊腔。肺泡间隔内毛细血管床的数量减少，间质内的肺小动脉内膜纤维性增厚。小支气管和细支气管可见慢性炎症改变。

4. 临床病理联系

肺气肿患者的主要症状是气短（呼气性呼吸困难）、胸闷、发绀等缺氧症状。轻者仅在体力劳动时发生，随着肺气肿程度的加重，气短逐渐明显，甚至休息时也出现呼吸困难。典型肺气肿患者因长期处于过度吸气状态使肋骨上抬，肋间隙增宽，胸廓前后径加大呈桶状胸。X线检查见肺野扩大、叩诊呈过清音、心浊音界缩小或消失。听诊时呼吸音减弱，呼气延长。后期，由于肺泡间隔毛细血管床受压迫及数量减少，使肺循环阻力增加，肺动脉压升高，最终导致慢性肺源性心脏病，甚至呼吸衰竭及肺性脑病。

📦 知识拓展

1. 慢性支气管炎

饮食治疗的目的是供给足够的热量、蛋白质及富含维生素的食物，以增强患者机体免疫力，有利于支气管组织的修复和减少反复感染的机会。

（1）应少食多餐，多饮水，喝蔬果汁。多吃蔬菜，如白萝卜、胡萝卜及绿叶蔬菜等清淡易消化的食物。多吃止咳平喘的食物，如白果、枇杷、柚子、山药、栗子、百合等。选择高蛋白食物，如瘦猪肉、动物肝脏、大豆蛋白等，补充维生素A和维生素C。

（2）限制乳制品，忌生冷、咸食、腥发、肥腻和辛辣的食物。

2. 支气管哮喘

（1）防止呼吸道感染，调节免疫功能，婴儿应以母乳为主。

（2）饮食宜清淡、少刺激。不宜过饱、过咸、过甜，少量多餐。忌食生冷、酒、辛辣等刺激性食物，少吃产气食物，如地瓜、凉芋、马铃薯等，多饮水。

（3）避免食用导致过敏的食物。过敏体质者，宜少食异性蛋白类食物，应多吃煮熟的大豆类蛋白。膳食以维生素丰富、高碳水化合物和低脂肪为主。

（4）多吃菌类以调节免疫功能，如香菇，蘑菇。可多食用含钙较多的食物如排骨萝卜木耳汤，富含镁的食物如蚕豆，芹菜等，对平息哮喘有效。

3. 支气管扩张

（1）饮食调养原则为增加营养，补偿疾病所引起的消耗。增加机体免疫力，防止支气管扩复发。以高热量、高蛋白和富含维生素的食物为主。可通过加餐，多食用黄豆和豆制品类、蔬菜及水果以保障机体的需要。多食润肠通便的粗纤维食物。

（2）支气管扩张急性发作期宜进半流质饮食，多饮水。忌食温热性食物，如羊肉、狗肉、海鲜、油腻等。饮食宜清淡，忌过咸。

4. 肺气肿

（1）急性加重期，以适当高脂肪、高蛋白、低碳水化合物食物为主。

（2）缓解期，应多补充优质蛋白和新鲜蔬果，控制淀粉和糖的摄入，补充维生素C和维生素A，适当补充润肺、益肺的食物，如梨、枇杷和柚子等。

（3）增加体液摄入量，利于痰液排出，每日饮水至少2000mL。但在急性期或伴有感染时常伴有体液潴留现象，应注意液体摄入量的控制。

（4）患者应多食用温和、清淡、易消化、富有营养的食物，如鸡汤、猪肝汤、豆腐、鸡蛋等。可多进食清热类的食物，有止咳、镇咳、化痰作用的食物，如卷心菜、萝卜、冬瓜、丝瓜、枇杷、西瓜、梨、紫菜、山药、绿豆等。避免食用辛辣刺激性食品，不宜吃过凉过热的食品。不宜过饱或过咸，少食海鲜和油煎炸食品，烹饪方法以煮、清炖、蒸、焖为主。

（5）戒烟戒酒。

第三节 慢性肺源性心脏病

慢性肺源性心脏病（chronic cor pulmonale）是因慢性肺疾病、肺血管及胸廓的病变引起肺循环阻力增加，肺动脉压升高而导致的以右心室肥厚、心腔扩张甚至发生右心衰竭的心脏病，简称肺心病。我国肺心病的发病率较高，人群中的平均患病率为0.48%，多在寒冷季节发病，北方地区较为常见。患者年龄多在40岁以上，且随年龄增长患病率增高。

一、病因和发病机制

各种慢性肺疾病所致的肺循环阻力增加和肺动脉高压是引起肺心病的关键环节。肺循环阻力增加时，右心室心肌细胞适应性肥大，当右心室负荷增高2~3.5倍时，极易出现心腔扩张，导致肺心病发生。

1. 慢性阻塞性肺疾病

慢性阻塞性肺疾病是引起肺心病的常见疾病，其中以慢性支气管炎并发阻塞性肺气肿最常见，占80%~90%，其后依次为支气管哮喘、支气管扩张症等。患此类疾病时，因阻塞性通气障碍、肺的血气屏障结构被破坏及肺小血管受累致肺循环阻力增加而使肺动脉压升高，最终导致右心肥大、扩张。

2. 胸廓运动障碍性疾病

胸廓运动障碍性疾病较少见。严重的脊柱弯曲、类风湿关节炎、胸廓病变不仅可因胸廓活动受限而引起限制性通气障碍，还可压迫肺部造成肺血管扭曲、肺萎陷，导致肺循环阻力增加，引起肺动脉压升高及肺心病。

3. 肺血管疾病

肺血管疾病甚少见。原发性肺动脉高压症及广泛或反复发生的肺小动脉栓塞等可直接引起肺动脉高压及肺心病。

二、病理变化

1. 肺部病变

肺部病变除原有慢性支气管炎、肺气肿等病变外，肺心病时肺内的主要病变是肺小动脉的变化，表现为肌型小动脉中膜增生、肥厚，无肌型细动脉肌化。还可见到肺小动脉炎、肺小动脉弹力纤维及胶原纤维增生、肺小动脉血栓形成和机化及肺泡间隔毛细血管数量的减少等。

2. 心脏病变

心脏病变以右心室的病变为主，表现为心室壁肥厚，心室腔扩张，扩大的右心室使心脏的横径增大，占据心尖部。心尖钝圆、肥厚，心脏重量增加。右心室前壁肺动脉圆锥显著膨隆，肥厚的右心室内乳头肌和肉柱显著增粗，室上嵴增厚。通常以肺动脉瓣下2cm处右心室前壁肌层厚度超过5mm（正常3~4mm）作为诊断肺心病的病理形态标准。镜下可见右心室壁心肌细胞肥大，核增大、深染；也可见缺氧所致的心肌纤维萎缩、肌浆溶解、横纹消失，以及间质水肿和胶原纤维增生等。

三、临床病理联系

肺心病发展缓慢，患者除原有肺疾病的临床症状和体征外，主要表现为逐渐出现的呼吸功能不全（呼吸困难、气急、发绀）和右心衰竭（心悸、心率增快、全身淤血、肝脾大、下肢水肿）的症状和体征。受凉、上呼吸道感染、慢性支气管炎急性发作、肺炎及劳累等均能诱发肺心病的急性发作。每次急性发作都会进一步加重心、肺功能的损害，最终导致呼吸、循环衰竭，故对引发该疾病的肺部疾病进行及早有效的治疗是控制右心衰竭进展的关键。

知识拓展

1. 肺心病为慢性消耗性疾病，应给予高蛋白、高维生素、高热量但又易消化、清淡的食物，在保证营养的同时防止腹胀，便秘。同时宜进食补肺、脾和肾的食物，如杏仁、核桃仁、莲子等。

2. 肺心病患者宜少量多餐、少吃产气食物。忌烟酒，忌浓茶，忌食辛辣、肥腻、海腥食物。

3. 肺心病患者心衰症状较重时，应低盐饮食，同时严格限制摄入的液体量。

第四节 呼吸系统常见肿瘤

一、鼻咽癌

鼻咽癌（nasopharyngeal carcinoma）是鼻咽部上皮组织发生的恶性肿瘤，是我国重点防治的十大肿瘤之一。以我国广东珠江三角洲和西江流域发病率最高，有明显的地域性。发病年龄多在40~50岁，男、女患病比率为2~3：1。临床主要症状为鼻涕带血、鼻塞、鼻出血、耳鸣、听力减退、复视、偏头痛和颈部淋巴结肿大及脑神经受损等。

1. 病因

鼻咽癌的病因尚未完全阐明。研究表明，鼻咽癌的发病与EB病毒、遗传因素（如家族聚集性和种族易感性）和化学致癌物质（如亚硝酸胺类、多环芳烃类及微量元素镍）有关。

2. 病理变化

鼻咽癌最常发生于鼻咽顶部，其次是外侧壁和咽隐窝，前壁最少见，但原发癌灶在两个部位（如顶部和侧壁）同时发生的也不少见。肉眼观察：早期鼻咽癌常表现为局部黏膜粗糙或略隆起，或形成隆起于黏膜面的小结节，肿瘤逐渐发展可表现为结节型、菜花型、黏膜下浸润型和溃疡型肿块。鼻咽癌以结节型最多见，其次为菜花型。

组织学类型：鼻咽癌绝大多数起源于鼻咽黏膜中具有可向柱状上皮和鳞状上皮多向分化潜能的柱状上皮细胞，少数来源于鳞状上皮的基底细胞。鼻咽癌的组织构象复杂，根据2017版世界卫生组织（WHO）关于鼻咽癌的分类，将其分为非角化型鳞状细胞癌、角化型鳞状细胞癌和基底样鳞状细胞癌。

（1）非角化型鳞状细胞癌 癌巢内细胞分层不明显，细胞大小形态不一，常呈卵圆形、多角形或梭形，胞浆丰富，境界清楚，无细胞角化及角化珠形成（图10-5）。此型为鼻咽癌中最常见的类型，且与EB病毒感染关系密切（图10-6）。

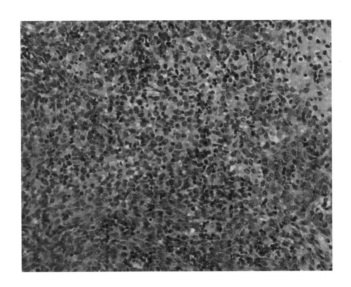

图10-5 鼻咽癌之非角化型鳞状细胞癌（HE染色）

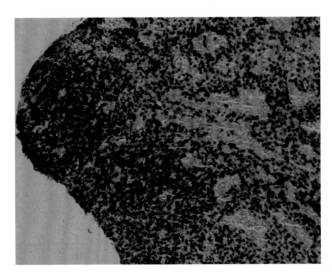

图10-6 鼻咽癌之非角化型鳞状细胞癌（EBER原位杂交）

（2）角化型鳞状细胞癌 癌巢内细胞分层明显，可见细胞内角化，癌巢中央可有角化珠形成。

（3）基底样鳞状细胞癌 大部分由基底样细胞伴鳞状成分组成。可见基底样细胞与表面上皮延续，核多形性、染色深，胞质稀少，核仁大小不一。外周细胞核呈栅栏状。核分裂活跃，并可见非典型核分裂。细胞之间透明样物质沉积。小部分或局灶鳞状上皮成分，包括上皮内中度至重度异型增生、浸润性鳞状细胞癌，可伴角化。

3. 扩散及转移

（1）直接蔓延 癌组织呈侵袭性生长，向上蔓延可破坏颅底骨质，并可经破裂孔侵入颅内，损伤第Ⅱ～Ⅵ对脑神经；向下侵犯梨状隐窝、会厌及喉上部；向外侧扩展，可侵犯咽鼓管而进入中耳，引起耳部症状；向前可蔓延至鼻腔甚至侵入眼眶。也可由鼻腔向下破坏硬腭和软腭；向后则可破坏上段颈椎、脊髓。

（2）淋巴道转移 癌细胞常在早期就经淋巴道转移，先累及咽后淋巴结，而后至颈上深淋巴结。患者常在胸锁乳头肌后缘上1/3和2/3交界处出现皮下无痛性结节，且50%以上的患者以此作为首发症状而就诊。颈部淋巴结转移一般发生在同侧，后期可双侧都受累。若颈部相邻淋巴结同时受累则可融合成巨大肿块，可使第Ⅳ～Ⅺ对脑神经和颈交感神经受压迫引起相应症状。

（3）血道转移 发生较晚，常可转移至肝、肺、骨，也可转移至硬脑膜、肾、肾上腺和胰等器官和组织。

4. 临床病理联系

鼻咽癌因早期症状不明显且又复杂，容易被患者忽略。因此，警惕鼻涕带血、耳鸣、鼻塞、特别是颈部淋巴结肿大等症状和体征，做好鼻咽部检查和肿瘤普查工作，方能早期发现和早期诊断鼻咽癌。因本病确诊时多是中、晚期，常有转移，故治愈率低。本病的治疗以放疗为主，其疗效和预后与病理组织学类型有关。角化型鳞状细胞癌对放疗的敏感性较低，预后也比非角化型癌更差。

二、喉癌

喉癌（laryngeal carcinoma）是上呼吸道较常见的恶性肿瘤。患者年龄多在40岁以上，大约96%为男性。长期大量吸烟或长期吸入有害物质、酗酒、环境污染是主要危险因素。声嘶是喉癌（声带癌）患者常见的早期症状，发生于声带外侧者可无声嘶症状。

1. 病理变化

喉癌可发生于喉内不同的部位，按喉癌发生的解剖部位可分为四型：①声带型（声带癌），占全部喉癌的60%～65%，肿瘤起源于真声带，且最常位于声带前1/3，癌局限于声带内；②声门上型，占全部喉癌的30%～35%，癌发生于声门上区，包括假声带、喉室、会厌的喉面和舌面及喉气囊肿发生的癌，其中发生于会厌者约占1/3；③跨声门型，指肿瘤跨越喉室，淋巴结转移率高达52%；④声带下型，包括真声带肿瘤向下蔓延超过1cm和完全局限于声带下区的肿瘤。

喉癌的主要组织学类型是鳞状细胞癌，占95%～98%，腺癌少见，约为2%。按鳞状细胞癌发展程度可分为三型：

（1）原位癌 癌细胞仅限于上皮内，不突破基底膜。该型甚少见，有的原位癌可长期保持，不发展为浸润癌（图10-7）。

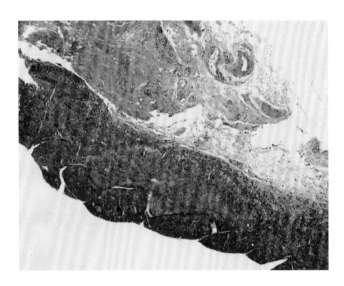

图10-7　喉癌之原位癌（HE染色）

（2）早期浸润癌　一般由原位癌发展而来，部分癌组织突破上皮基底膜向下浸润，在固有膜内形成癌巢（图10-8）。

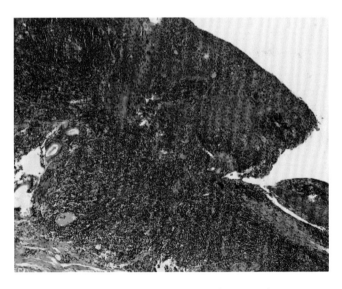

图10-8　喉癌之早期浸润癌（HE染色）

（3）浸润癌　根据喉镜检查所见，将其分为浸润癌和疣状癌两型。①浸润型喉癌最常见，癌组织已浸润喉壁。组织学上将其分为高分化、中分化和低分化鳞状细胞癌三型，其中以高分化型多见，癌细胞间可见细胞间桥，有细胞角化和角化珠形成（图10-9）。低分化者细胞异型性大，常以棱形细胞为主，且弥散分布不呈巢状，似肉瘤结构；②疣状癌少见，仅占喉癌的1%~2%，是一种高分化鳞状细胞癌。癌组织主要向喉腔呈疣状突起，形成菜花状或息肉状肿块。镜下呈乳头状结构，癌细胞分化较好，可有不同程度的局限性浸润。疣状癌生长缓慢，多不发生转移。

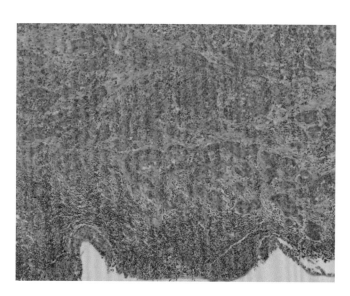

图10-9　喉癌之浸润癌（HE染色）

2. 扩散与转移

喉癌常向黏膜下浸润蔓延，并可蔓延扩展侵犯邻近软组织。向前可破坏环甲膜和甲状软骨、颈前软组织、甲状腺，向后扩散可累及食管，向下蔓延至气管。

喉癌转移一般发生较晚，常经淋巴道转移至颈淋巴结，多见于颈总动脉分叉处淋巴结，然后沿颈内静脉向上、下部位的淋巴结扩展。血道转移较少见，主要转移至肺、骨、肝、肾等处。喉癌的转移与其发生部位、生长方式和分化程度有关。声带癌多分化较高、发展较慢，又由于声带淋巴管较少，因而转移率最低。声门上癌多分化较低、发展较快，加之该区淋巴管丰富，故颈淋巴结转移率最高。浸润型喉癌转移率高，而呈疣状生长的高分化鳞癌（喉疣状癌）则很少转移。

三、肺癌

肺癌（lung carcinoma）是最常见的恶性肿瘤之一。半个世纪以来，世界许多国家和地区原发性肺癌的发病率和死亡率均一直呈明显上升趋势，尤以人口密度较高的工业城市更为突出。据统计，在多数发达国家肺癌居恶性肿瘤首位，在我国多数大城市肺癌的发病率和死亡率也居恶性肿瘤的第一位和（或）第二位。90%以上患者发病年龄超过40岁，男性多于女性。

1. 病因

肺癌的病因复杂，目前认为主要与以下因素有关。

（1）吸烟 现在世界公认，吸烟是肺癌致病的最危险因素之一。大量研究已证明，吸烟者肺癌的发病率比普通人高20～25倍，且与吸烟的量和吸烟时间的长短正相关。

（2）空气污染 大城市和工业区肺癌的发生率和死亡率都较高，主要与交通工具或工业排放的废气或粉尘污染空气密切相关。污染的空气中3，4-苯并芘、二乙基亚硝酸胺及砷等致癌物的含量均较高。此外，吸入家居装饰材料散发的氡及氡子体等物质也是肺癌发病的危险因素。

（3）职业因素 从事某些职业的人群，如橡胶工人、镍业工人、石棉工人、铀矿、锡矿、萤石矿的采矿工人以及接触含砷粉制剂者肺癌的发生率很高，这与长期接触某种化学致癌物和放射性物质有关。

（4）电离辐射 大剂量电离辐射可引起肺癌。人群中电离辐射的来源为自然界和医疗照射。

2. 病理变化

（1）大体类型 根据肿瘤在肺内的分布部位，可将肺癌分为中央型、周围型和弥漫型三个主要类型。

① 中央型（肺门型）：肺癌发生于主支气管或叶支气管，在肺门部形成肿块。右肺多于左肺，上肺叶比中、下肺叶多见。此型最常见，占肺癌总数的60%～70%。早期，肿瘤可浸润管壁使管壁弥漫增厚或形成息肉状或乳头状肿物突向管腔，使气管腔狭窄或闭塞。随病情进展，肿瘤破坏气管壁累及周围肺组织，在肺门部形成包绕支气管的巨大肿块，形状不规则或呈分叶状。同时，癌细胞经淋巴管转移至支气管和肺门淋巴结，肿大的淋巴结常与肺门肿块融合。

② 周围型：癌发生在段以下的支气管，常在靠近肺膜的周边部肺内形成孤立的结节状或球形癌结节，与周围肺组织的界限较清晰，直径通常在2～8cm，与支气管的关系不明显。该型占肺癌总数的30%～40%，发生淋巴结转移常较中央型晚，但可侵犯胸膜。

③ 弥漫型：该型较少见，仅占全部肺癌的2%～5%。癌组织起源于末梢的肺组织，沿肺泡管及肺泡弥漫性浸润生长，很快侵犯部分大叶或全肺叶，形成多数粟粒大小结节，此时需与肺转移癌和肺炎加以鉴别。

（2）组织学类型 肺癌组织学表现：复杂多样，根据2021年世界卫生组织（WHO）关于肺癌的分类，将其分为腺癌、鳞状细胞癌、大细胞癌、腺鳞癌、肉瘤样癌等基本类型。每种类型的癌又根据细胞形态的不同分为若干个亚型。以下重点介绍几种常见类型的肺癌。

① 腺癌：近年发生率有明显上升的趋势，是女性肺癌最常见的类型，多为被动吸烟者。肺腺癌通常发生于较小支气管上皮，故大多数（65%）为周围型肺癌。肿块通常位

于胸膜下，境界不甚清晰，常累及胸膜（77%），并常有肺门淋巴结转移。腺癌伴纤维化和瘢痕形成较多见。腺癌的组织学类型主要包括微小浸润性腺癌、浸润性非黏液腺癌、浸润性黏液腺癌、胶样腺癌、胎儿型腺癌、肠型腺癌、腺癌和非特指型等。浸润性腺癌按分化程度，可分为高、中、低分化三类。高分化腺癌主要表现为癌巢呈腺管样结构，癌细胞沿肺泡壁、肺泡管壁，有时也沿细支气管壁呈鳞屑样生长；肺泡间隔大多未被破坏，故肺泡轮廓依然保留（图10-10）。中分化肺腺癌的癌巢呈腺泡型、乳头状和筛状（图10-11）。低分化肺腺癌常无腺样结构，呈实心条索状，分泌现象少见，细胞异型性明显。

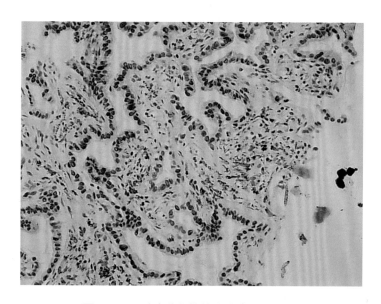

图10-10 肺高分化管状腺癌（HE染色）

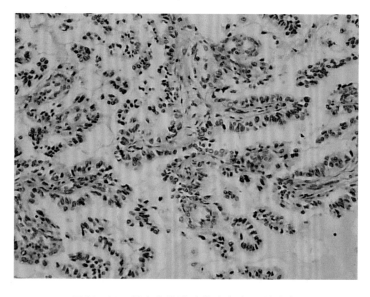

图10-11 肺中分化乳头状腺癌（HE染色）

② 鳞状细胞癌：为肺癌中最常见的类型之一，其中80%～85%为中央型肺癌。患者绝大多数为中老年男性且大多有吸烟史。该型多发生于段以上大支气管，纤维支气管镜检查易被发现。组织学上鳞状细胞癌可分为角化型、非角化型和基底细胞样型。角化型癌巢中有角化珠形成，常可见细胞间桥（图10-12）；非角化型无角化珠形成，细胞间桥也很难见到；基底细胞样型是癌细胞较小，质少，似基底细胞样的形态，且癌巢周边的癌细胞呈栅栏状排列（图10-13）。

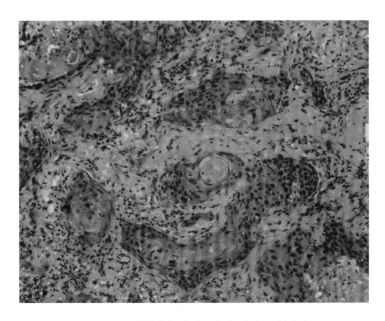

图10-12　肺鳞状细胞癌之角化型（HE染色）

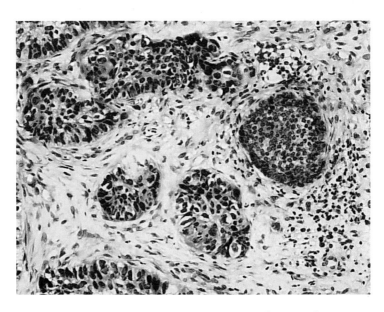

图10-13　肺鳞状细胞癌之基底细胞型（HE染色）

③ 大细胞癌：50%的大细胞癌发生于大支气管，肿块常较大。镜下，癌细胞常呈实性团块或片状，或弥漫分布。癌细胞体积大，胞质丰富，通常均质淡染，核圆形、卵圆形或不规则形，染色深，细胞异型性明显，核分裂象多见。有时也可出现数量不等的多核癌巨细胞或胞质空亮的透明细胞（图10-14）。癌组织无任何腺癌、鳞癌或神经内分泌癌分化的组织学形态特点及免疫表型。大细胞肺癌恶性程度高，生长迅速，容易侵入血管形成广泛转移，生存期大多在1年之内。

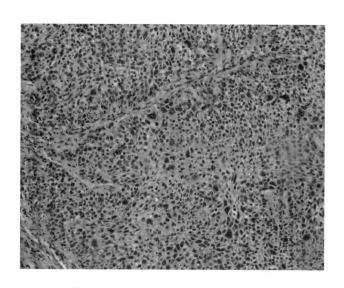

图10-14 肺癌之大细胞癌（HE染色）

④ 腺鳞癌：较少见。癌组织内含有腺癌和鳞癌两种成分，且两种成分各占10%以上，不管是以何种组织结构为主，均称为腺鳞癌（图10-15）。

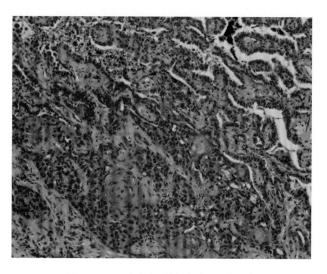

图10-15 肺癌之腺鳞癌（HE染色）

⑤ 小细胞癌：占全部肺癌的15%～20%，男性多发，与吸烟关系密切。小细胞癌是肺癌中分化程度最低而恶性程度最高的一种，其5年生存率低，仅1%～2%，对放、化疗相对敏感。多为中央型，常发生于大支气管。镜下，癌细胞较小，常呈圆形或卵圆形，癌细胞呈弥漫性分布或呈片状或条索状排列（图10-16）。镜下可见神经内分泌颗粒，免疫组织化学染色显示癌细胞对神经内分泌标记如神经元特异性烯醇化酶（neuron-specific enolase，NSE）和突触素（synaptophysin，Syn）等呈阳性反应（图10-17）。

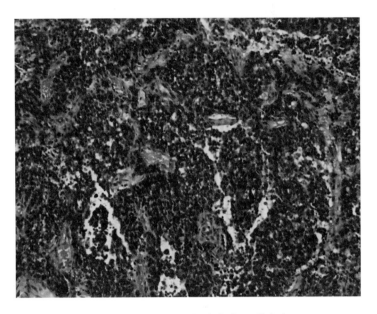

图10-16　肺癌之小细胞癌（HE染色）

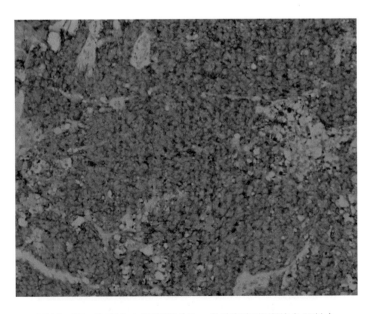

图10-17　肺癌之小细胞癌（Syn免疫组织化学染色阳性）

3. 扩散途径

（1）直接蔓延　中央型肺癌常直接侵犯纵隔、心包及周围血管，或沿支气管向同侧甚至对侧肺组织蔓延。周围型肺癌可直接侵犯胸膜并侵入胸壁。

（2）转移　肺癌淋巴道转移常发生较早、较多见，且扩散速度较快。癌组织首先转移到支气管旁、肺门淋巴结，再扩散到纵隔、锁骨上、腋窝及颈部淋巴结。周围型肺癌时癌细胞可进入胸膜下淋巴丛，形成胸膜下的转移灶，并引起胸腔血性积液。血道转移常见于脑、肾上腺、骨等器官和组织，也可转移至肝、肾、甲状腺和皮肤等处。

4. 临床病理联系

肺癌早期症状不明显，以后常有咳嗽、痰中带血、气急或胸痛等症状，其中咯血较易引起患者的注意而就诊。患者的症状和体征及其轻重与肿瘤部位、大小及浸润转移情况有关。癌组织阻塞或压迫支气管时，可引起局限性肺萎陷或肺气肿；若合并感染则引发化脓性炎或脓肿形成；癌组织侵入胸膜除引起胸痛外，还可致血性胸水；侵入纵隔可压迫上腔静脉可引起上腔静脉综合征，导致面、颈部水肿及颈胸部静脉曲张。位于肺尖部的肿瘤常侵犯交感神经链，引起病侧眼睑下垂、瞳孔缩小和胸壁皮肤无汗等交感神经麻痹症状；侵犯臂丛神经可出现上肢疼痛和肌肉萎缩等。

📇 知识拓展

对于40岁以上的成人，特别是有长期吸烟史、职业暴露史（石棉、铍、铀、氢等接触者）、恶性肿瘤或肺癌家族史及有慢性阻塞性肺疾病或弥漫性肺纤维化病史的成人，如出现咳嗽、痰中带血、气急、胸痛，或无痰干咳及与体位有关的刺激性呛咳等症状，必须提高警惕，及时进行影像学、痰涂片细胞学和纤维支气管镜及活检组织的病理学等检查。这些检查对肺癌的早期诊断具有重要价值。

一旦确诊鼻咽癌、喉癌或肺癌，因肿瘤对机体的消耗较大，故要加强营养，增强机体的免疫力。患者宜适当摄入高蛋白、低脂肪食物，如牛乳、鸡蛋、瘦肉、鱼类和豆制品；进食碳水化合物丰富的食物，如米、面等，补充机体热量的需要；食用富含维生素的食物，如新鲜的蔬菜、水果。同时避免食用辛辣、腌腊、油腻、刺激性食物，戒烟戒酒等。喉癌还应避免食用硬度较高的食物。

🚩 课程思政

抗击新冠肺炎疫情的中国行动

新型冠状病毒肺炎是人类近百年来遭遇的影响范围最广的全球性大流行病，严重威胁人类健康和生命安全，是全世界的一次严重危机和严峻考验，也是一场全人类与病毒的战争。面对前所未知、突如其来、来势汹汹的疫情天灾，中国共产党和中国政府高度重视、迅速行动，果断打响疫情防控阻击战。中国把人民生命安全和身体健康放在第一位，以坚定果敢的勇气和决心，采取最全面、最严格、最彻底的防控措施，有效阻断病毒传播链条，经过艰苦卓绝的努力，有力扭转了疫情局势，维护了人民生命安全和身体健康，为维护地区和世界公共卫生安全做出了重要贡献。14亿中国人民坚韧奉献、团结协作，构筑起同心战疫的坚固防线，彰显了人民的伟大力量。中国始终秉持人类命运共同体理念，肩负大国担当，同其他国家并肩作战、共克时艰。中国本着依法、公开、透明、负责任态度，第一时间向国际社会通报疫情信息，毫无保留同各方分享防控和救治经验。中国对疫情给各国人民带来的苦难感同身受，尽己所能向国际社会提供人道主义援助，支持全球抗击疫情。

本章小结

该章节重点介绍了呼吸系统常见疾病的病理改变和临床病理联系。

鼻炎、鼻窦炎、咽炎、喉炎、急性气管支气管炎、细支气管炎、大叶性肺炎均为呼吸道黏膜的急性渗出性炎症。

大叶性肺炎主要是由肺炎球菌引起的以肺泡内弥漫性纤维素渗出为主并呈大叶性分布的炎症，好发于青壮年，病变自然发展过程可分为四期，通常预后较好。

小叶性肺炎主要由化脓菌感染引起的以细支气管为中心并以肺小叶为病变单位的肺组织急性化脓性炎症，好发于婴幼儿、年老体弱者，多数可以痊愈，但常有并发症出现。

病毒性肺炎、支原体肺炎均为间质性肺炎，病变主要累及肺间质，而肺泡病变相对较轻。

慢性阻塞性肺疾病是一种以进行性、不可逆性气道阻塞、呼吸阻力增加和肺功能不全为特征的慢性阻塞性肺疾病的统称，主要包括慢性支气管炎、支气管哮喘、支气管扩张症和肺气肿。

慢性肺源性心脏病是由慢性肺疾病、肺血管及胸廓的病变引起的，以肺循环阻力增加，肺动脉高压及右心室肥大扩张为主的心脏病。

鼻咽癌最常见于鼻咽顶部，以非角化型鳞状细胞癌最常见。

喉癌男性患者多发，以鳞状细胞癌最常见。

肺癌是死亡率最高的恶性肿瘤，其大体类型分为中央型、周围型和弥漫型。组织学类型以鳞状细胞癌最常见。

思考题

1. 简述大叶性肺炎的四期病变特征。
2. 简述小叶性肺炎的病变特征。

3. 简述病毒性肺炎的病变特征。

4. 简述支原体肺炎的病变特征。

5. 简述慢性支气管炎的病变特征。

6. 简述支气管哮喘的病变特征。

7. 简述支气管扩张症的病变特征。

8. 简述肺气肿的类型及其病变特征。

9. 简述慢性肺源性心脏病的病变特征。

10. 简述鼻咽癌的临床表现、组织学分型和扩散途径。

11. 肺癌的大体类型有哪些？组织学类型有哪些？

致谢

感谢天津市肿瘤医院孙燕教授，金域医学天津实体肿瘤学科主任郑宏刚博士提供的部分病理图片。

第十一章
神经系统疾病

学习目标

1. 掌握神经元及其神经纤维的基本病理变化。
2. 掌握神经系统变性疾病的主要病理变化。
3. 掌握缺血与脑血管病的主要病理变化。
4. 熟悉神经系统变性疾病及缺血与脑血管病的发病机制。
5. 了解神经系统变性疾病及缺血与脑血管病的病因。

神经系统的结构和功能与机体各器官关系十分密切。神经系统病变可导致相应支配部位的功能障碍和病变；而其他系统的疾患也可影响神经系统的功能。

神经系统在解剖和生理上的特殊性使其在病理学上具有与其他器官不同的特点：①病变定位与功能障碍之间关系密切，如一侧大脑基底节的病变可引起对侧肢体偏瘫；②同种病变发生在不同部位，可出现不同的临床表现和后果，如额叶前皮质区的小梗死灶可无任何症状，但若发生在延髓就可导致严重的后果，甚至致命；③不同性质的病变可导致相同的后果，如颅内出血、炎症及肿瘤均可引起颅内压升高；④除了一些共性的病变外，常见一些颅外器官所不具有的特殊病变表现，如神经元变性坏死、髓鞘脱失、胶质细胞增生和肥大等；⑤免疫学特点在于颅内无固有的淋巴组织和淋巴管，免疫活性细胞来自血液循环；⑥某些解剖生理特征具有双重影响，如颅骨虽起保护作用，却也是引发颅内高压的重要条件。由血脑屏障和血管周围间隙构成的天然防线，在一定程度上限制了炎症反应向脑实质扩展，但也影响某些药物进入脑内发挥作用；⑦颅外器官的恶性肿瘤常可发生脑转移，但颅内原发性恶性肿瘤则极少转移至颅外。

第一节　神经系统疾病的基本病变

一、神经系统细胞

1. 神经元

神经元又称神经细胞，其大小和外观在中枢神经系统中差异很大，但都具有胞体和树突、轴突。胞体又称核周体，内含神经丝、微管、内质网、游离核糖体和1个有明显核仁的核。一些大神经元突起的粗面内质网可用Nissl染色显示，在光镜下呈灰蓝色斑块状，称为尼氏小体（nissl body，又称虎斑小体）。树突和轴突是神经元的突起，能在神经元之间传递电冲动，突起的大小和形态各不相同，很难用常规的显微镜鉴别。

2. 神经胶质细胞

神经胶质细胞为特化的中枢神经系统的支持细胞，主要包括：①星形胶质细胞，为中枢神经系统的其他细胞提供支架，与神经元突起紧密相连，控制神经元的环境，影响局部神经传导和电解质浓度，与大脑毛细血管连接，调节血脑屏障；②少突胶质细胞，是中枢神经系统中数量最多的细胞，有合成和保持髓鞘的功能；③室管膜细胞，为立方或柱状上皮，衬覆中枢神经系统脑室系统，覆盖脉络丛的部分发生局部特化；④小胶质细胞，属于单核-吞噬细胞系统。通常处于静止状态，在光镜下不明显，但在反应性病变和脱髓鞘疾病时发挥作用。

除神经元细胞和神经胶质细胞外，神经系统内还有脑脊膜和血管等其他结构。中枢神经系统的血管与机体其他部位的毛细血管结构不同，属于连续型毛细血管，血管内皮无窗孔，且内皮细胞基膜被星形胶质细胞突起形成的网紧密包围。这些特殊的结构是血-脑屏障对物质进行选择性通过以维持脑组织内环境相对稳定的结构基础，其作为一个功能单位，可限制许多物质进出中枢神经系统，如蛋白质、离子、非脂溶性大分子和某些药物。

二、神经元和神经纤维的基本病变

1. 神经元的基本病变

神经元是中枢神经系统的基本结构和功能单位，是机体中结构和功能最复杂最特殊的细胞之一，对缺血缺氧、感染和中毒等极为敏感。

（1）神经元急性坏死　神经元急性坏死又称红色神经元（red neuron）（图11-1），为急性缺血缺氧、感染和中毒等引起的神经元的凝固性坏死。形态学表现为神经元的核固缩，胞体缩小变形，胞质尼氏小体消失，HE染色胞质呈深红染，故称红色神经元，继而出现细胞核溶解消失，残留细胞的轮廓或痕迹称为鬼影细胞（ghost cell）。由缺血引起的红色神经元最常见于大脑皮质的锥体细胞和小脑浦肯耶细胞。

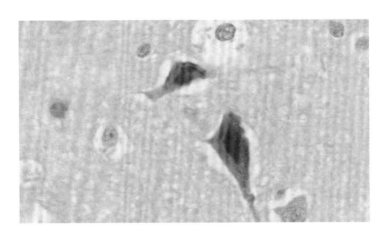

图11-1　红色神经元（HE 染色）

神经元细胞胞体缩小，呈深伊红色，核固缩

（2）单纯性神经元萎缩　单纯性神经元萎缩是神经元慢性渐进性变性直至死亡的过程，多见于缓慢进展、病程较长的变性疾病，如多系统萎缩和肌萎缩性侧索硬化。特征性的形态变化为神经元胞体及胞核固缩、消失，无明显的尼氏小体溶解，一般不伴炎症反应。病变早期很难察觉此类神经元的丢失，晚期局部伴明显胶质细胞增生，可提示该处曾经有神经元的存在。

（3）中央性尼氏小体溶解　常由病毒感染、缺氧、B族维生素缺乏及轴突损伤等引起。表现为神经元肿胀变圆，核偏位，核仁增大，胞质中央尼氏小体崩解，进而溶解消失，或仅在细胞周边区有少量残留，胞质呈苍白均质状。早期病变可逆，但若病因长期存在，可致神经元死亡。

（4）包涵体形成　神经元胞质或胞核内包涵体可见于某些病毒感染和变性疾病，其形态、大小和着色不同，分布部位也有一定规律，如帕金森病患者黑质神经元胞质中的路易（Lewy）小体；患狂犬病时海马和脑皮质锥体细胞胞质中的尼氏（Negri）小体，该小体具有诊断价值；巨细胞病毒感染时包涵体可同时出现在核内和胞质内。此外，神经元胞质中出现脂褐素多见于老年人，和全身其他组织一样，脂褐素源于溶酶体的残体。

（5）神经原纤维变性　用镀银染色法在阿尔茨海默病的皮层神经元细胞质中可显示神经原纤维变粗，并在胞核周围凝结卷曲呈缠结状，又称神经原纤维缠结。这是神经元趋向死亡的一种标志，除变性的原纤维外，细胞其余部分最终消失，残留变性的原纤维常聚集成团，引起胶质细胞反应，形成老年斑。

2. 神经纤维的基本病变

（1）轴突损伤和轴突反应　轴突损伤后，神经元在出现中央性尼氏小体溶解的同时，轴突出现肿胀和轴突运输障碍。HE染色切片中，轴突肿胀呈红染球状，称轴突小球。轴突反应或称Waller变性（Wallerian degeneration）是中枢或周围神经轴索被离断后，轴突出现的一系列变化，整个过程包括三个阶段：①轴索断裂崩解，被吞噬消化。②髓鞘崩解脱失，游离出脂滴。③吞噬细胞增生，吞噬崩解产物。

（2）脱髓鞘　施万细胞变性或髓鞘损伤导致髓鞘板层分离、肿胀断裂，并崩解成脂滴，进而完全脱失称脱髓鞘，此时轴索相对保留。随着病情的发展，轴索可出现继发性损伤。中枢神经系统具有有限的髓鞘再生能力。

3. 神经胶质细胞的基本病变

（1）星形胶质细胞（astrocyte）的基本病变　星形胶质细胞具有广泛的功能，任何损伤均可引起星形胶质细胞的反应，其基本病变有肿胀、反应性胶质化、包涵体形成等。

（2）肿胀　肿胀是缺氧、中毒、低血糖以及海绵状脑病等引起神经系统受损后最早出现的形态变化，表现为星形胶质细胞核明显增大、染色质疏松淡染，如损伤因子持续存在，肿胀的星形胶质细胞核可逐渐皱缩、死亡。

（3）反应性胶质化　反应性胶质化是神经系统受到损伤后的修复反应。表现为星形胶质细胞的增生和肥大，形成大量胶质纤维，最后成为胶质瘢痕。与纤维瘢痕不同，胶质瘢痕没有胶原纤维，故机械强度较弱。缺氧、感染、中毒及低血糖均能引起星形胶质细胞增生。

（4）淀粉样小体　老年人的星形胶质细胞突起聚集，形成在HE染色中呈圆形、向心性层状排列的嗜碱性小体，称为淀粉样小体（图11-2），多见于星形胶质细胞突起丰富区域，如软脑膜下、室管膜下和血管周围。

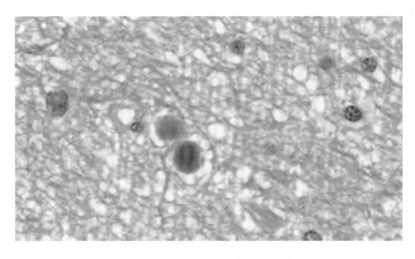

图11-2　淀粉样小体（HE 染色）

（5）Rosenthal纤维　Rosenthal纤维是在星形胶质细胞胞质和突起中形成的一种均质性、

毛玻璃样嗜酸性小体，呈圆形、卵圆形、长形和棒状，磷钨酸苏木素染色呈红色至紫红色，常见于一些缓慢生长的肿瘤（如毛细胞型胶质细胞瘤）和慢性非肿瘤性疾病中胶质纤维增生区（如多发性硬化）。

4. 少突胶质细胞的基本病变

在灰质中，1~2个少突胶质细胞常分布于单个神经元周围。如果一个神经元由5个或5个以上少突胶质细胞围绕，称为卫星现象（satellitosis）（图11-3）。此现象与神经元损害的程度和时间无明确的关系，意义不明，可能和神经营养有关。

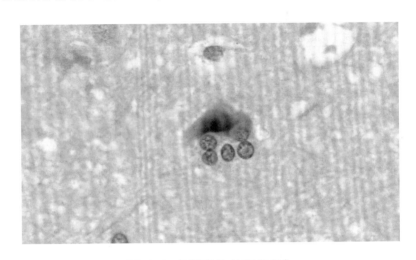

图11-3 卫星现象（HE 染色）

退变的神经元周围可见多个少突胶质细胞围绕

5. 室管膜细胞的基本病变

各种致病因素均可引起局部室管膜细胞丢失，由室管膜下的星形胶质细胞增生，充填缺损，形成众多向脑室面突起的细小颗粒，称为颗粒性室管膜炎。病毒感染可引起广泛室管膜细胞的损伤。

三、小胶质细胞的基本病变

小胶质细胞（microglia）并不是真正的胶质细胞，它实属单核-巨噬细胞系统，各种损伤均可导致其快速活化。

常见的病变有：

1. 噬神经细胞现象（neuronophagia）

噬神经细胞现象是指坏死的神经元被增生的小胶质细胞或血源性巨噬细胞吞噬，是小胶质细胞对坏死的神经元的一种反应（图11-4）。

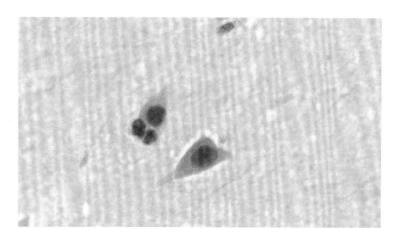

图11-4　噬神经细胞现象（HE 染色）

退变的神经元胞质内见小胶质细胞侵入

2. 小胶质细胞结节（microglial nodule）

中枢神经系统感染，尤其是病毒性脑炎时，小胶质细胞常呈弥漫性或局灶性增生，后者聚集成团，形成小胶质细胞结节。

3. 格子细胞（gitter cell）

小胶质细胞或巨噬细胞吞噬神经组织崩解产物后，胞体增大，胞质中出现大量脂质小滴，HE染色呈空泡状，称为格子细胞或泡沫细胞（图11-5），苏丹Ⅲ染色呈阳性反应。

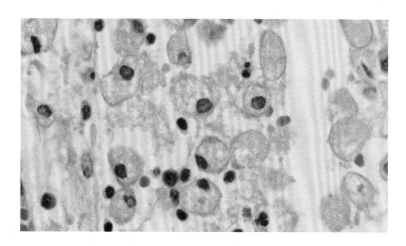

图11-5　格子细胞（HE 染色）

胞体增大，胞质中出现大量脂质小滴，HE染色呈空泡状

第二节 神经系统变性疾病

一、糖尿病性周围神经病

糖尿病性周围神经病（diabetic peripheral neuropathy，DPN）是一组以感觉及自主神经症状为主要临床表现的周围神经病变，主要由代谢障碍及血管病变导致的周围及中枢神经损害，是糖尿病代谢障碍最常见的慢性并发症，严重影响糖尿病患者的生活质量和预后。

1. 病因及发病机制

原发性和继发性糖尿病患者均可见周围神经病，表明长期高血糖是DPN的共同病因，并且糖尿病控制及并发症试验也支持这一观点。糖耐量异常患者也可发生周围神经病，并且与糖耐量异常程度呈正相关。患者血糖过高及代谢障碍可导致神经内膜小动脉及毛细血管基底膜增厚，血管内皮增生，管壁内脂肪和多糖类沉积使管腔狭窄，血液黏滞度增高使血管易被纤维蛋白及血小板聚集堵塞，引起神经纤维的缺血、营养障碍及变性。

DPN发病机制通常认为是多元的病理机制共同作用结果，以代谢紊乱及血管机制最重要。代谢紊乱如血糖升高引起组织蛋白糖基化，从而引起周围神经脱髓鞘，微丝微管蛋白糖基化可导致轴突变性以及肌醇代谢异常，而由于肌醇是合成磷脂酰肌醇的底物，进而影响细胞膜信息的传递。高血糖使微血管结构蛋白糖基化，血管内皮增生、基底膜增厚、玻璃样变性及毛细血管通透性增加，严重者可致血管狭窄和血栓形成，引起周围神经缺血性损伤。

2. 病理变化

糖尿病性周围神经病的主要病理特征是神经轴突变性与节段性脱髓鞘及明显髓鞘再生。其中周围神经轴突变性改变和脱失，神经纤维的密度下降以远端为主。疾病早期以小有髓神经纤维和无髓神经纤维出现变性脱失最为多见，随病情的发展可出现大直径的有髓神经纤维灶性脱失。而伴发的多发性节段性髓鞘脱失，多数为远端轴突脱失造成的继发改变。Schwann细胞可增生形成洋葱头样结构。DPN的血管病变可见神经外膜及内膜小血管内皮细胞肿胀、基底膜增厚、管腔狭窄或闭塞伴单核细胞浸润。远端对称性多发性神经病的病程愈长，基底膜增厚愈明显。

糖尿病性周围神经病的临床表现多样，80%以上表现为感觉性和对称性神经病，运动障碍很轻，严重病例常见四肢远端自主神经损害如皮肤厥冷、色素沉着和干燥等。1型糖尿病通常在慢性高血糖后多年才出现周围神经损害，而2型糖尿病可能血糖控制不良仅几年就出现DPN，某些2型糖尿病患者甚至仅糖耐量异常时就出现周围神经损害症状。

二、糖尿病性脊髓病

糖尿病性脊髓病（diabetic myelopathy）是糖尿病性神经病变的少见类型。糖尿病患者合并神经系统损伤，可发生于脑、脊髓、自主神经系统和肌肉等，临床以周围神经病变及脑部病变为主，脊髓病变较少见。

1. 病因及发病机制

糖尿病性脊髓病的病因及发病机制尚未阐明，一般认为由代谢障碍及缺血所致，可能与年龄、自身免疫反应、维生素缺乏等因素有关。

代谢障碍学说认为，糖尿病患者胰岛素分泌减少，长期高血糖状态引起糖、脂肪、蛋白质、水及电解质等代谢紊乱，干扰神经组织正常能量代谢，导致结构及功能改变。高血糖激活醛糖还原酶，将神经组织多余葡萄糖还原为醇，使神经组织多元醇含量增高，山梨醇聚集使神经组织处于高渗状态，引起神经细胞肿胀、变性及节段性脱髓鞘。血糖浓度高使葡萄糖竞争性抑制神经组织摄取肌醇，影响细胞膜信息传递。蛋白质及脂类代谢异常引起神经组织如细胞膜及髓鞘蛋白合成障碍，导致神经传导障碍。

缺血学说认为，糖尿病导致微血管病变可见于所有的脏器，高血糖使微动脉及毛细血管前括约肌长期过度收缩、痉挛，使神经内膜毛细血管内皮细胞增生、基底膜增厚、透明变性、脂质及脂蛋白沉积、血管壁中层肌细胞增生和粥样硬化斑块形成等，导致管腔狭窄及血流受阻，对血管活性物质反应性降低，组织血液灌流量减少，引起脊髓缺血缺氧性神经营养障碍及变性等。

2. 病理变化

主要病理改变是脊髓营养血管和脊髓病变，血管管腔变窄、玻璃样变性，内膜下糖蛋白沉积及动脉阻塞，毛细血管内膜增厚基膜增生，血小板聚集及纤维素沉积等。脊髓病变以后角损害为主，表现为轴突肿胀和变性，可见脊髓片状脱髓鞘及脊髓微栓塞，胶原纤维增生，前角变性和消失，由脂肪组织代替。

第三节 缺血与脑血管病

一、脑动脉硬化症

动脉硬化主要包括动脉粥样硬化、小动脉硬化和老年性动脉硬化等。动脉粥样硬化（atherosclerosis）在美国、欧洲等发达国家是最常见的动脉硬化类型，是导致冠心病、脑卒中和引起死亡的重要原因。西方作者常把动脉粥样硬化简称为动脉硬化，动脉硬化症也即动脉粥样硬化之意。

1. 病因及发病机制

脑动脉粥样硬化在亚裔、拉美裔及非洲裔人群中较常见，好发部位主要是在大动脉的分叉与转折处。肉眼可见的粥样硬化病变常出现在30岁以后，50岁时病变通常累及颈动脉及脑底主要动脉，50岁以后病变逐渐向小血管进展。以往认为，脑组织中主要由小动脉承担和调节血管阻力，因此高血压主要引起小动脉硬化，但近来发现生理状态下脑主要动脉占整个脑血管阻力20%~30%，慢性高血压时可达50%，长期高血压必然导致脑主要动脉壁粥样硬化病变。

脑的小动脉硬化主要发生在直径小于200μm的脑实质穿通动脉。当血流侧压力持续超过中膜平滑肌最大收缩力时，会引起血管平滑肌变性坏死，使血管收缩力丧失，致血管被动扩张、内膜受损、通透性增加和血浆成分的渗入，最终导致小动脉纤维素样坏死，引起高血压性脑病。持续的慢性高血压，在血流侧压力与各种血管活性物质的作用下，小动脉壁将发生代偿性结构改变，表现为平滑肌肥大增生、玻璃样变、胶原蛋白和聚糖等成分的增加，导致血管壁增厚，称为高血压小动脉硬化。此时，血管壁对高血压的耐受增强，但对血流舒缩调节的功能减低，因此当血压降低时，可引起腔隙性脑梗死。长期的高血压可使小动脉和微动脉平滑肌发生玻璃样变或在动脉壁变薄部位形成微动脉瘤，当血压急骤增高时可致硬化的小动脉或微动脉瘤破裂，引起自发性脑出血。在血流动力学的持续作用下，脑动脉粥样硬化斑块可发生破裂、溃疡和出血，促发血栓形成，导致动脉闭塞及血栓性脑梗死；脱落的小栓子堵塞远端小动脉可引起突发的和不可预测的短暂性脑缺血发作或血栓栓塞性脑卒中。因此，长期高血压是脑动脉粥样硬化最重要的成因，而高脂血症与脑动脉粥样硬化关系密切。

2. 病理变化

动脉粥样硬化的病理改变包括：①脂纹，为早期病变，多见于血流分叉处对面，是对机械力的局部适应性改变，病灶处内膜下含大量的来自巨噬细胞或平滑肌细胞富含脂质的泡沫细胞；②纤维斑块，由含脂质的泡沫细胞和富含胶原纤维的结缔组织构成，覆盖内膜层并突向血管腔，动脉管腔可扩张以适应斑块的增大；③粥样斑块，由纤维斑块深层细胞的坏死发展而来，斑块的管腔面为白色质硬组织，深部为黄色或黄白色质软的粥样物质。病灶处纤维帽之下含有大量不定形的坏死崩解产物、胆固醇结晶、钙盐沉积（图11-6）；④继发性改变可发生斑块内出血、斑块破裂、血栓形成、钙化及动脉瘤等。

二、腔隙性脑梗死

腔隙性脑梗死是一种临床常见的缺血性脑卒中亚型，是长期高血压引起脑深部白质和脑干的穿通动脉病变及闭塞导致的缺血性脑微梗死，病灶内的脑组织坏死和液化被吞噬细胞移走而形成腔隙。

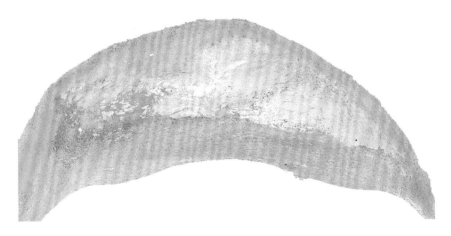

图11-6 大脑中动脉粥样斑块（HE 染色）

表面为纤维帽，其下可见散在的泡沫细胞，深层为一些坏死物质、沉积的脂质和胆固醇结晶裂隙

1. 病因及发病机制

（1）高血压导致腔隙性梗死，长期持续性高血压可引起动脉中膜肥厚及纤维素样物质在动脉壁沉积，最终导致血管闭塞，高血压形成的微动脉瘤也可引起小灶出血，吸收后也可形成腔隙性病灶。

（2）脑小动脉闭塞的最常见原因主要来自动脉源性微栓子，如动脉粥样硬化斑块的残骸脱落，颈动脉系统颅外段动脉粥样硬化病变是微栓子最常见的来源。

2. 病理变化

腔隙病灶位于脑白质或脑干深部，直径多为3~4mm（范围0.5~15mm）的缺血性梗死，最常见部位依次是壳核、脑桥基底、丘脑、内囊后肢及尾状核，也可发生在内囊前支、皮质下白质、小脑白质及胼胝体。表现为脑组织坏死和液化并被吞噬细胞移走而形成腔隙。

三、血栓形成性脑梗死

血栓形成性脑梗死（thrombotic cerebral infarction）或脑血栓形成（cerebral thrombosis），通常简称为脑梗死（cerebral infarction）。最常见的原因是局部脑动脉血栓形成或来自远隔部位如心脏或大血管的血栓栓塞脑动脉所致，引起脑组织缺血、缺氧，导致局部脑组织的缺血、坏死或软化，出现相应的神经功能缺失症状和体征。

1. 病因及发病机制

（1）病因

① 动脉粥样硬化：是血栓形成性脑梗死最常见的病因。动脉粥样硬化主要累及大、中型弹力和肌性动脉，其中脑动脉粥样硬化易发生的部位包括颈总动脉起始部、颈总动脉分

叉部上方及海绵窦内的颈内动脉、大脑中动脉起始部、椎动脉起始部及其入颅部上方，以及基底动脉等。这些血管长期受血流冲击易出现内皮细胞损伤、基底层断离、血流缓慢或涡流，易于形成血栓。动脉粥样硬化是一个长期慢性进展的血管疾病，与遗传因素及其他脑卒中危险因素如高密度脂蛋白降低及低密度脂蛋白增高有关。

② 动脉炎：是脑血栓形成的第二位原因。动脉壁炎性改变刺激血小板在损伤的表面黏附和聚集，导致血栓形成和远端栓塞。常见病变如累及脑的小动脉的系统性红斑狼疮；累及脑动脉分支的结节性多动脉炎；累及脑部的小动脉和小静脉的肉芽肿性血管炎；累及动脉中等穿通支的梅毒性动脉炎等。

③ 纤维肌性发育异常：是常染色体显性遗传病，女性较常见。病变累及儿童及青少年的大动脉，导致节段性动脉中层狭窄和弹力层断裂，中层纤维破坏。

④ 颈动脉或椎动脉夹层：可伴发血管壁内出血或血栓形成阻塞管腔，也可发生栓塞致动脉分支管腔阻塞。颈内动脉夹层通常起源于邻近的颈动脉分叉部并可延伸至颅底。潜在的病理过程通常是囊性中层坏死。

（2）发病机制　动脉粥样硬化的发生机制尚不完全明了，早期阶段出现血管内皮细胞损伤，可能与高血压、糖尿病、LDL、同型半胱氨酸及自由基或感染因素有关，单个核细胞（MNC）及T淋巴细胞黏附于损伤的内皮并向内皮下迁移，MNC及巨噬细胞转化为充满脂质的泡沫细胞，形成脂纹（fatty streak）病变；内皮细胞、巨噬细胞及黏附于损伤内皮的血小板均释放生长因子和趋化因子，刺激内膜平滑肌细胞增生及迁移，导致纤维斑块形成，动脉粥样硬化病变增大或破裂可阻塞血管腔，或成为粥样硬化性或血小板性栓子来源。粥样硬化病变导致卒中的最重要危险因素是收缩压及舒张压增高。无高血压也可发生粥样硬化，此时遗传易感性、糖尿病、高胆固醇或高甘油三酯血症、高同型半胱氨酸血症、吸烟或口服避孕药等可能参与发病机制。

血液成分变化：在动脉管壁病变基础上，血液成分变化、血液黏稠度增加、血细胞比容增高、高脂血症及纤维蛋白原增加等可促进动脉血栓形成。

血流动力学异常：脑梗死患者常在夜间睡眠中发病，可能与入睡后血压下降、血流缓慢，易在动脉壁病变基础上引起病变动脉血栓形成。抗血栓因子水平也与脑血栓形成有关，如，血小板释放的血栓素A2，使血管收缩，促使血栓形成；血管内皮细胞释放的前列环素使血管扩张，不易形成血栓；以及内皮细胞释放的一氧化氮（NO）、内皮细胞源性纤维蛋白酶原激活剂。

2. 病理变化

血栓形成是活体血管内发生血液凝固，镜下可见血管损伤处血小板附着，呈颗粒状突入管腔，脱落则形成栓子。血栓头部主要由血小板、纤维素和白细胞组成，呈白色，称为白色血栓；其下游的血流变慢和出现漩涡，导致另一个血小板小梁状的凝集堆形成，血小板小梁之间的血流发生凝固，纤维蛋白形成网状结构，内充满大量的红细胞，这个过程反复交替进行，所形成的血栓称为混合性血栓（图11-7）；血栓尾部主要由红细胞组成，呈红色，称红色血栓。约4/5的脑梗死发生于颈内动脉系统，椎基底动脉系统引起的脑梗死仅占1/5。血栓形成和栓塞均引起血管闭塞，导致供血区域脑软化或梗死。软化分为缺血性和出血性两种，动脉闭塞导致缺血性软化，静脉阻塞几乎完全为出血性软化。

脑梗死，通常累及皮质与白质，可见病变组织肿胀、软化。镜下显示神经元急性缺血改变，如皱缩、小空泡形成及深染，胶质细胞破坏，小血管坏死，神经轴突和髓鞘破坏，以及血管源性水肿引起间质液体堆积，某些病例可见梗死病灶区血管周围出血。大面积脑梗死可引起脑水肿，发病后4~5d到达高峰。脑水肿可继发脑疝引起患者死亡，常可见肿胀受累的脑半球引起同侧扣带回疝发生。

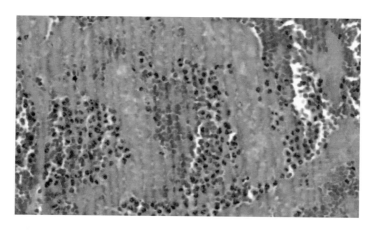

图11-7 混合性血栓（HE 染色）

血小板凝聚成小梁状，小梁之间血液凝固，充满大量凝固的纤维蛋白和红细胞

📦 知识拓展

腔隙性脑梗死的研究史

1838年，法国学者Dechambre曾对皮质下小的脑软化病灶作了病理学描述，在尸解及病理学研究中首先提出了腔隙一词，但他当时只是指血管周围的间隙。腔隙一词的含义是指脑白质或脑干由于动脉性高血压导致的小的坏死性或囊性病变，因此腔隙是一个病理学术语。

自20世纪60年代初以来，美国著名的神经病理学家和临床神经病学家Fisher通过大量的病理学研究，对该病的病因、病理及临床表现作了全面系统的描述，完善了腔隙性梗死的概念。

Fisher提出，腔隙性脑梗死是病理解剖时最常见的一种脑血管病变，主要是由高血压导致的脑的小动脉及微小动脉硬化和闭塞。他还提出了腔隙综合征的概念，即不同部位的腔隙性梗死导致的不同的临床表现。然而，腔隙性脑梗死这一概念还只限于病理学概念或诊断。近年来随着CT和MRI等神经影像学技术的进步，腔隙性梗死已完全成为一种临床诊断。1982年Fisher总结了21种腔隙综合征，并指出可通过特征性临床表现加以识别。所有这些综合征几乎都发生在高血压患者，小的腔隙性病变通常是由小动脉透明变性所致，大的腔隙性病变是由于穿通血管的动脉粥样硬化或栓子性闭塞所致。他认为腔隙性梗死患者临床功能缺失主要与未被认识的正常压力脑积水有关，而并非存在少量的腔隙性病变。

本章小结

本章主要介绍了临床常见的神经系统变性疾病和缺血与脑血管病。神经系统的结构和功能与机体各器官关系十分密切。神经系统病变可导致相应支配部位的功能障碍和病变；而其他系统的疾患也可影响神经系统的功能。熟悉并掌握相关常见疾病的基本病变，对提高相关疾病的诊断率及治愈率具有较大意义。

思考题

1. 神经系统的基本病变有哪些？
2. 神经系统变性疾病有哪些？
3. 糖尿病性周围神经病的主要病理特点是什么？
4. 缺血与脑血管病包括哪些疾病？

第十二章
泌尿系统疾病

1. 掌握肾小球疾病的分类、发病机制、基本病理变化、临床病理联系；掌握原发性肾小球疾病的常见病理类型、病理特点与临床病理联系；掌握肾盂肾炎的病因、类型、病理特点及其临床病理联系。

2. 熟悉肾小球疾病的病因及急性药物性间质性肾炎、镇痛药性肾炎和马兜铃酸肾病的病理变化和临床表现。

泌尿系统主要由肾脏、输尿管、膀胱和尿道组成。肾脏是泌尿系统中最重要的脏器，其结构精致、功能复杂，它不但具有生成尿液、排泄体内代谢废物和外源性毒物以维持机体水、电解质和酸碱平衡的功能，还可通过产生肾素、促红细胞生成素等多种生物活性物质以调节肾和其他多种器官的功能。

肾脏复杂精细的结构是完成其多方面功能的基础。熟悉正常肾脏的组织学、特别是肾小球的微细结构及其功能，对学习肾脏病理学十分重要。

肾单位（nephron）是肾脏的基本结构和功能单位，由肾小球和相应肾小管构成。

1. 肾小球（glomerulus）

直径约为150~250μm，呈球形，由血管球和肾小囊组成（图12-1）。每个肾小球两端分别为血管极和尿极，血管出入端为血管极，相对的另一端与近曲小管相连，为尿极。血管球由盘曲的毛细血管袢和血管系膜构成。入球小动脉在血管极进入血管球，分成4~5个初级分支，每个分支再分支形成网状吻合的毛细血管袢，血管袢之间有血管系膜支持。初级分支及其所属分支构成血管球的小叶或节段（segment）。小叶的毛细血管汇集成数支微动脉，后者汇合成出球小动脉，从血管极离开肾小球。

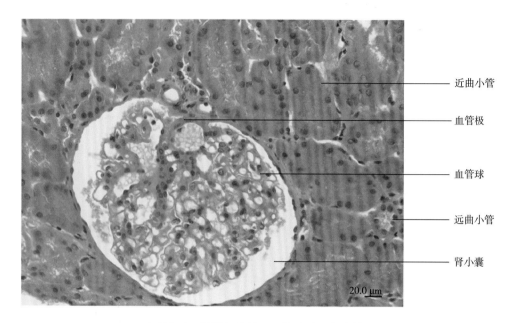

近曲小管

血管极

血管球

远曲小管

肾小囊

20.0 μm

图12-1 肾组织切片，示肾小球和肾小管

　　肾小球毛细血管壁为滤过膜（filtration membrane），具有体积依赖性和电荷依赖性滤过功能，由毛细血管内皮细胞、肾小球基膜（glomerular basement membrane，GBM）和脏层上皮细胞即足细胞（podocyte）构成（图12-2）。其中，内皮细胞窗孔（70～100nm）、GBM（中间致密层和内、外疏松层，厚约300nm）和足突间的滤过隙（filtration slit）（20～30nm）构成体积依赖性滤过屏障（filtration barrier），而内皮细胞和足细胞表面覆盖的厚层负电荷唾液酸糖蛋白及构成GBM的主要成分Ⅳ胶原、层粘连蛋白和硫酸肝素等阴离子蛋白多糖，均形成具有电荷选择性滤过作用的电荷屏障。滤过隙覆盖一层厚约4～6nm滤过隙膜（slit diaphragm），主要由nephrin、podocin和CD2相关蛋白构成，是滤过膜的最后一道防线。正常情况下，水和小分子溶质可通过肾小球滤过膜，但蛋白质等大分子则不能通过。分子体积越大，通透性越小；分子携带正电荷越多，通透性越强。

　　血管系膜由系膜细胞（mesangial cell）和系膜基质构成。系膜细胞具有收缩、吞噬、增殖、合成系膜基质和胶原等功能，并能分泌多种生物活性物质，发挥调节肾小球血量、支持毛细血管和清道夫功能。

　　肾小囊（renal capsule）又呈鲍曼囊（Bowman capsule），由肾小管起始盲端膨大凹陷而成，内层为脏层上皮细胞（足细胞），外层为壁层上皮细胞，囊腔内含血管球滤出的滤液即原尿。

2. 肾小管（renal tubule）

　　包括近端小管（proximal tubule）、细段（thin segment）和远端小管（distal tubule）。肾小管上皮是肾脏的实质细胞，具有重吸收、分泌和排泄功能，对缺血、缺氧、中毒、感染和异物刺激等致病因素敏感，易遭受损伤。

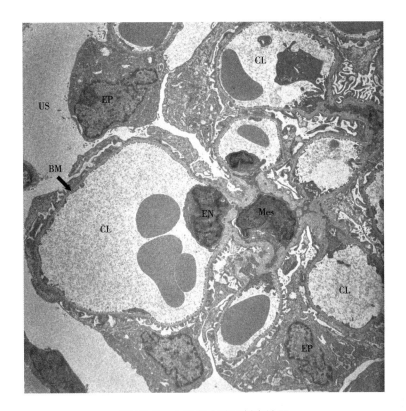

图12-2 大鼠肾小球透射电镜图

BM：基膜；CL：毛细血管腔；EN：内皮细胞；EP：脏层上皮细胞（足细胞）；Mes：系膜；US：肾小囊腔

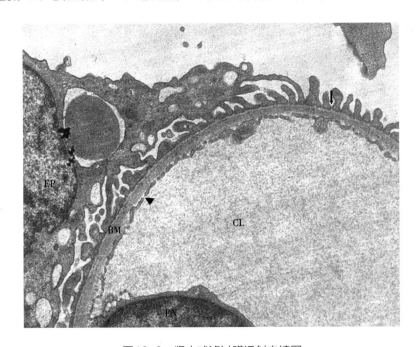

图12-3 肾小球滤过膜透射电镜图

BM：基膜；CL：毛细血管腔；EN：内皮细胞；EP：脏层上皮细胞（足细胞）；↓：滤过隙；▲：内皮细胞窗孔

泌尿系统疾病（urinary systemic disease）分为肾脏和尿路疾病，其疾病或病变种类较多，包括炎症、代谢性疾病、尿路梗阻、血管性疾病、肿瘤和先天发育异常性疾病等。肾脏疾病是泌尿系统中最常见和最重要的疾病。根据病变累及肾脏的主要组织结构不同，肾脏疾病可分为肾小球疾病、肾小管疾病、肾间质疾病和血管性疾病。由于肾内不同组织在结构和功能上相互关联和依赖，一种组织的病变常可累及其他组织。因此，各种原因引起的慢性肾疾病最终均可累及肾的各种组织，进而导致肾功能严重受损，出现慢性肾功能不全。

本章重点介绍肾小球疾病和肾小管间质性肾炎的病理学知识。

第一节　肾小球疾病

一、概述

肾小球疾病（glomerular diseases），是以肾小球损伤和病变为主的一组疾病，可分为原发性肾小球疾病（primary glomerular diseases）、继发性肾小球疾病（secondary glomerular diseases）和遗传性疾病（hereditary disorders）。

原发性肾小球疾病是原发于肾的独立性疾病，肾为唯一或主要受累器官，是最常见的肾小球疾病。某些类型的原发性肾小球疾病的病变中，炎细胞渗出等炎症改变不明显，故称肾小球病（glomerulopathy）。继发性肾小球疾病的肾病变为系统性疾病的组成部分，可由代谢性疾病、血管性疾病及自身免疫性疾病等全身性疾病引起。遗传性肾小球疾病是基因异常导致的以肾小球改变为主的一组家族性疾病，如Alport综合征（Alport syndrome）、薄基膜肾病和法布里病（Fabry病）等。

表12-1所示为常见的肾小球疾病。本节重点讨论原发性肾小球疾病。

表12-1　常见的肾小球疾病

原发性肾小球疾病	继发性肾小球疾病	遗传性疾病
急性弥漫性增生性肾小球肾炎	狼疮性肾炎	Alport综合征
急进性（新月体性）肾小球肾炎	糖尿病性肾病	Fabry病
膜性肾小球病（膜性肾病）	乙型肝炎病毒相关性肾炎	薄基膜肾病
微小病变性肾小球病 局灶性节段性肾小球硬化	过敏性紫癜性肾炎 原发性小血管炎肾损害	

续表

原发性肾小球疾病	继发性肾小球疾病	遗传性疾病
膜增生性肾小球肾炎 系膜增生性肾小球肾炎	肾淀粉样变性病 肺出血-肾炎综合征	
IgA肾病（Berger病）	细菌性心内膜炎相关性肾炎	
慢性肾小球肾炎	结节性多动脉炎	

二、病因和发病机制

肾小球疾病的病因和发病机制尚未完全阐明。大量的临床肾活检和实验研究结果已证实，大多数原发性和许多继发性肾小球疾病是由免疫损伤机制引起。其中，抗原-抗体反应即体液免疫介导的损伤是引起肾小球病变的主要机制，细胞免疫和其他非免疫机制介导的损伤也发挥重要的作用。

1. 与肾小球疾病有关的抗原

有关的抗原种类繁多，大致可分为内源性和外源性两大类。内源性抗原包括肾小球性抗原（肾小球基膜抗原，足细胞、内皮细胞和系膜细胞的细胞膜抗原等）和非肾小球性抗原（DNA、核抗原、免疫球蛋白和肿瘤抗原等）；外源性抗原包括细菌、病毒、寄生虫、真菌和螺旋体等生物源性抗原，以及药物、外源性凝集素和异种血清等。

2. 肾小球疾病的免疫学发病机制

抗原-抗体反应是引起肾小球损伤的主要机制，其形成的抗原-抗体免疫复合物（immune complex，IC）可通过透射电镜和免疫荧光检查得以证实。与抗体有关的损伤机制主要包括：①血液循环中的可溶性IC在肾小球内的沉积；②抗体与肾小球内固有的或植入的抗原在原位形成IC；③针对肾小球细胞成分的细胞毒抗体引起的肾小球损伤。各种免疫损伤途径可协同作用引发肾小球病变。

（1）循环免疫复合物性肾炎（nephritis caused by circulating immune complex） 在血液循环中，抗体与非肾小球性抗原结合，形成可溶性抗原-抗体免疫复合物即循环免疫复合物（circulating immune complex，CIC），随血液流经肾脏时沉积于肾小球内，常与补体结合，继而引起肾小球损伤（图12-4）。

沉积于肾小球内的IC可被局部浸润的中性粒细胞、巨噬细胞或系膜细胞吞噬清除。因此，若抗原作用为一过性，炎症可很快消退；若抗原持续存在，IC不断形成和沉积，最终将导致肾小球的慢性炎症。

CIC引起的肾小球病变常表现为中性粒细胞浸润、内皮细胞和系膜细胞增生以及足细胞病变。透射电镜下，IC表现为电子致密物，可沉积于肾小球的不同部位（图12-4）：①系膜区；②内皮细胞与GBM之间，形成内皮下沉积物（subendothelial deposits）；③GBM 与足细胞之间，形成上皮下沉积物（subepithelial deposits）。荧光标记的抗免疫球蛋白或抗补体抗体检测显示在肾小球内有颗粒状沉积物（图12-5和图12-6）。

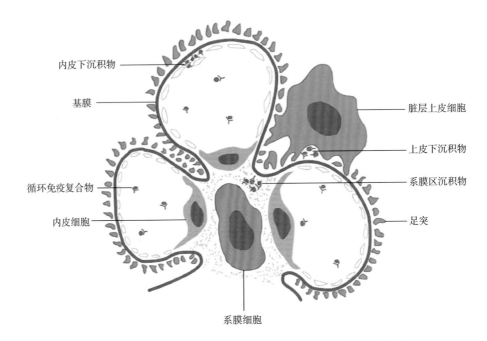

图12-4　循环免疫复合物性肾炎及免疫复合物沉积部位示意图

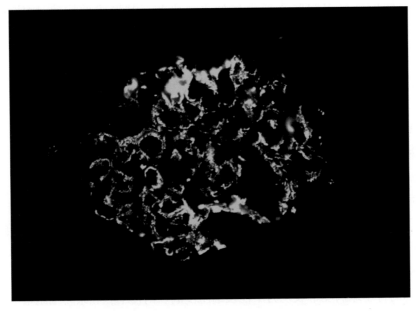

图12-5　不连续的颗粒状荧光沉积于毛细血管壁和系膜区（免疫荧光）

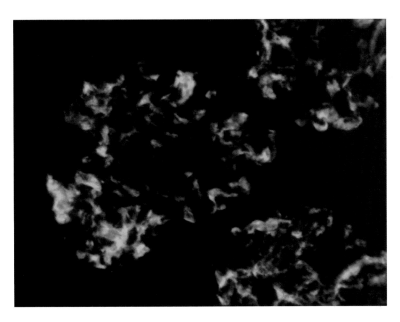

图12-6 不连续的颗粒状荧光沉积于系膜区（免疫荧光）

CIC是否在肾小球内沉积以及沉积的部位和数量受多种因素的影响，其中两个最重要的影响因素是IC分子大小和其所携带的电荷。大分子CIC易被血液中单核-巨噬细胞系统清除，小分子的易通过GBM，两者均不易在肾小球内沉积，只有中等大小的CIC易沉积于肾小球内。肾小球滤过膜尤其是GBM携带负电荷，使含阳离子的IC易穿过GBM，沉积于GBM与足细胞之间；含阴离子的IC不易穿过GBM，则沉积于内皮细胞与GBM之间；电荷中性的IC易沉积于系膜区。其他影响因素包括肾小球血流动力学、系膜细胞的功能和滤过膜的电荷状况等。

（2）原位免疫复合物性肾炎（nephritis caused by in situ immune complex） 抗体直接与肾小球固有的抗原成分或经血液循环预先植入肾小球内的抗原发生反应，在肾小球内形成原位IC，引起肾小球损伤。

① 抗肾小球基膜抗体引起的肾炎（anti-GBM antibody-induced nephritis）：抗肾小球基膜抗体引起的肾炎是抗体与GBM本身的抗原成分反应引起的肾炎（图12-7）。此类肾炎的经典动物模型称为Masuqi肾炎或肾毒血清性肾炎，即用大鼠肾皮质匀浆免疫兔，将获取的兔抗大鼠肾组织抗体注入健康大鼠，该抗体与大鼠GBM成分结合，进而引起肾小球肾炎（glomerulonephritis）。抗体沿着GBM沉积，免疫荧光检查显示特征性的连续的线状荧光（图12-8）。与上述肾炎动物模型中注入的外源性抗体不同，人类抗GBM肾炎由抗GBM自身抗体引起，是一种自身免疫性疾病，有关的抗原是基膜Ⅳ型胶原α_3链羧基端的非胶原区，即α_3（Ⅳ）NC1结构域。人类Ⅰ型新月体性肾小球肾炎属于抗GBM肾炎，表现为肾小球的严重损伤和急进性肾炎综合征。部分患者因抗GBM抗体与肺泡基膜发生交叉反应引起肺出血，此

类病变称为肺出血-肾炎综合征或Goodpasture综合征（Goodpasture syndrome）。

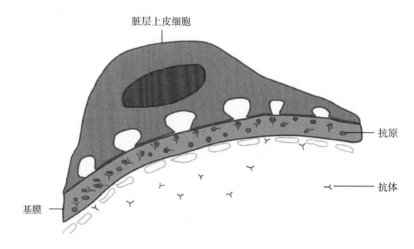

图12-7　抗GBM抗体引起的肾炎示意图

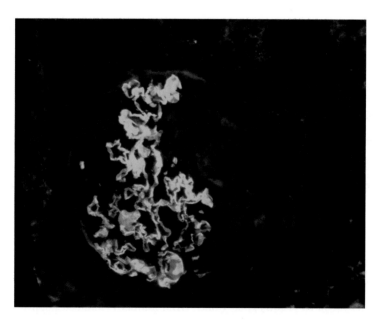

图12-8　连续的线状荧光沉积于肾小球毛细血管壁（免疫荧光）

② Heymann肾炎（Heymann nephritis）：Heymann肾炎是研究人类原发性膜性肾小球病的经典动物模型。该模型用大鼠肾近曲小管上皮刷状缘抗原免疫大鼠，使大鼠产生抗体，引起的大鼠肾病变与人类膜性肾小球病的肾病变相似。大鼠的Heymann抗原是存在于肾近曲小管刷状缘的一种分子质量为330ku的糖蛋白，又称megalin，属于低密度脂蛋白受体同源物，与44ku受体相关蛋白（receptor-associated protein，RAP）构成抗原复合物。抗近曲小管刷状缘抗体与位于足细胞基膜侧小凹膜外表面的抗原复合物具有交叉反应，能与其结合形

成原位IC，激活补体，形成典型的上皮下沉积物（图12-9）。人类膜性肾小球病属自身免疫性疾病，与其相关的抗原尚未被确定。免疫荧光检查显示沿肾小球毛细血管壁弥漫不连续的颗粒状免疫球蛋白和（或）补体沉积。电镜检查显示GBM与足细胞之间有许多小块状电子致密物沉积。

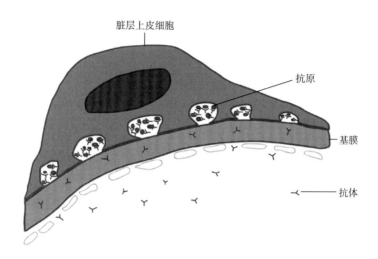

图12-9　Heymann肾炎示意图

③抗体与植入抗原的反应：非肾小球性抗原随血液流经肾小球时，通过与肾小球固有成分的反应定位于肾小球，这些抗原则称为植入性抗原。之后，体内产生的抗体与植入性抗原在肾小球原位形成IC，继而引起肾小球损伤。免疫荧光检查显示肾小球内多部位有散在的颗粒状荧光。

（3）抗肾小球细胞抗体　抗肾小球细胞抗体可直接与肾小球细胞的抗原成分反应，通过抗体依赖的细胞毒反应引发肾小球损伤，病变肾小球内无IC沉积，如抗系膜细胞抗原的抗体可引起系膜溶解，诱发系膜细胞增生；抗内皮细胞抗原的抗体可引起内皮细胞损伤和血栓形成；抗足细胞成分的抗体引起的损伤可导致蛋白尿。

（4）细胞免疫　在人体和肾炎动物模型的病变肾组织中，均可见活化的巨噬细胞、T淋巴细胞和细胞因子。目前认为，细胞免疫可能是未见抗体反应肾小球肾炎的主要机制，而且也在抗体介导肾小球肾炎的发病中发挥一定的作用。

（5）补体替代途径的激活　IgA肾病和部分膜增生性肾小球肾炎的发病与补体替代途径的激活有关。由补体替代途径激活引起的肾炎肾组织内可见补体C3的沉积，但不会出现经典补体途径激活过程出现的早期补体成分C1q和C4。

（6）肾小球损伤的介质　肾小球内出现的IC或致敏T淋巴细胞需要多种相关介质的参与才能引起肾小球损伤。

①细胞成分：细胞成分包括各种炎细胞、血小板和肾小球内的固有细胞。①中性粒细

胞和单核细胞：C5a等趋化因子的激活和Fc受体介导的黏附，可引起中性粒细胞和单核细胞浸润。浸润的中性粒细胞释放的蛋白酶可降解GBM、氧自由基可引起细胞损伤、花生四烯酸代谢产物可使肾小球滤过率降低。②巨噬细胞、T淋巴细胞和NK细胞：这些细胞活化后可产生大量生物活性物质，导致肾小球损伤。③血小板：肾小球内聚集、活化的血小板可释放前列腺素和生长因子，加重肾炎的发生。④系膜细胞、内皮细胞和上皮细胞等肾小球固有细胞：免疫损伤产生的多种细胞因子、系膜基质和GBM降解产物可激活肾小球固有细胞，并释放各种炎性介质如氧自由基、趋化因子、IL-1、花生四烯酸代谢产物、生长因子、NO和内皮素等，进而引起或加重肾小球损伤。

② 可溶性生物活性物质：①补体成分：补体–白细胞介导的反应是引起肾小球肾炎的一个重要途径。C5a等趋化因子可促进中性粒细胞和单核细胞的浸润，引起肾小球损伤。某些肾小球肾炎病变中很少有炎细胞浸润，病变主要通过补体依赖性损伤机制引起。由补体C5～C9构成的膜攻击复合物不仅可促使上皮细胞脱落并刺激系膜细胞和上皮细胞分泌损伤性化学介质，还可上调上皮细胞表面的转化因子受体的表达，促使细胞外基质合成过度和肾小球GBM增厚。②花生四烯酸衍生物、NO、血管紧张素和内皮素：与肾炎时血流动力学的改变有关。③细胞因子：尤其是IL-1和TNF，可促进白细胞黏附和其他细胞因子产生。④趋化因子和生长因子：如血小板源性生长因子可引起系膜细胞增生；单核细胞趋化蛋白–1能趋化单核细胞和淋巴细胞；转化生长因子–β和成纤维细胞生长因子可引起细胞外基质沉积和肾小球硬化；血管内皮生长因子参与调节毛细血管的通透性和维持内皮细胞的完整性。⑤凝血系统成分：纤维蛋白相关产物能引起白细胞浸润和肾小球细胞增生。肾小囊内渗出的纤维素可刺激球囊壁层上皮细胞增生，形成新月体结构。纤维蛋白溶解酶原激活物抑制因子–1可抑制纤维蛋白的降解促进血栓形成和纤维化。

3. 肾小球损伤的非免疫学机制

（1）上皮细胞损伤　毒素（如嘌呤霉素引起的蛋白尿实验模型）、某些细胞因子或未知的循环因子（如局灶节段硬化性肾小球硬化）可引起足细胞损伤，表现为足突消失、空泡化、皱缩和脱落，引起蛋白尿。目前认为，足细胞脱落引起的蛋白尿与构成足细胞滤过隙膜的主要成分nephrin和其相关骨架蛋白的改变有关。

（2）残存肾单位的损伤　当有效肾单位显著减少（肾小球滤过率低于30%～50%）时，残存肾单位将出现进行性损伤，表现为广泛肾小球硬化，最终导致肾功能衰竭。这种肾小球损伤主要由残存的每个肾单位的血浆流量增高（高灌注）、毛细血管跨膜压增高（高跨膜压）和肾小球滤过率增高（高滤过），即所谓的"三高"引起。

三、基本病理变化

肾穿刺活检（renal needle biopsy）已成为肾小球疾病诊断并指导临床治疗和评估预后的

常规手段。肾穿刺活检组织需要进行普通光镜、免疫荧光和透射电镜三项检查。

普通光镜：除常规苏木精-伊红（hematoxylin，HE）染色外，还需进行过碘酸雪夫氏染色（periodic aciol shiff PAS）、过碘酸六胺银染色（periodic aciol-silver methenamine，PASM）和Masson三色染色等特殊组织化学染色。PAS染色将细胞胞质、GBM和系膜基质染成紫红色，可清楚地显示肾小球内各种细胞、GBM和系膜基质的形态变化；PASM染色将GBM、系膜基质和Ⅳ胶原染成黑色，可更好地显示基膜的结构；Masson染色将GBM、胶原纤维染成蓝色或绿色，细胞核和IC染成红色，可显示各部位存在的IC（或嗜复红蛋白）和增生的结缔组织。此外，还可用Fibrin染色显示血栓和纤维素样坏死；刚果红和（或）氧化刚果红染色显示肾组织内淀粉样物质沉积状况。

免疫荧光：用免疫荧光检查方法观察肾组织内免疫球蛋白（IgA、IgM和IgG）和补体成分（C3、C1q和C4）的沉积状况。此外，也可通过免疫组织化学方法检测肾组织内某些特殊成分的沉积如免疫球蛋白κ链和λ链或乙型肝炎病毒抗原等。

透射电镜：观察肾组织超微结构变化及IC和其他特殊物质的沉积状况和部位。

与炎症的渗出、变质和增生三大基本病变相似，肾小球疾病的基本病理变化包括：

1. 细胞增多

肾小球内细胞数量增多，是系膜细胞和内皮细胞增生及中性粒细胞、单核细胞和淋巴细胞浸润所致。内皮细胞和系膜细胞的增生称为肾小球毛细血管内增生，增生严重时可致毛细血管管腔狭窄、甚至闭塞。球囊壁层上皮细胞增生称为肾小球毛细血管外增生，增生明显并呈多层排列时常呈新月形，称为新月体。

2. 基膜增厚和系膜基质增多

光镜下表现为肾小球毛细血管壁的增厚和系膜区的增宽，在PAS和PASM染色肾组织切片中可见GBM增厚、钉突或双轨形成。透射电镜可见GBM增厚或系膜区的增宽，可伴不同部位（内皮下、上皮下、基膜内或系膜区）电子致密物或特殊成分（淀粉样蛋白等）的沉积。

3. 炎性渗出和变质

渗出主要表现为肾小球内中性粒细胞、淋巴细胞或单核-巨噬细胞的浸润。变质病变包括肾小球内固有细胞的变性坏死、基膜断裂、毛细血管壁纤维素样坏死和系膜基质溶解等。红细胞也可被动漏出，主要是滤过膜严重损伤所致。

4. 玻璃样变（hyalinization）和硬化（sclerosis）

肾小球玻璃样变是指光镜下HE染色显示肾小球内出现玻璃样均质红染（嗜酸性）物质，而肾小球硬化是指肾小球系膜区和（或）毛细血管外基质胶原的显著增多。肾小球玻璃样变和硬化是各种肾小球病变发展的最终结果，光镜下均表现为肾小球毛细血管腔狭窄和闭塞，肾小球内固有细胞减少甚至消失。电镜下，病变区出现血浆蛋白沉积、基膜增厚、系膜基质明显增多和胶原纤维等。如硬化累及肾小球的部分毛细血管袢称为节段性硬化（segmental sclerosis），累及肾小球的大部分或全部毛细血管袢则称为球性硬化（global sclerosis）。

5. 肾小管和间质的改变

由于肾小球结构、血流状态和滤过性状的改变，常引起肾小管上皮细胞水肿、脂变，管腔内可见由蛋白质、细胞或细胞碎片浓集形成的发生充血、水肿和炎细胞浸润。间质细、小动脉血管壁可发生纤维素样坏死和增生性或沉积性增厚或玻璃样变。当肾小球玻璃样变或硬化时，肾小管相应地萎缩甚至消失，肾间质伴发纤维化。肾小管上皮也可转变为肌纤维母细胞，参与肾间质纤维化。

根据病变累及肾小球的数量和比例，肾小球疾病可分为弥漫性和局灶性两大类。弥漫性指病变累及全部或多数（≥50%）肾小球；局灶性指病变仅累及部分（<50%）肾小球。根据病变累及肾小球毛细血管袢的范围，肾小球疾病又分为球性和节段性两大类。球性（global）指病变累及肾小球的全部或大部分（>50%）毛细血管袢；而节段性（segmental）指病变仅累及肾小球的部分毛细血管袢（≤50%毛细血管袢）。

四、临床表现

肾小球疾病可引起不同的临床表现，包括尿量的改变（如少尿、无尿、多尿或夜尿增多）、尿成分的改变（蛋白尿、血尿和管型尿）、水肿、高血压、贫血和肾功能衰竭等。24h尿量少于400mL为少尿（oliguria），少于100mL为无尿（anuria）。24h尿量超过2500mL为多尿（polyuria）。夜尿增多是指夜尿量超过白天尿量或者夜尿持续超过750mL。24h尿中蛋白含量超过150mg为蛋白尿（proteinuria），达到或超过3.5g/24h为大量蛋白尿。

肾小球病变使肾小球滤过率下降和大量肾单位功能受损，可使体内代谢废物严重蓄积及水、电解质和酸碱平衡紊乱等，引起血尿素氮（blood urea nitrogen）和血浆肌酐（creatinine）水平升高，形成氮质血症（azotemia）。除氮质血症的表现外，当机体出现毒性物质蓄积引起的一系列中毒症状和体征时如尿毒症性胃肠炎、周围神经病变和纤维素性心外膜炎等，称为尿毒症（uremia）。急性肾功能衰竭表现为少尿、无尿和氮质血症；慢性肾功能衰竭表现为持续的氮质血症和尿毒症的症状和体征。

肾小球疾病临床上常表现为结构和功能相联系的症状组合，即综合征。不同的综合征在一定程度上可反映肾小球疾病的病理类型。

1. 急性肾炎综合征

起病急，血尿、轻至中度蛋白尿，常有水肿和高血压，严重者可出现氮质血症。常见于急性弥漫性增生性肾小球肾炎。

2. 急进性肾炎综合征

起病急、进展快，患者出现血尿、轻至中度蛋白尿和水肿后迅速发展为少尿或无尿，出现氮质血症和急性肾功能衰竭。常见于急进性肾小球肾炎。

3. 肾病综合征（nephrotic syndrome）

临床主要表现为：①大量蛋白尿（尿中蛋白含量≥3.5g/24h）；②低白蛋白血症（hypoalbuminemia），即血浆白蛋白含量<30g/L；③高度水肿；④高脂血症（hyperlipidemia）和脂尿（lipiduria）。多种原发性肾小球疾病和系统性疾病可引起肾病综合征。

肾病综合征主要由肾小球毛细血管壁的损伤引起，使血浆蛋白的滤过增加，形成大量蛋白尿。如果滤过膜的损伤较轻，尿中的蛋白主要为低分子量的白蛋白和转铁蛋白，表现为选择性蛋白尿；如果滤过膜的损伤严重，尿中同时也出现大分子量的蛋白，表现为非选择性蛋白尿。长期大量蛋白尿将导致血浆蛋白含量降低，形成低白蛋白血症。而低白蛋白血症会引起血液胶体渗透压降低，最终导致水肿。组织间液增多、血容量下降、肾小球滤过减少及醛固酮和抗利尿激素分泌增加，使体内钠、水潴留及水肿加重。高脂血症的发生机制尚不明确，一般认为低白蛋白血症可刺激肝细胞合成脂蛋白增多，还可能与血液循环中脂质颗粒运送和外周脂蛋白的分解障碍有关。脂尿表明脂蛋白滤过增加。

4. 无症状性血尿或蛋白尿

表现为持续或反复发作的镜下或肉眼血尿，或轻度蛋白尿，或两者同时出现。常见的病理类型为IgA肾病。

5. 慢性肾炎综合征

慢性病程，主要表现为多尿、夜尿、尿相对密度降低、高血压、贫血、氮质血症乃至尿毒症。见于各型肾炎的终末阶段。

五、原发性肾小球疾病的病理类型

1. 急性弥漫性增生性肾小球肾炎

（1）概述　急性弥漫性增生性肾小球肾炎（acute diffuse proliferative glomerulonephritis），简称急性肾炎，其病变特点是弥漫性肾小球系膜细胞和内皮细胞增生，肾小球体积增大，伴中性粒细胞和巨噬细胞浸润，又称为毛细血管内增生性肾小球肾炎（endocapillary proliferative glomerulonephritis）。临床表现为急性肾炎综合征。多见于儿童，预后好。

（2）病因和发病机制　感染是引发此型肾炎的主要原因。因此，本型肾炎又称为感染后性肾小球肾炎（postinfectious glomerulonephritis）。A族乙型溶血性链球菌中的致肾炎菌株（12、13、49、4和1型）是最常见的病原体，其他病原体有肺炎球菌和葡萄球菌等细菌和腮腺炎、麻疹、水痘和肝炎等病毒。大多数患者于发病前1~4周有咽部或皮肤链球菌感染病史，血清抗链球菌溶血素"O"和抗链球菌其他抗原的抗体滴度增高；患者常伴低补体血症，且补体C3的沉积早于IgG，提示最初的肾小球损伤与补体激活有关；患者肾小球内有颗粒状免疫球蛋白IgG和补体C3沉积，提示损伤由IC介导。

（3）病理变化　双肾弥漫性、对称性轻至中度肿大，被膜光滑、紧张、易剥离。肾充血呈暗红色，故称"大红肾"（图12-10）。有的肾表面有散在粟粒大小的出血点，如蚤咬状，也称"蚤咬肾"。切面见肾皮质增厚，与髓质分界清楚。

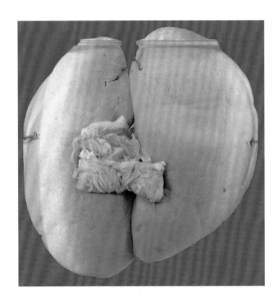

图12-10　急性弥漫性增生性肾小球肾炎（固定后大体标本）

肾体积增大，表面光滑，颜色暗红

　　光镜下，病变呈弥漫性、球性，累及大多数肾小球。肾小球体积增大、系膜细胞和内皮细胞增生、内皮细胞肿胀、中性粒细胞和巨噬细胞浸润（图12-11）。肾小球毛细血管腔

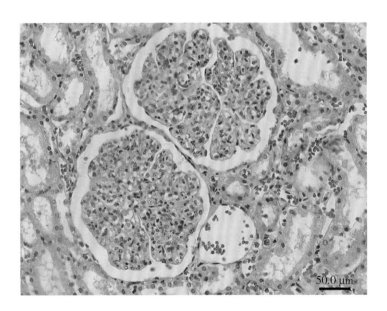

图12-11　急性弥漫性增生性肾小球肾炎（HE染色）

肾小球内细胞数量增多，毛细血管腔狭窄，较多中性粒细胞浸润

狭窄或闭塞，使肾小球呈缺血状。若损伤严重，毛细血管壁可有纤维素样坏死或血管腔内微血栓形成。部分病例可见球囊壁层上皮细胞增生。肾小管上皮细胞水肿，管腔内可见蛋白、红细胞或其他类型的管型。肾间质充血、水肿，可伴有少量炎细胞浸润。

免疫荧光检查显示肾小球内高强度颗粒状IgG和C3的沉积。早期荧光呈粗颗粒状沉积于毛细血管壁，后期或恢复期呈团块状沉积于系膜区。

透射电镜检查显示，除内皮细胞、系膜细胞增生外，可见脏层上皮细胞与GBM之间呈"小丘"状或"驼峰"状的电子致密物沉积。有时也可见沉积于内皮下、系膜区和GBM内。

（4）临床病理联系 多见于儿童，临床主要表现为急性肾炎综合征。患者多于咽部等处感染后10d左右出现血尿、蛋白尿或管型尿，这是由渗出的中性粒细胞和激活的补体等释放的各种炎症介质损伤GBM使其通透性增大所致。由于细胞增生、毛细血管腔狭窄或缺血使肾小球滤过减少，而肾小管病变轻微、重吸收功能基本正常，导致球、管功能失衡，使尿量减少，患者出现少尿。尿量减少，钠、水潴留和全身毛细血管的通透性增加，均可引起水肿。高血压与钠、水潴留引起的血容量增加有关，患者血浆肾素水平一般不增高。成人患者的症状不典型，可表现为高血压和水肿，常伴血尿素氮升高。

大多数患儿预后良好；不到1%的患儿会转变为急进性肾小球肾炎；少数患儿会发展为慢性肾小球肾炎。成人患者预后较差。

2. 急进性肾小球肾炎

（1）概述 急进性肾小球肾炎（rapidly progressive glomerulonephritis，RPGN）主要表现为急进性肾炎综合征，其特征性病理变化为大量新月体（crescent）形成，也称新月体性肾小球肾炎（crescentic glomerulonephritis，CrGN）或毛细血管外增生性肾小球肾炎（extracapillary proliferative glomerulonephritis）。本型肾炎可发生于各个年龄阶段，发病率较低，预后差。但及时诊断和治疗可有效改善患者的预后，应引起临床高度重视。

（2）病因和发病机制 RPGN病因多样、发病机制复杂，分为原发性和继发性（如过敏性紫癜、系统性红斑狼疮等），大部分RPGN由免疫机制引起。根据免疫学和病理学检查结果，RPGN分为三个类型。

① Ⅰ型：抗GBM抗体引起的肾炎。免疫荧光检查显示特征性的线状荧光，主要为IgG沉积，部分病例伴有C3沉积。部分患者表现为Goodpasture综合征。患者血清中可检出抗自身GBM抗体，血浆置换疗法（plasmapheresis）可清除循环血液中的抗体。

② Ⅱ型：免疫复合物性肾炎，我国较多见。免疫荧光检查可见肾小球不同部位有颗粒状IgG、IgM、IgA和C3沉积。电镜检查显示肾小球不同部位有电子致密物沉积。血浆置换疗法通常无效。

③ Ⅲ型：免疫反应缺乏性肾炎。免疫荧光和透射电镜检查肾小球内均无免疫球蛋白和补体或电子致密物沉积。大部分患者血清中常可检测到抗中性粒细胞胞质抗体（antineutrophil cytoplasmic antibody，ANCA），故这部分Ⅲ型RPGN属于ANCA相关性肾小球

肾炎。该抗体与Wegener肉芽肿或显微型多动脉炎等系统性血管炎的发生有关。

三种类型RPGN均可导致严重的肾小球损伤，包括GBM缺损、球囊腔内纤维素渗出等。研究表明，渗出的纤维素是刺激新月体形成的主要因素。

（3）病理变化　双肾体积增大，颜色苍白。表面常见点、片状出血灶。切面肾皮质增厚。

光镜下，多数（>50%）肾小球球囊内有新月体（crescent）形成（图12-12）。新月体主要由增生的壁层上皮细胞和渗出的单核-巨噬细胞构成，可有渗出的纤维素、浸润的中性粒细胞和淋巴细胞等成分。这些成分附着于球囊壁层，切面上呈新月形或环状，因多数形似新月而得名。早期新月体以细胞成分为主，称为细胞性新月体，之后新月体内细胞减少而胶原纤维增多，逐渐演变为纤维-细胞性及纤维性新月体。新月体使肾小球球囊腔变窄或闭塞，并压迫毛细血管丛，使肾小球毛细血管袢呈节段性纤维素样坏死、基膜断裂，最终导致整个肾小球硬化。部分病例（Ⅱ型）肾小球内细胞明显增生，球丛内可见炎性细胞浸润。肾小管上皮细胞重度变性。肾间质水肿和较多炎细胞浸润。后期肾小管萎缩，间质纤维化。间质小动脉管壁偶见纤维素样坏死，尤易见于Ⅲ型RPGN。

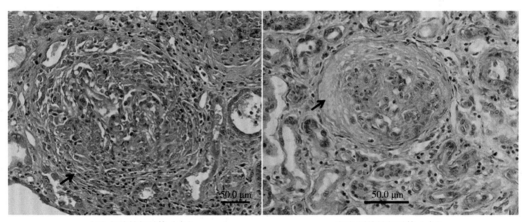

（1）细胞性新月体（↑）　　　　　　　（2）纤维性新月体（↑）

图12-12　新月体性肾小球肾炎（HE染色）

免疫荧光检查结果与RPGN的类型有关。Ⅰ型表现为IgG和C3沿毛细血管壁的特征性线状沉积。Ⅱ型表现为IgG、IgM、IgA和C3的不同组合或全部呈颗粒状沉积于肾小球不同部位。Ⅲ型免疫荧光检查为阴性。

透射电镜检查可见各型肾小球内均有新月体和不同程度GBM缺损或断裂，Ⅱ型病例还可见肾小球内不同部位电子致密物沉积。

（4）临床病理联系　临床主要表现为急进性肾炎综合征。由于GBM损伤严重，发病时患者常出现血尿、蛋白尿和管型尿。因大量新月体的快速形成使球囊腔狭窄或闭塞、球囊腔内压升高和毛细血管受压缺血，患者迅速进展为少尿、无尿、氮质血症和急性肾功能衰竭。肾小球缺血，肾素分泌增多和钠、水潴留，使患者出现水肿和高血压。Goodpasture综合征患者可反复咯血，严重者甚至死亡。检测血清抗GBM抗体和ANCA等有助于部分类型RPGN的诊断。

RPGN的预后较差。患者的预后与形成新月体的肾小球的比例有关。具有新月体的肾小球比例低于80%的患者预后略好于比例更高者。

3. 膜性肾小球病

（1）概述　膜性肾小球病（membranous glomerulopathy）是引起成人肾病综合征最常见的原因，以中老年男性多见。因早期光镜下肾小球内炎性渗出不明显，又称膜性肾病（membranous nephropathy，MN）。病变特征是肾小球毛细血管壁弥漫性增厚，GBM与上皮细胞间出现含免疫球蛋白的电子致密物沉积。

（2）病因和发病机制　膜性肾小球病是慢性IC沉积引起的疾病。约85%病例病因不明，为原发性MN。

目前认为，原发性MN可能是由抗肾组织自身抗体引起的自身免疫性疾病，但其确切抗原尚不明确。自身抗体与肾小球上皮细胞抗原反应在GBM与上皮细胞之间形成IC。新近研究发现，大多数原发性膜性肾小球病患者体内可检测到抗足细胞抗原磷脂酶A2受体抗体，但其致病性尚未明确。

病变部位常无中性粒细胞或单核细胞浸润及血小板沉积，但常有补体存在，故病变可能与补体的直接作用有关。研究证实，补体C5b～C9组成的膜攻击复合体可激活肾小球上皮细胞和系膜细胞，使其释放蛋白酶和氧化剂，引起毛细血管壁损伤和蛋白漏出。

（3）病理变化　双肾肿胀，颜色苍白。光镜，早期肾小球充血、体积增大，毛细血管扩张、管壁僵硬。随病变进展，毛细血管壁呈弥漫性显著增厚（图12-13）。电镜下，GBM

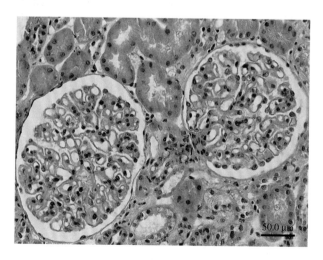

图12-13　膜性肾小球病（HE染色）

肾小球毛细血管壁呈弥漫性显著增厚

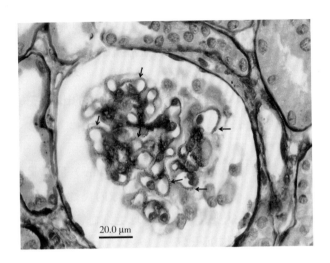

图12-14 膜性肾小球病（PASM染色）

GBM增厚、钉突形成（箭头）

与上皮细胞之间有大量电子致密物沉积，足细胞肿胀及足突消失。沉积物之间基膜样物质增多，形成PASM染色显示的钉突，表现为与GBM垂直向外伸出的突起，形如梳齿（图12-14）。之后，钉突向沉积物表面延伸并将其覆盖，GBM明显增厚，其中的沉积物逐渐溶解吸收，使GBM形成光镜下的双轨状或链条状和电镜下的虫蚀状改变。免疫荧光检查显示IgG和C3沿毛细血管壁呈细颗粒状沉积。严重病例可出现肾小球硬化、肾小管萎缩、间质纤维化、炎细胞浸润和小动脉管壁增厚等病变。

（4）临床病理联系　临床主要表现为肾病综合征，多见于成人。常起病隐匿，慢性病程，对肾上腺皮质激素治疗不敏感。约有40%患者发展为慢性肾功能衰竭。

4. 微小病变性肾小球病

（1）概述　微小病变性肾小球病（minimal change glomerulopathy），又称微小病变性肾小球肾炎（minimal change glomerulonephritis）或微小病变性肾病（minimal change nephrosis），是引起儿童肾病综合征最常见的原因。病变特点是弥漫性肾小球脏层上皮细胞足突变扁平或融合消失。光镜下肾小球无明显病变或病变轻微，可见肾小管上皮细胞内有脂质沉积，故又称脂性肾病（lipoid nephrosis）。

（2）病因和发病机制　许多证据支持此型肾炎与免疫功能异常有关。研究发现，患者体内释放的多种细胞因子可减少肾小球滤过膜表面的阴离子数量及损伤足细胞和足突裂隙膜蛋白，导致滤过膜电荷屏障功能的破坏，形成大量小分子蛋白尿。此外，编码nephrin等肾小球蛋白基因的突变与此型肾病的肾小球病变有关。

（3）病理变化　双肾肿胀，颜色苍白。切面肾皮质因肾小管上皮细胞内脂质沉积而出现黄白色条纹。

光镜下，肾小球无明显病变或病变轻微，呈节段性系膜细胞轻度增生和基质增多。肾近曲小管上皮细胞内大量脂滴和蛋白小滴或水变性。免疫荧光检查肾小球内无免疫球蛋白或补体沉积。电镜观察见足细胞肿胀，足突弥漫性变扁平、融合消失或微绒毛化改变，又称足突病。

（4）临床病理联系　以1~7岁的儿童最为常见。临床主要表现为肾病综合征，通常不出现高血压或血尿。本病主要为滤过膜电荷屏障功能损伤，患者常表现为选择性蛋白尿。皮质类固醇激素治疗对90%以上的患儿疗效显著，少数患儿病情反复呈现激素依赖性。

5. 局灶性节段性肾小球硬化

（1）概述　局灶性节段性肾小球硬化（focal segmental glomerulosclerosis，FSGS）是引起成人和儿童肾病综合征的常见原因。病理特征为部分肾小球的部分小叶或节段发生硬化。

（2）病因和发病机制　病因和发病机制尚不清楚。目前认为足细胞的损伤是本病发生的始动环节。足细胞损伤和剥脱使GBM裸露，可促进局部毛细血管丛与球囊粘连，并通过足细胞表型改变分泌的多种生长因子和纤维化因子，促进系膜细胞增生和细胞外基质增多，引起肾小球硬化。此外，编码足细胞滤过隙膜nephrin和podocin相关蛋白的基因突变及淋巴细胞产生的导致滤过膜通透性增高的循环因子也参与本病的发生。

（3）病理变化　光学显微镜下，病变呈局灶性分布，早期仅累及皮髓质交界处的肾小球，以后可累及皮质全层。病变肾小球的部分毛细血管袢内系膜基质增多、毛细血管塌陷和管腔闭塞，导致肾小球的节段性硬化或玻璃样变，并与球囊壁粘连。电镜检查显示硬化区肾小球GBM塌陷、皱缩，系膜基质增多或血浆蛋白沉积。足细胞足突广泛融合消失和微绒毛化，足细胞空泡样变或剥脱。免疫荧光检查见肾小球硬化区高强度团块状IgM和C3沉积。随病变进展，受累肾小球增多，可见肾小球球性硬化、肾小管萎缩和间质纤维化等改变。

（4）临床病理联系　临床主要表现为大量非选择性蛋白尿和肾病综合征，常伴高血压、血尿和肾小球滤过率降低，对激素治疗不敏感，预后差。多数发展为慢性硬化性肾小球肾炎。

6. 膜增生性肾小球肾炎

（1）概述　膜增生性肾小球肾炎（membranoproliferative glomerulonephritis，MPGN）的病变特点是GBM增厚和系膜增生，也称为系膜毛细血管性肾小球肾炎（mesangiocapillary glomerulonephritis）。

（2）病因和发病机制　MPGN分为原发性和继发性（如病毒性肝炎、系统性红斑狼疮和慢性细菌感染等）两种类型。根据超微结构和免疫荧光的特征，原发性MPGN又分为两个类型：Ⅰ型MPGN，最常见，是由IC介导的肾小球损伤。Ⅱ型MPGN又称致密物沉积病（dense deposit disease），较少见，是由补体替代途径异常激活所致，50%~60%患者常伴血清补体C3水平显著降低，但C1和C4等补体早期激活成分水平正常或轻度降低。70%以上患者血清中可检出C3肾炎因子（C3 nephritic factor）。该因子为C3转化酶自身抗体，可稳定C3转化酶，使C3持续被分解，导致补体替代途径异常激活。部分患者出现编码补体调节蛋白因子H的基因突变，使血清因子H缺乏或功能缺陷导致补体过量激活。

（3）病理变化　早期双肾肿大。晚期双肾缩小，甚至发展为颗粒性固缩肾。

光镜下，肾小球体积增大，血管丛呈分叶状。系膜细胞和内皮细胞增生，伴系膜基质增多和中性粒细胞浸润。毛细血管壁弥漫增厚，管腔狭小或闭塞。可有新月体形成。PAS和PASM染色见增厚的GBM呈双轨状或多轨状（图12-15），系由增生的系膜细胞和内皮细胞或白细胞的突起插入所致。严重病例可见肾小球硬化、肾小管萎缩和间质纤维化等病变。

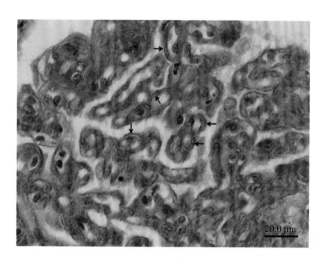

图12-15 膜增生性肾小球肾炎（PAS染色）

GBM增厚，双轨形成（箭头）

免疫荧光检查显示，Ⅰ型MPGN肾小球系膜区可见团块状和沿毛细血管壁颗粒状IgG和C3的沉积，常伴C1q和C4；致密物沉积病仅见肾小球系膜区团块状和沿毛细血管壁颗粒状C3的沉积，通常无IgG、C1q和C4。

电镜观察电子致密物沉积的部位有助于对本病的分型。可见系膜细胞增生和系膜基质增多并向内皮下间隙长入，系膜区可见电子致密物，若仅伴有内皮细胞下电子致密物沉积者为Ⅰ型，若GBM致密层内有带状高电子致密物沉积者为Ⅱ型。

（4）临床病理联系 多见于青壮年，临床主要表现为肾病综合征，常伴镜下血尿，部分患者出现持续性的低补体血症。慢性病程，激素和免疫抑制剂的疗效常不明显，预后较差，尤以致密物沉积病为甚。

7. 系膜增生性肾小球肾炎

（1）概述 系膜增生性肾小球肾炎（mesangial proliferative glomerulonephritis）是我国和亚太地区一种很常见的肾小球疾病，可发生于各年龄阶段。病变特点是弥漫性系膜细胞增生和系膜基质增多。临床表现多样，可表现为血尿、蛋白尿和肾病综合征。

（2）病因和发病机制 病因和发病机制尚未明确，可能通过CIC沉积或原位IC形成等多种途径致病。系膜细胞是肾小球内反应能力最强的固有细胞。多种理化和生物免疫因子均可刺激系膜细胞活化、增生，并分泌多种生物活性物质，促使肾小球病变的形成和进展。

（3）病理变化　光镜下，肾小球体积增大，弥漫性系膜细胞增生和系膜基质增多，系膜区增宽（图12-16）。严重者晚期出现肾小球硬化等改变。免疫荧光检查，肾小球系膜区有颗粒状或团块状、强弱不等的免疫球蛋白或补体的沉积。在我国，IgG和C3的沉积最常见。有的病例表现为高强度IgM伴或不伴C3的沉积（称为IgM肾病），或高强度C1q的沉积（称为C1q肾病），或仅出现C3沉积，或均为阴性。电镜检查见肾小球系膜细胞增生和系膜基质增多，部分病例系膜区有电子致密物沉积。

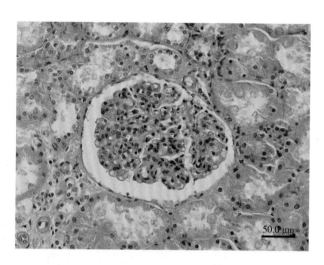

图12-16　系膜增生性肾小球肾炎（HE染色）

肾小球系膜区增宽，系膜细胞增生

（4）临床病理联系　临床表现多样，可表现为无症状性血尿和（或）蛋白尿，也常表现为肾病综合征。病变程度不同的患者，预后不同。

8. IgA肾病（Berger病）

（1）概述　IgA肾病（IgA nephropathy）是以免疫荧光检查显示系膜区高强度IgA沉积为主的肾小球疾病，常伴C3的沉积。临床主要表现为反复发作的镜下或肉眼血尿。

本病最初于1968年由Berger和Hinglais报道，又称Berger病，是全球肾活检中最常见的肾小球肾炎类型。不同地区IgA肾病的发病率差别较大，在亚洲和太平洋地区的发病率较高，欧洲次之，北美发病最低。

（2）病因和发病机制　IgA肾病可为原发的独立性疾病，也可继发于慢性肝病、系统性红斑狼疮、慢性肠炎和过敏性紫癜等疾病。研究表明，IgA肾病主要是IgA（IgA1亚型）或含IgA的IC沉积于肾小球系膜区、并由其激活补体替代途径引起肾小球损伤。IgA肾病患者常见血清IgA水平增高，有些患者血液中还出现含IgA的IC。

另外，IgA肾病的发生也与某些HLA表型相关，提示遗传因素在IgA肾病发病中具有重要作用。

（3）病理变化　光镜下，肾小球的病变多种多样，但以弥漫性系膜细胞增生和系膜基质增多病变最常见。Masson染色在肾小球系膜区出现大块状、凸向肾小球囊腔的嗜复红蛋白沉积。免疫荧光检查对诊断IgA肾病是必需的，主要特征为肾小球系膜区或伴毛细血管壁的高强度、粗大颗粒状或团块状IgA沉积（图12-17），常合并C3和备解素（P因子），而缺乏补体早期成分C1q和C4。也可合并出现少量IgG和IgM的沉积。电镜检查常见肾小球系膜细胞增生、系膜基质增多和系膜区团块状电子致密物沉积。

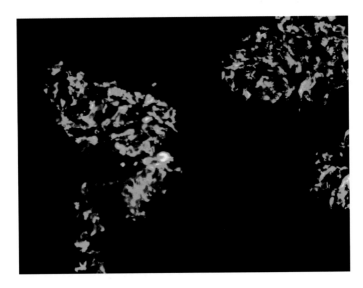

图12-17　IgA肾病（免疫荧光）

肾小球系膜区团块状IgA沉积

（4）临床病理联系　IgA肾病可见于各年龄阶段，以儿童和青年最多见。由于病变多样，本病的临床表现也颇为多样。多数表现为上呼吸道或消化道、尿路感染后出现的反复发作性肉眼或镜下血尿，部分伴蛋白尿，少数表现为急性肾炎综合征。本病预后差异较大，与患者的年龄、性别、蛋白尿的程度和肾损伤的程度等因素有关。

9. 慢性肾小球肾炎

（1）概述　慢性肾小球肾炎（chronic glomerulonephritis）为不同类型肾小球肾炎发展的终末阶段，又称终期肾（end-stage kidney）。病变特点为大量肾小球玻璃样变和硬化、肾小管萎缩、间质纤维化和慢性炎细胞浸润，又称慢性硬化性肾小球肾炎（chronic sclerosing glomerulonephritis）。慢性肾小球肾炎患者可出现不同程度肾功能减退，是引起临床慢性肾功能不全的主要原因。

（2）病因和发病机制　慢性肾小球肾炎由不同类型肾小球肾炎发展而来。因此，其病因与硬化前的肾小球肾炎相同、发病也主要由相应免疫损伤机制引起。此外，由于肾小球肾炎的迁延不愈，最终也可通过非免疫损伤机制参与肾小球硬化的发展。

（3）病理变化　肉眼观察，双肾对称性缩小，表面呈弥漫性细颗粒状，质地变硬（图12-18）；切面皮质变薄，皮髓质分界不清，肾盂周围脂肪组织增多，称为继发性颗粒性固缩肾。

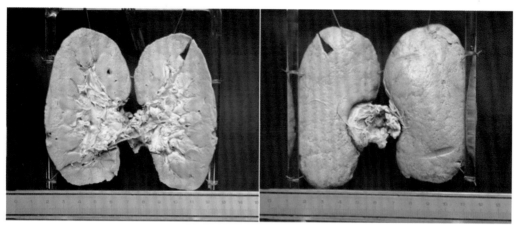

（1）切面观　　　　　　　　　　　　　　　（2）表面观

图12-18　慢性肾小球肾炎（固定后大体标本）

光镜下，早期或未硬化肾小球具有相应类型肾小球肾炎的病理变化。随病变进展，大部分肾小球玻璃样变、硬化（图12-19），其所属肾小管萎缩甚至消失，肾间质重度弥漫性淋巴细胞和单核细胞浸润伴结缔组织明显增生。间质纤维化收缩使硬化肾小球相互靠拢。部分病变较轻的肾小球出现代偿性肥大，表现为肾小球体积增大和相应的肾小管扩张，肾小管腔内可见各种管型。肾间质小动脉壁增厚、细动脉玻璃样变，管腔狭窄。

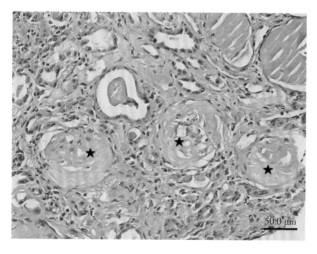

图12-19　慢性肾小球肾炎（HE染色）

肾小球硬化（★）

由于大部分肾小球硬化，免疫荧光检查常呈阴性。有时病变较轻的肾小球内可见免疫球蛋白和补体的沉积。

电子显微镜检查，硬化肾小球内可见系膜基质大量增多和增生的胶原纤维，病变较轻的肾小球内偶见电子致密物沉积。

（4）临床病理联系　部分患者起病隐匿，部分有明确的肾炎病史。临床主要表现为慢性肾炎综合征。早期可出现蛋白尿、水肿和高血压等症状。晚期由于大量肾单位的结构破坏、功能丧失，而代偿的肾单位很少，使肾小球滤过压升高、滤过速度加快和滤液在肾小管的流速加快，影响了肾对尿液的重吸收和浓缩功能，出现夜尿增多和低相对密度尿。肾小球硬化和肾缺血，促使肾素分泌增加和其他血管活性物质的释放，使入球动脉玻璃样变和管壁增生增厚、管腔狭小和阻力增加，最终导致血压持续性升高，出现肾性高血压。大量肾单位的破坏，使代谢产物不能及时排出，出现食欲减退、呕吐、乏力等，也会引起水、电解质和酸碱平衡紊乱，导致氮质血症甚至尿毒症。同时，促红细胞生成素（erythropoietin，EPO）的减少和代谢产物潴留对骨髓造血功能的抑制，导致患者出现贫血，也称肾性贫血（renal anemia）。

慢性肾小球肾炎病程进展速度差异较大，但预后均较差。慢性肾功不全患者如不能及时进行透析或肾移植治疗，患者最终多因尿毒症或由高血压引起的心力衰竭或脑出血而死亡。

肾小球疾病的病理诊断和鉴别诊断必须结合病史、临床表现、实验室检查和病理学检查进行全面分析。表12-2所示为常见原发性肾小球疾病的特点。

表12-2　原发性肾小球疾病特点

类型	主要临床表现	发病机制	病理特点		
			光学显微镜	免疫荧光	电学显微镜
急性弥漫性增生性肾小球肾炎	急性肾炎综合征	免疫复合物，循环或植入的抗原	弥漫性系膜细胞和内皮细胞增生	GBM和系膜区颗粒状IgG和C3沉积	上皮下驼峰状沉积物
急进性肾小球肾炎	急进性肾炎综合征	抗GBM型免疫复合物型免疫反应缺乏型	新月体形成	线性IgG和C3颗粒状阴性	无沉积物；沉积物；无沉积物
膜性肾小球病	肾病综合征	原位免疫复合物形成，抗原常不明确	弥漫性GBM增厚，钉突形成	GBM颗粒状IgG和C3	上皮下沉积物，GBM增厚
微小病变性肾小球病	肾病综合征	不清，肾小球阴离子丧失、足细胞损伤	肾小球基本正常，肾小管脂质沉积	阴性	足细胞足突消失，无沉积物

续表

类型	主要临床表现	发病机制	病理特点		
			光学显微镜	免疫荧光	电学显微镜
局灶性节段性肾小球硬化	肾病综合征或蛋白尿	不清，循环性通透性增高因子作用？足细胞损伤	局灶节段性肾小球硬化和玻璃样变	局灶性，IgM和C3	足细胞足突消失、足细胞剥脱
膜增生性肾小球肾炎	肾病综合征或血尿、蛋白尿	Ⅰ型：免疫复合物 Ⅱ型：自身抗体，补体替代途径激活	系膜细胞增生、插入，GBM增厚、双轨状	Ⅰ型：IgG+C3；C1q+C4 Ⅱ型：C3，无IgG、C1q或C4	Ⅰ型：内皮下沉积物 Ⅱ型：GBM致密沉积物
系膜增生性肾小球肾炎	蛋白尿、血尿或肾病综合征	免疫复合物	系膜细胞增生、系膜基质增多	系膜区IgG、IgM和C3沉积	系膜区沉积物
IgA肾病	反复发作的血尿或蛋白尿	免疫复合物	系膜增宽	系膜区IgA和C3沉积，可有IgG和IgM	系膜区沉积物
慢性肾小球肾炎	慢性肾炎综合征，慢性肾衰	具有原疾病类型特点	肾小球硬化、玻璃样变	因原疾病类型而异	因原疾病类型而异

第二节　肾小管间质性肾炎

　　肾小管间质性肾炎（tubulointerstitial nephritis）是一组累及肾小管和肾间质的炎性疾病。由细菌感染引起的肾小管间质性肾炎因常累及肾盂，称为肾盂肾炎（pyelonephritis）。由药物、代谢紊乱（如低钾血症）、物理损伤（如辐射）、病毒感染和免疫损伤等引起的肾小管间质性肾炎，称为间质性肾炎（interstitial nephritis）。根据临床和病理特征，肾小管间质性肾炎分为急性和慢性两种类型。急性主要表现为间质水肿、中性粒细胞浸润和不同程度的肾小管坏死。慢性表现为肾小管萎缩、间质炎细胞（淋巴细胞、浆细胞为主）浸润以及纤维组织增生等病变。

　　本节主要介绍肾盂肾炎和药物性间质性肾炎。

一、肾盂肾炎

1. 概述

尿路感染（urinary tract infection）是泌尿系统最常见的疾病之一。临床上，根据病变累及的部位分为上尿路感染和下尿路感染。上尿路感染主要指肾盂肾炎，下尿路感染指膀胱炎和尿道炎。

肾盂肾炎（pyelonephritis）是肾盂、肾间质和肾小管的炎性疾病，是肾最常见的疾病之一，分为急性和慢性两种类型。急性肾盂肾炎多由下尿路的细菌感染引起。慢性肾盂肾炎的发生较为复杂，除细菌感染发挥重要作用外，膀胱输尿管反流（vesicoureteral reflux）和尿路阻塞等因素也参与其发生。肾盂肾炎最常发生于女性，男女发病率比例约为1∶9。

2. 病因和发病机制

尿路感染主要由革兰阴性菌引起，以大肠埃希菌最为多见，也可由变形杆菌、克雷白杆菌、肠杆菌和假单胞菌等感染引起，也可由葡萄球菌、粪链球菌等其他细菌和真菌引起。在免疫功能低下时，多瘤病毒、巨细胞病毒和腺病毒等也可引起尿路感染。细菌可通过上行性感染（ascending infection）和血源性或下行性感染（hematogenous or descending infection）等途径入肾，引发肾盂肾炎。

（1）血源性感染　血源性感染较少见。常见于败血症或感染性心内膜炎，细菌随血流入肾，引起局部组织的炎症。病原菌以金黄色葡萄球菌最为多见，常累及双侧肾。

（2）上行性感染　上行性感染是引起肾盂肾炎的主要途径，细菌常由下尿路（尿道和膀胱）沿输尿管上行至肾盂、肾盏和肾间质。病原菌以大肠埃希菌为主，可累及单侧或双侧肾。下尿路感染或导尿、膀胱镜检和逆行肾盂造影等医源性操作或膀胱输尿管反流易引起上行性感染，最终导致肾盂肾炎。

（3）直接感染　直接感染少见。由泌尿系统周围器官、组织发生感染时，病原菌偶可直接侵入到泌尿系统导致感染发生。

（4）淋巴道感染　盆腔和下腹部的器官感染时，病原菌可从淋巴道感染泌尿系统，但罕见。

细菌通过自身的黏附分子与尿路上皮细胞受体结合，在尿道末端或女性阴道口黏膜附着并进行性生长。女性尿道短、尿道括约肌弱及女性激素水平的变化有利于细菌在尿道黏膜的黏附等因素，使女性下尿路感染和肾盂肾炎的发生概率远高于男性。导尿管插入、膀胱镜检和逆行肾盂造影等医源性操作可导致尿道黏膜的损伤、尿道感染，并使细菌从尿道进入膀胱，引起膀胱炎（cystitis）。留置导尿管也使尿路感染的概率显著升高。当前列腺肥大、肿瘤或结石等原因导致尿液排出受阻时，膀胱内尿液的容留时间延长，进入膀胱尿液的细菌可繁殖，并侵袭膀胱壁，引起膀胱炎，继而引起肾盂肾炎。

膀胱输尿管反流是引起肾盂肾炎的重要易感因素。膀胱输尿管瓣关闭不全或由脊髓损伤或糖尿病性神经病变引起的膀胱功能障碍，排尿时膀胱的输尿管管口不能完全关闭，可引起膀胱输尿管反流，使排尿后残留尿量增加，有利于细菌繁殖，最终使含菌的尿液通过反流进入肾盂和肾盏。引起肾盂肾炎的另一个易感因素是肾内反流（intrarenal reflux），指肾盂内的尿液经肾乳头孔逆行进入肾实质的现象。由于肾上极或下极的肾乳头为扁平凹面状，而肾中部的肾乳头开口为凸面状，故肾内反流易发生于肾上极或下极。

综上所述，肾盂肾炎是细菌在多种易感因素作用下侵入肾盂、肾盏导致感染的结果。这些易感因素包括尿道黏膜的损伤、尿路梗阻、膀胱输尿管反流或肾内反流。慢性消耗性疾病、长期使用激素和免疫抑制剂等使机体抵抗力低下，也利于肾盂肾炎的发生。

3. 急性肾盂肾炎

急性肾盂肾炎（acute pyelonephritis）是肾盂、肾间质和肾小管的急性化脓性炎。

（1）病理变化　上行性感染引起的病变可为单侧性或双侧性。血源性感染引起的病变则多为双侧性。肉眼可见受累肾体积增大，表面充血呈暗红色，有散在稍隆起黄白色的脓肿病灶，呈弥漫分布或局限于肾的某一区域。切面肾髓质内可见黄色条纹，并向皮质内延伸。肾盂黏膜充血水肿，表面有脓性渗出物覆盖。

组织学特征为肾间质的灶状化脓性炎或脓肿形成。上行性感染引起的病变首先累及肾盂，表现为肾盂黏膜充血、水肿伴大量中性粒细胞浸润，之后病变逐渐向肾髓质和皮质内延伸。早期，中性粒细胞主要浸润于肾间质，随后波及肾小管，引起肾小管坏死和脓肿形成（图12-20）。肾间质充血、水肿，部分肾小管腔内可见中性粒细胞管型。血源性感染引起的病变常先累及肾皮质，形成以肾小球为中心的栓塞性小脓肿，之后病变逐渐向周围扩散，最后扩展至肾髓质和肾盂。

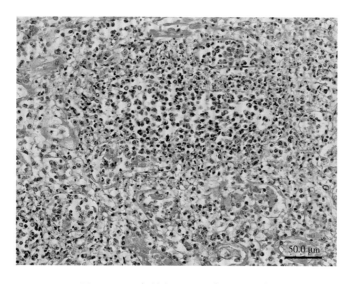

图12-20　急性肾盂肾炎（HE染色）

肾小管坏死和脓肿形成

急性期过后，肾组织内中性粒细胞浸润减少，淋巴细胞、浆细胞和单核细胞增多，病变局部组织内胶原纤维增生，瘢痕形成。

（2）临床病理联系　起病急，患者出现发热、寒战和外周血白细胞增多等炎症的全身症状，常伴腰部酸痛和肾区叩击痛及尿频、尿急和尿痛等尿道和膀胱的刺激症状。尿液检查显示有脓尿（或白细胞尿）、蛋白尿、管型尿和菌尿，其中白细胞（或脓细胞）管型对急性肾盂肾炎的临床诊断具有重要价值。

（3）结局和并发症　大多数患者经合理的抗菌治疗后症状于数天内消失，预后良好。某些患者由于易感因素持续存在，急性肾盂肾炎可反复发作。急性肾盂肾炎可出现以下并发症，导致败血症或急性肾功能衰竭。

① 肾乳头坏死（renal papillary necrosis）：表现为单个或多个肾锥体乳头侧2/3区域内境界清楚的灰白或灰黄色梗死灶形成，由肾乳头缺血和化脓引起。镜下病变肾乳头凝固性坏死，在正常组织与坏死组织交界处可见中性粒细胞浸润。常见于糖尿病或尿路阻塞患者，表现为急性肾功能衰竭。

② 肾盂积脓（pyonephrosis）：尿路严重阻塞导致脓性渗出物潴留于肾盂和肾盏内。

③ 肾周脓肿（perinephric abscess）：病变严重时，肾内化脓性病变可穿破肾包膜，在肾周组织形成脓肿。

4. 慢性肾盂肾炎

（1）概述　慢性肾盂肾炎（chronic pyelonephritis）是肾盂、肾间质和肾小管的慢性炎症。病变特点是肾间质慢性炎症、纤维化和瘢痕形成，常伴肾盂和肾盏的纤维化和变形。慢性肾盂肾炎是引起慢性肾功能衰竭的常见原因之一。

根据发病机制分为反流性肾病（reflux nephropathy）和慢性阻塞性肾盂肾炎（chronic obstructive pyelonephritis）两种类型。反流性肾病为常见类型，又称慢性反流性肾盂肾炎（chronic reflux-associated pyelonephritis），多见于先天性膀胱输尿管反流或肾内反流的患者，儿童期发病，感染反复发生，可累及单侧或双侧肾。慢性阻塞性肾盂肾炎是尿路阻塞引起尿液潴留，使感染反复发生，可累及单侧或双侧肾。

（2）病理变化　单侧或双侧肾体积缩小，出现不规则瘢痕。双侧病变时，两肾病变常不对称。病变肾被膜局部增厚粘连。切面肾实质变薄、皮髓分界不清，肾乳头萎缩，肾盏和肾盂变形、黏膜增厚（图12-21）。肾瘢痕分布不均，多见于肾的上、下极。

组织学表现为肾盂、肾盏黏膜和肾间质灶状淋巴细胞、浆细胞浸润和纤维化。部分区域肾小管萎缩和消失，部分区域肾小管扩张。扩张的肾小管管腔内可见均质红染的胶样管型，形似甲状腺滤泡。有时可见厚壁脓肿形成。早期肾小球很少受累，可发生肾小球球囊周围纤维化。后期部分肾小球玻璃样变和硬化，其他肾小球则可呈代偿性改变。肾内细、小动脉壁因继发性高血压发生玻璃样变和硬化。慢性肾盂肾炎急性发作时，间质出现大量中性粒细胞浸润，伴脓肿形成。

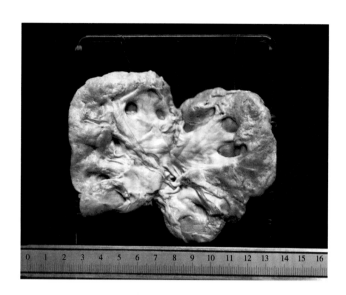

图12-21 慢性肾盂肾炎（固定后大体标本）

肾实质变薄、皮髓分界不清，肾乳头萎缩，肾盏和肾盂变形、黏膜增厚

（3）临床病理联系 起病缓慢，也可表现为急性肾盂肾炎的反复发作。由于肾小管损害严重，尿浓缩和重吸收功能明显下降或丧失，患者常表现为多尿、夜尿及低钠、低钾和代谢性酸中毒。肾组织不断破坏和肾小球硬化，使肾素水平增高和肾功能进行性减退，最终导致高血压、氮质血症和尿毒症。肾盂造影、B超或CT检查显示双肾不对性缩小、伴不规则瘢痕和肾盂肾盏变形。

（4）结局 如能及时消除诱因，慢性肾盂肾炎可被控制。病变严重者最终可因尿毒症或高血压引起的心力衰竭危及生命。

二、药物性间质性肾炎

抗生素和镇痛药的广泛应用已使药物成为引起肾损伤的主要原因之一。由药物引起的以肾小管和间质损伤为主的炎性疾病，称为药物性间质性肾炎（drug-induced interstitial nephritis），可表现为急性或慢性炎症病变。

1. 急性药物性间质性肾炎

（1）概述 急性药物性间质性肾炎（acute drug-induced interstitial nephritis）可由抗生素、利尿药、镇痛药、非甾体抗炎药、中草药等引起，且其种类和数量仍在不断增加。主要表现为用药2～40d后出现全身过敏反应（发热、皮疹和血嗜酸性粒细胞数增高等），故急性药物性间质性肾炎又称为急性过敏性间质性肾炎（acute hypersensitive interstitial nephritis）。

（2）病因和发病机制 主要由抗生素、噻嗪类利尿药、非甾体抗炎药（non-steroidal

anti-inflammatory drugs，NSAIDs）和其他药物（如苯茚二酮、西咪替丁）等引起。

本病主要由免疫机制引起。药物可作为半抗原与肾小管上皮细胞或细胞外成分结合，产生抗原性，引起IgE形成和（或）细胞免疫反应，导致肾小管和基膜的免疫损伤和炎症反应。

（3）病理变化　双肾肿大、充血。光镜下可见肾间质弥漫性充血、水肿，弥漫或多灶状淋巴细胞和巨噬细胞浸润，伴多量嗜酸性粒细胞和中性粒细胞，可有少量浆细胞和嗜碱性粒细胞。新青霉素、噻嗪类利尿药和利福平可引起肾间质的炎性肉芽肿病变。肾间质浸润的淋巴细胞以T淋巴细胞为主。肾小管上皮细胞出现不同程度的变性和坏死。肾小球通常不受累，但由NSAIDs引起的部分急性药物性间质性肾炎可引起类似于微小病变性肾小球病的足细胞病变。

（4）临床病理联系　典型的临床表现为发热、皮疹及血嗜酸性粒细胞数和IgE水平的增高。部分患者出现血尿伴或不伴轻度蛋白尿和白细胞尿。50%患者（特别是老年患者）出现血清肌酐水平增高和少尿等急性肾功能衰竭症状。及时停药后绝大多数患者病情可缓解，但常需数月时间肾功能才能完全恢复。

2. 镇痛药性肾炎

（1）概述　镇痛药性肾炎（analgesic nephritis）是长期大量混合服用镇痛药物引起的以肾小管和间质损伤为主的慢性炎性疾病，属慢性药物性间质性肾炎（chronic drug-induced interstitial nephritis），是引起慢性肾功能衰竭的重要原因之一。

（2）病因和发病机制　大多数镇痛药性肾炎常由至少两种镇痛药物混合大量服用引起。最常见引起镇痛药性肾炎的药物是阿司匹林（aspirin）和非那西汀（phenacetin）。研究表明，阿司匹林和非那西汀联用可引起肾乳头坏死，导致尿液排出受阻，进而引起皮质小管间质性肾炎。非那西汀的代谢产物对乙酰氨基酚可消耗细胞内的谷胱甘肽、产生氧化代谢产物引起细胞损伤。阿司匹林可通过抑制前列腺素的扩张血管作用引起肾乳头缺血。目前认为，肾乳头损伤是药物的直接毒性和缺血共同作用的结果。

（3）病理变化　双侧肾体积正常或缩小。切面肾皮质厚薄不一，坏死乳头表面的皮质下陷，坏死乳头呈灰黄色、钙化和脱失。光镜下可见肾乳头凝固性坏死、剥脱、钙化等改变。皮质肾小管弥漫性萎缩，肾间质弥漫分布的淋巴细胞和单核细胞浸润，并伴多灶状或弥漫性结缔组织增生。肾小球缺血性萎缩及小球周围纤维化。

（4）临床表现　患者常有长期服用镇痛药病史。早期多无症状，起病隐匿。随病变进展，患者出现夜尿或多尿、高血压和贫血，最终发展为慢性肾功衰竭。肾乳头坏死时患者出现肾绞痛和肉眼血尿，严重时出现急性肾功能衰竭。停用镇痛药可稳定病情或恢复肾功能。

3. 马兜铃酸肾病

（1）概述　马兜铃酸肾病（aristolochic acid nephropathy）是服用马兜铃类植物所致

的肾疾病。研究提示，这类植物中含有的马兜铃酸是一种较强的肾小管毒性物质，可导致肾小管上皮细胞变性、坏死并抑制细胞的再生和修复，可能是引起马兜铃酸肾病的主要毒性物质。患者常因服用含马兜铃类植物的中草药而致病，故又称中草药肾病（Chinese herbs nephropathy）。马兜铃类植物广泛分布于热带和亚热带地区，在我国有40余种。常用于中草药的马兜铃类植物有马兜铃、青木香、天仙藤、广防己、汉中防己和关木通等。

马兜铃酸肾病分为急性和慢性两种类型。急性马兜铃酸肾病少见，临床常表现为急性肾功能衰竭。绝大多数表现为慢性马兜铃酸肾病，起病隐匿，服药数年后出现慢性肾功能不全表现。

（2）病理变化　急性马兜铃酸肾病的病理特征为急性肾小管坏死（图12-22）。肉眼可见肾体积增大、苍白，切面可见肾皮质增厚。光镜下可见肾小管上皮变性坏死、上皮细胞崩解脱落、基膜裸露和多少不等细胞碎屑填充于肾小管腔，肾间质水肿。

慢性马兜铃酸肾病的病理特征为慢性小管间质性肾病。肉眼可见肾体积缩小，质地硬韧，切面苍白、皮髓分界不清。光镜下可见肾小管萎缩和消失，肾小管上皮刷状缘脱落、管腔扩张或细胞完全脱落和基膜裸露。肾间质多灶状或弥漫性纤维化，炎细胞浸润不明显。小动脉管壁增厚、管腔狭窄。肾小球呈缺血性皱缩或缺血性硬化。

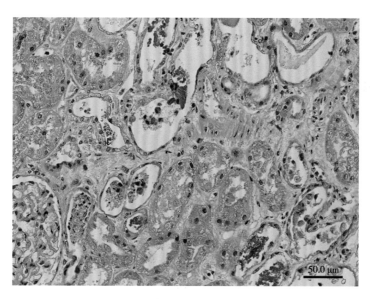

图12-22　急性肾小管坏死（HE染色）

肾小管上皮坏死、脱落，基底膜裸露

知识拓展

因肾脏可接收20%～25%的心输出量以维持肾小球滤过和肾脏的新陈代谢，且肾小管上皮细胞具有主动重吸收、存在不同转运体和代谢酶的特性，使得肾小管上皮细胞容易暴露于毒性物质、且易受损。因此，无论是摄入含有天然毒素的食物还是毒素污染的食物后，均可导致肾脏不同程度的受损，影响肾功能。肾损伤主要表现为肾小管上皮细胞水肿、急性肾小管坏死，或慢性肾小管间质病变如肾小管萎缩、间质炎细胞浸润和间质纤维化。为了防止食物性肾损害的发生，熟悉和了解致肾损伤的食物种类和食物污染现状至关重要。

这里列举几类含有天然毒素的食物和中草药：

1. 马兜铃植物

常被作为中草药用于临床某些疾病的传统治疗，这些植物包括马兜铃、青木香、天仙藤、广防己、汉中防己和关木通等。这些植物中含有天然毒素——马兜铃酸，是引起马兜铃酸肾病肾损伤的主要毒素物质。

2. 鱼胆

曾被传统中医用于清热解毒、明目、止咳平喘。然而，生吞鱼胆可引起中毒，导致55%～100%中毒患者发生急性肾衰竭。目前认为，鱼胆汁中的水溶性鲤醇硫酸钠是引起鱼胆中毒的主要毒素。

3. 毒蘑菇

全世界大约有毒蘑菇250余种，如卷缘网褶菌、褐黄牛肝菌、杯伞菌属麦角菌、鹿花菌、丝膜菌属蘑菇（棕丝膜菌、拟毒丝膜菌、奥来丝膜菌、细鳞丝膜菌）等。这些毒蘑菇中含有毒蕈类毒素，如甲基肼化合物、鹅膏毒肽、奥来毒素等，误食后可引起多脏器损伤。

📕 课程思政

三鹿"毒奶粉"事件

2008年9月8日，甘肃岷县14名婴儿同时患有肾结石病症，引起外界极大关注。至2008年9月11日，甘肃全省共发现59例肾结石患儿，部分患儿已发展为肾功能不全，同时已死亡1人。相关资料显示，事发近两个月来，中国多省已相继有多起类似事件发生，且发现这些婴儿均食用了三鹿牌婴幼儿配方乳粉。经过中国卫生部相关部门深入调查发现，此次三鹿"毒奶粉"事件系不良奶农在奶源中加入化工原料三聚氰胺，以提高蛋白质检测值，使三鹿牌婴幼儿配方乳粉受到了三聚氰胺污染。研究表明，人如果长期摄入三聚氰胺会导致泌尿系统结石，甚至出现严重的肾功能损害，并可能诱发膀胱癌。

三鹿"毒奶粉"事件引起各国的高度关注和对乳制品安全的担忧。中国国家质检总局公布对国内乳制品厂家生产的婴幼儿乳粉的三聚氰胺检验报告显示，国内22个乳制品厂家69批次产品中都检出三聚氰胺。截至2008年12月底，因食用三鹿牌乳粉和其他个别问题乳粉导致泌尿系统出现异常的患儿共29.6万人。

事件发生后，中国国务院启动国家安全事故I级响应机制处置三鹿乳粉污染事件，对患病婴幼儿实行免费救治，所需费用由财政承担。在事件原因查明后，对三鹿乳制品企业及"毒奶粉"事件的相关责任人依法进行了惩处。2008年9月17日，中国国家质检总局宣布取消食品业的国家免检制度。中国商务部也发出通知，要求各地商务主管部门严格排查生产、出口乳制品等企业，杜绝存在质量安全隐患的产品出口，重新树立中国制造商品的国际声誉。

透过此次食品安全事故，我们要清楚地认识到严格的食品监管制度、健全的食品安全法规和良好的社会信用体系是食品安全生产的保障。

本章小结

1. 原发性肾小球疾病是临床上最常见的肾脏内科疾病。

（1）抗体介导的免疫损伤是肾小球疾病的主要发病机制，主要通过补体-白细胞通路和多种炎症介质引起肾小球损伤；也可通过抗体依赖的细胞毒反应、细胞免疫和补体替代途径等多种机制引起肾小球损伤。

（2）肾小球疾病的基本病理变化：肾小球细胞增生、基底膜增厚和断裂、系膜基质增多、炎性渗出和坏死、肾小球玻璃样变和硬化、肾小管和间质的改变。

（3）肾小球疾病的临床表现类型：急性肾炎综合征、急进性肾炎综合征、肾病综合征、无症状性血尿或蛋白尿、慢性肾炎综合征。

（4）急性弥漫性增生性肾小球肾炎，常发生于链球菌感染后，主要由免疫复合物沉积引起，病变特点是弥漫性毛细血管内皮细胞和系膜细胞增生，临床表现为急性肾炎综合征，儿童多见，预后好。

（5）急进性肾小球肾炎是由抗肾小球基底膜抗体或免疫复合物沉积等机制引起，组织学特征为大量新月体形成，与肾小球基底膜断裂和缺损及球囊壁层上皮细胞增生有关，临床表现为急进性肾炎综合征。

（6）肾病综合征可由多种病理类型的肾小球疾病引起。轻微病变性肾小球病和膜性肾小球病分别是引起儿童和成人肾病综合征的最常见原因。局灶节段性肾小球硬化、膜增生性肾小球肾炎和系膜增生性肾小球肾炎也可引起肾病综合征。

（7）慢性肾小球肾炎是各种类型肾小球肾炎发展的终末阶段，病变特点是大量肾小球玻璃样变和硬化，临床常表现为慢性肾炎综合征。

2. 肾盂肾炎是常由细菌感染引起的肾盂、肾间质和肾小管的炎症，主要由上行性感染引起，分为急性肾盂肾炎和慢性肾盂肾炎。

3. 抗生素和镇痛药等药物可引起急性药物性间质性肾炎和镇痛药性肾炎。含马兜铃酸的中草药可引起马兜铃酸肾病。

思考题

1. 如何诊断肾小球疾病?
2. 引起肾病综合征常见的肾小球疾病病理类型有哪些?
3. 肾盂肾炎的临床表现及其病理基础?
4. 引起肾功能不全的原因有哪些?

第十三章
骨和关节疾病

📖 学习目标

1. 掌握骨质疏松症分类及其病理变化。
2. 掌握佝偻病和软骨症的病理变化特点。
3. 掌握痛风的病理变化特点。
4. 熟悉骨质疏松症的危险因素和发病机制。
5. 熟悉痛风的病因及发病机制。

骨关节由相邻的骨之间借结缔组织构成的囊相连。相对的骨面之间有腔隙，腔内含有少量滑液。它的活动幅度较大，每个关节都有关节面、关节囊、关节腔。某些关节还有韧带、关节盘和半月板等辅助结构。

第一节　骨非肿瘤性疾病

一、骨质疏松症

骨骼是人体中最为坚硬的组织，但是随着年龄的不断增长，骨结构也会随着出现缓慢的变化，容易导致骨质疏松（osteoporosis），并且年龄越大，罹患风险也会相应增加，极易造成骨折，对大众的身体健康与生活质量均会造成较大影响。

骨质疏松症是一种获得性疾病，是中老年人最常见的一种全身性骨骼疾病。主要特征是骨矿物质含量低下、骨微结构破坏，导致骨强度降低、脆性增加和易发生骨折。2001年美国国立卫生研究院（NIH）提出骨质疏松症是以骨强度下降、骨折风险性增加为特征的骨骼系统疾病。骨强度反映了骨骼的两个主要方面，即骨矿密度和骨质量。疼痛、驼背、身高降低和骨折是骨质疏松症的主要表现。骨丢失可能局限于某些骨骼或区域，如肢体的废用性骨质疏松症，也可能是一般性的，涉及整个骨骼。全身性骨质疏松症可能是原发性的，也可能继发于多种结果，包括代谢性疾病、维生素缺乏和药物暴露。此疾病可发生于不同年龄段人群，但绝经后女性以及老年男性为此疾病的高发人群。骨质疏松症虽然不会直接对人类的生命安全构成直接威胁，但是会对病人的身体以及精神造成折磨，成为影响人类生存质量的重要疾病。

（一）流行病学和常见类型

我国最新的骨质疏松症流行病学调查结果显示，骨质疏松症已经成为我国中老年人群的重要健康问题。50岁以上男性骨质疏松症患病率为6.0%，女性患病率则达到32.1%，65岁以上女性的骨质疏松症患病率更是达到51.6%。我国男性骨质疏松症患病率水平与各国差异不大，女性患病率水平显著高于欧美国家，与日韩等亚洲国家相近。调查还发现，我国低骨量人群庞大，40～49岁人群低骨量率为32.9%，50岁以上人群低骨量率达到46.4%，是骨质疏松症的高危人群。

常见类型：

1. 原发性骨质疏松症（primary osteoporosis，POP）

原发性骨质疏松症占90%，更为常见，原因不明。

（1）绝经后骨质疏松症（Postmenopausal osteoporosis）　Ⅰ型。

（2）老年性骨质疏松症（senile osteoporosis）　Ⅱ型。

（3）特发性骨质疏松症（idiopathic osteoporosis，IOP）　少见。具体包括：①特发性青少年骨质疏松症：主要发生于8～14岁青少年，发生率男女几乎相同。有报道认为是降钙素遗传因子的缺陷所致。②妊娠哺乳期骨质疏松症：从围生期至分娩后3个月左右发病。③特发性成年骨质疏松症：发生于青中年男性和绝经前非妊娠哺乳期妇女，原因不明。

2. 继发性骨质疏松症（secondary osteoporosis，SOP）

Ⅲ型，占10%，与明确病因有关。

（二）原发性骨质疏松症

1. 分类

（1）Ⅰ型（高转换型）　由破骨细胞活性的绝对增加引起。骨丢失主要为松质骨，骨丢失速率加快，骨折部位多发生于椎体和桡骨远端，甲状旁腺功能降低，$1,25\text{-}(OH)_2\text{-}D_3$的代谢活性为继发性降低，主要病因与绝经有关，尿液钙排出呈现增高。

（2）Ⅱ型（低转换型）　反映骨母细胞功能减退而不是破骨细胞活性增加。发生于70岁以上的老年男性和女性，骨丢失为皮质骨和松质骨，骨丢失率缓慢，骨折部位多发生于椎体和髋骨，甲状旁腺功能亢进，$1,25-(OH)_2-D_3$ 的代谢活性为原发性降低，尿液中钙量正常。

2. 病因和危险因素

（1）人种　白种人和黄种人患骨质疏松症的危险高于黑人。

（2）年龄　女性绝经后、男性>70周岁。

（3）性别　女性居多。

（4）运动因素　体力活动缺乏者，久病卧床者或是太空失重者。

（5）营养因素

①钙和/或维生素D缺乏；

②蛋白质摄入过多或不足；

③微量元素：磷、锌、铜、锰、氟是骨基质形成与骨矿化的必需元素。

（6）生活习惯因素　酗酒、嗜烟、过多咖啡和咖啡因摄入，不当节食减肥者，饮食过于清淡或偏高蛋白。

（7）疾病因素　性腺功能低下、慢性胃肠功能紊乱、慢性肝肾功能不全、糖尿病、甲状腺机能亢进者，卵巢、子宫、胃大部、小肠切除者等。

（8）药物因素　服用糖皮质激素、抗癫痫药、甲状腺激素以及氨甲蝶呤等影响骨代谢药物。糖皮质激素治疗6个月以上所有患者中，骨质疏松的发生率大约为50%。

（9）遗传因素　骨质疏松决定于骨量峰值和骨量丢失速率两个主要因素。一般认为峰值骨密度受遗传和环境因素的影响分别占75%和25%。骨质疏松症可能是多基因的疾病，现在发现的并认为可能的基因有以下几种：维生素D受体基因、骨钙素的维生素D启动区基因、胶原Ⅰ型 α_1 基因（COL1A1）和 α_2 基因（COL1A2）、胶原Ⅱ型 α_1 基因（COL2A1）、胶原酶（MMP1）基因和组织蛋白酶K（CTSK）基因、雌激素受体1基因和胰岛素样生长因子1基因等。

（10）其他因素　雌激素、雄激素、甲状旁腺激素等多种激素可导致骨松质迅速丢失，钙吸收减少。多种细胞因子异常也可引起机体出现骨质疏松变化。

3. 骨质疏松症的发病机制

（1）老年性和经绝期后骨质疏松　老年性骨质疏松可能与性激素水平低下，蛋白质合成性代谢刺激减弱以及成骨细胞功能减退，骨质形成减少等有关。雌激素有抑制破骨细胞活性，减少骨吸收和促进成骨细胞活性及骨质形成作用，并有拮抗皮质醇和甲状腺激素的作用。绝经期后雌激素减低，股骨吸收加速而逐渐发生骨质疏松。雌激素还有刺激l-α-羟化酶产生 $1,25-(OH)_2-D_3$ 的作用。更年期后缺乏性激素，$1-\alpha$-羟化酶对甲状旁腺激素（PTH）低血磷等刺激生成的敏感性减低，$1,25-(OH)_2-D_3$ 生物合成低下，也参与发生骨质疏松。随着年龄的增长，骨母细胞逐渐死亡，骨基质在量与质方面都在改变，因此老年性骨质疏松实际上是机体老化过程的表现，特别是骨组织表现最突出。

（2）营养性骨质疏松　蛋白质缺乏，骨有机基质生成不良。维生素C缺乏影响基质形成，并使胶原组织的成熟发生障碍。饮食中长期缺钙（每日不足400mg）者可发生继发性甲状旁腺功能亢进症促进骨质吸收也可致病。

（3）废用性骨质疏松　各种原因的废用少动、不负重等，对骨骼的机械刺激减弱可造成肌肉萎缩、骨形成作用减少，骨吸收作用增强形成骨质疏松。

（4）青年特发性骨质疏松　原因不明，多见于青年人，故又称青年型骨质疏松。

（5）内分泌性骨质疏松

①皮质醇增多症：由于糖皮质激素抑制成骨细胞活动而影响骨基质的形成，抑制肠钙吸收，增加尿钙排出量；同时蛋白质合成抑制，分解增加，导致负钙及负氮平衡使骨质生成障碍。

②甲状腺功能亢进症：大量甲状腺激素对骨骼有直接作用，使骨吸收和骨形成同时加强，但以骨的吸收更为突出，致骨量减少。

③糖尿病：由于胰岛素相对或绝对不足导致蛋白质合成障碍，体内呈负氮平衡，骨有机基质生成不良，骨氨基酸减少，胶原组织合成障碍，肠钙吸收减少，骨质钙化减少。糖尿病患者因高尿糖渗透性利尿，导致尿钙磷排出增多及肾小管对钙、磷重吸收障碍，导致体内负钙平衡引起继发性甲状旁腺功能亢进，进而甲状旁腺激素（PTH）分泌增加，骨质脱钙。当糖尿病控制不良时，常伴有肝性营养不良和肾脏病变，致使活性维生素D减少，α-羟化酶活性降低，加重了骨质脱钙。

④肢端肥大症：此症常有肾上腺增大皮质肥厚，甲状腺功能相对亢进，与此同时性腺功能减退受抑制，生长激素、皮质醇、甲状腺激素可增加尿钙排出降低血钙，血磷增高，从而刺激PTH分泌增加骨吸收。

⑤原发性甲状旁腺功能亢进性骨质疏松：PTH对组织各种细胞：如间质细胞、原始骨细胞、前破骨细胞、破骨细胞、前成骨细胞、成骨细胞及骨细胞均有影响。实验证明，PTH首先使大量骨细胞活跃，发挥其溶骨吸收作用同时促进少数无活性的前破骨细胞变为有活性的破骨细胞，加快溶骨吸收作用，此时从破骨细胞到前成骨细胞和成骨细胞的转变过程由于胞质中无机磷水平下降而受到抑制，成骨细胞既小又少，致骨钙盐外流血清钙上升。PTH除促进已经存在的骨细胞和破骨细胞溶骨吸收作用外，还促使间质细胞经过原始骨细胞、前破骨细胞转变为破骨细胞，从而使破骨细胞在数量上大为增多，溶骨吸收过程进一步加强。

⑥其他：类风湿性关节炎伴骨质疏松同时伴结缔组织萎缩，包括骨骼胶原组织在内，重者尚有废用因素存在。皮质激素治疗也促进骨质疏松。长期肝素治疗影响胶原结构可致骨质疏松。

4. 病理变化

骨质疏松症的标志是骨量丢失，以含有丰富松质骨的脊柱最为明显。镜下表现为皮质变薄，哈弗氏管扩张，小梁厚度减小并失去相互连接。破骨细胞活性存在，但不明显增加。骨组织的矿物质含量正常。一旦失去足量的骨质，发生骨折的风险就增加。组织切片中，骨小梁连接的丢失形成骨小梁孤岛。

（三）继发性骨质疏松症

原因包括药物治疗的不良反应、内分泌疾病、饮食失调、肢体制动、骨髓相关性疾病、胃肠、胆道或肾疾病及肿瘤。反映骨外代谢紊乱。具体包括：

1. 内分泌紊乱

最常见的类型为医源性，使用皮质醇所致，也可源于内源性糖皮质激素增多，如库欣综合征。雌激素缺乏也是老年人骨量丢失的主要原因。甲状旁腺功能亢进和甲状腺功能亢进症均可导致破骨细胞活性增加；肢端肥大症、性腺功能低下、糖尿病等。

2. 恶性疾病

多种血液系统肿瘤伴有显著的骨丢失，尤其是多发性骨髓瘤。多发性骨髓瘤的恶性浆细胞分泌破骨细胞活化因子，后者引起骨质疏松症。某些白血病和淋巴瘤也可导致骨质疏松症。

3. 营养吸收不良

胃肠道和肝脏疾病导致营养吸收不良（乳糜泻），低钙饮食，血钙、磷及维生素D吸收减少，引起骨质疏松。

4. 酒精中毒

长期酗酒可导致骨质疏松症的发生，酒精可直接抑制骨母细胞活性，还可能干扰钙的吸收。

5. 遗传性疾病

染色体异常引起的成骨不全。

6. 肾脏病

慢性肾炎长期血液透析，特发性高钙尿症。

7. 废用性

全身性骨质疏松见于长期卧床、截瘫、太空飞行等；局部性骨质疏松见于骨折后。

8. 药物

可增加骨质疏松风险的药物，如：糖皮质激素、抗惊厥药、长期使用肝素、氨甲蝶呤、钙调磷酸酶抑制剂、前列腺癌使用的GnRH激动剂、乳腺癌使用的芳香化酶抑制剂。

二、佝偻病和骨软化症

佝偻病（rickets）是由于儿童体内维生素D不足使钙、磷代谢紊乱，产生的一种以骨佝偻病变为特征的全身慢性营养性疾病。典型的表现是生长着的长骨干骺端和骨组织矿化不全，维生素D不足使成熟骨矿化不全，则表现为骨质软化症（osteomalacia）。

（一）病因学

主要是由于维生素D缺乏引起。常见的引起维生素D缺乏的原因包括：阳光照射不足，饮食摄入不足；消化道疾病；遗传性或获得性；维生素D代谢紊乱；酸中毒以及其他疾病等。

（二）病理变化及临床特点

正常的长骨骨化源自骺板软骨细胞肥大区钙化，成骨细胞侵入并形成骨样组织，进而钙化成骨组织。佝偻病时，软骨细胞肥大区的钙化受阻，软骨细胞吸收迟缓，大量堆积并突向骨干侧，呈半岛样或舌状生长。同时软骨区内即使有骨样组织形成，但不能钙化，从而构成软骨组织和干骺端骨样组织互相混杂的中间带，致使在正常状态下本应呈一条整齐而狭窄的骨骺线显著增宽，且变得参差不齐。此外，干骺端下的骨膜内化骨也有钙化障碍及骨样组织堆积，使骨端膨大，尤以腕、踝及其关节较为显著。骨干的骨膜内化骨同样也有钙化障碍，因此骨皮质表面和近髓腔侧都有大量骨样组织堆积，使骨髓腔变窄，长骨横径增加。由于骨质缺钙，骨样组织缺乏承受力，在重力作用下长骨骨干可变弯曲，尤以胫骨和股骨最易变形，形成弓形腿或O形腿。佝偻病时，膜内化骨及软骨化骨过程均发生障碍，长骨和扁骨往往同时受累。

婴幼儿颅骨病变在早期即可出现。颅骨骨缝及囟门闭合常延迟或不完全，使得头形较大。额骨前面的两个骨化中心和顶骨的两个骨化中心在膜内化骨过程中发生钙化障碍，因此骨样组织在颅骨的四角堆积并向表面隆起，形成方形颅。同时，颅骨由于骨化停止，致使骨质菲薄，指压时有凹陷，如按压乒乓球感。

肋骨和肋软骨结合处由于软骨及骨样组织的堆积，呈结节状隆起。因多条肋骨同时受累，故结节状隆起排列成行，形似串珠，成为佝偻病串珠。此外肋骨因含钙量少，缺乏韧性，呼吸时受膈肌长期牵拉，在胸壁前部左右两侧各形成横行的沟形凹陷，称为harrison沟；而肋骨受肋间肌的牵拉而下陷，使胸骨相对向前突出，形成鸡胸畸形。

第二节　痛风

痛风（gout）是一种由于嘌呤生物合成代谢增加，尿酸产生过多或因尿酸排泄不良而致血中尿酸升高，尿酸盐结晶沉积在关节滑膜、滑囊、软骨及其他组织中引起的反复发作性炎性疾病。本病以关节液和痛风石中可找到有双折光性的尿酸单钠结晶为其特点。其临床特征为：反复发作的急性关节炎，有时伴有结晶体聚集形成巨大的痛风石（tophi），严重者甚至会导致永久性关节变形和间质性肾炎。该病最常见于男性，男女之比约为20：1，男性多见于40岁以上，女性多见于绝经期后。随着经济发展和生活方式改变，其患病率逐渐上升。高尿酸血症如果没有出现急性关节炎等症状时，不能称之为痛风。只有出现了症状，才能称为痛风。

一、病因

嘌呤（包括腺嘌呤C、鸟嘌呤G）是构成核苷酸的物质基础，核酸（即我们熟知的DNA/RNA）为生命的最基本、最重要的物质之一，核酸则是由许多核苷酸聚合而成的生物大分子化合物。它们之间的关系是：嘌呤是核酸氧化分解的产物，而尿酸是嘌呤代谢的产物（2，6，8-三氧嘌呤）。因此并非是嘌呤、尿酸导致痛风，准确地说是核酸氧化分解出-嘌呤后，氧化生成的2，6，8-三氧嘌呤即尿酸等物质发生了代谢紊乱，这才是痛风的关键原因。

二、发病机制

核酸的氧化分解占内源性嘌呤的80%，食物等外源性嘌呤占总嘌呤的20%。进食含有过多嘌呤成分的食品，而在新陈代谢过程中，身体未能将嘌呤进一步代谢成为可以从肾脏中经尿液排出的排泄物。血中尿酸浓度如果达到饱和的话，这些物质最终形成结晶体，积存于软组织中。如果有诱因引起沉积在软组织如关节膜或肌腱里的尿酸结晶释出，那便导致身体免疫系统出现过敏而造成炎症。如果血中尿酸浓度长期高于这个饱和点，医学上称为"高尿酸血症"。

三、病理变化

痛风的临床症状多表现为急性关节炎、慢性痛风性关节炎、多部位痛风和痛风性肾病。

急性痛风性关节炎的肉眼改变为痛风石的形成。痛风石大小不一，直径为数毫米至数厘米，切面呈乳白色灰膏样，可伴钙化；痛风石可见于透明软骨或纤维软骨，骨膜或胶原纤维组织中。尿酸盐结晶也可直接沉着于软骨表面，呈白垩状外观，可见关节软骨糜烂及软骨下骨质破坏，关节边缘软骨膜可过度增生并骨化形成骨赘。急性病变时，镜下可见有针状尿酸盐结晶为沉着，伴有浆液、纤维素及中性粒细胞渗出。

慢性痛风性关节炎由急性关节炎多次发作、尿酸盐结晶反复沉积而成。慢性痛风病变的核心可见尿酸盐结晶呈放射状围绕无定形蛋白质，周围纤维母细胞及多核巨细胞包绕，该肉芽肿形成痛风石。关节软骨表层也可见尿酸盐结晶沉着，也可见糜烂，滑膜和关节软骨边缘的纤维肉芽组织增生，在关节软骨面形成血管翳。

📚 本章小结

骨质疏松的特点为骨量减少，骨密度降低，易发生骨折，多由成骨细胞功能丧失和雌激素缺乏、破骨细胞活性增高引起。

佝偻病为骨基质钙盐沉着障碍性疾病，在生长的骨中骨样组织聚积；而在停止生长的骨出现骨软化症。

痛风性关节炎由尿酸代谢障碍或排出减少，导致循环中尿酸含量增高，尿酸盐结晶在关节沉积引起，其后炎细胞聚集和活化导致急性痛风发作和慢性痛风性关节畸形，常见痛风石形成。

📦 知识拓展

在当今社会，骨质疏松症已经成为中老年人很常见的疾病之一，如果骨质疏松症患者是由于营养因素导致的，那么我们就应当在日常生活中通过正确的食疗方法来缓解骨质疏松症，那么骨质疏松症患者在膳食结构上应当注意摄取什么呢？

1. 加强钙摄入

补钙是预防骨质疏松症的重要办法。患者在食谱中应当适当增加含钙量高的食物如乳制品、豆类和芝麻等。此外，保证更年期后的女性和老年人每天钙摄入量在1000mg以上。

2. 加强对维生素D的摄入

维生素D能促进人体对钙的吸收和利用，在日常食物里富含维生素D的食物主要有三文鱼、海虾、瘦肉、蛋黄等。

3. 多补充维生素K、维生素A

绿叶蔬菜中的菠菜、甘蓝、莴笋、荠菜等都富含维生素K，但需要注意的是菠菜中富含草酸，需要在沸水中焯制后再食用，以免草酸和钙结合而妨碍钙的摄入；红、黄、橙色蔬菜如红黄萝卜是维生素A的良好来源。

4. 加强对磷、铁、镁、铜、锌等矿物质的摄入

磷的适宜摄入量为700mg/d，若过多会加重骨质疏松的风险；选用一些富含镁的食物，如粗粮、坚果、蘑菇、海带等；缺锌时，骨骼生长受抑制，骨折愈合延迟，应摄入一些含锌量高的食物，如海鱼、牡蛎等；铜缺乏会导致骨骼变形，结构疏松，应适当摄入虾、蟹、贝壳类等。

5. 禁忌食物

高磷酸盐添加剂、动物内脏等；不宜吃得过咸或过甜。

这里提供几种常见的能补钙的食疗菜谱

1. 芝麻核桃仁粉：

原料：黑芝麻250g，核桃仁250g，白砂糖50g。

制法：将黑芝麻拣去杂质，晒干，炒熟，与核桃仁同研为末，加入白糖，拌匀后瓶装备用。

吃法：每日2次，每次25g，温开水调服。

功效：滋补肾阴，抗骨质疏松。

2. 黄芪虾皮汤

原料：黄芪20g，虾皮50g。

制法：先将黄芪切片，入锅，加水适量，煎煮40min，去渣，取汁，兑入洗净的虾皮，加水及葱、姜、精盐等调味品，煨炖20min，即成。

吃法：佐餐当汤服食。

功效：补益脾肾，补充钙质，抗骨质疏松。黄芪擅长益气养脾，近代实验研究证实黄芪有雌激素样作用，可有效地防止和减少绝经后妇女因缺乏雌激素而引起的骨丢失。

📖 课程思政

世界骨质疏松日

世界骨质疏松日是在1996年最早由英国国家骨质疏松学会创办，从1997年由国际骨质疏松基金会（IOF）赞助和支持，当时约定每年6月24日为世界骨质疏松日。随着参与国和组织活动逐年稳定地增长，世界骨质疏松日的影响日益扩大，到了1998年世界卫生组织（WHO）开始参与并作为联合主办人，后将世界骨质疏松日改定为每年10月20日。

双膦酸盐的历史

1897年，Von Baeyer和Hoffmann提出的1-羟基-1，1-亚乙基二膦酸二钠盐是人工合成的首个双膦酸盐，其最初商业应用是洗涤剂。直到20世纪60年代，宝洁公司才无意中发现这种双膦酸盐是非常有效的钙离子螯合剂，并可以赋予牙齿无损伤高度抛光表面。此后，针对双膦酸盐理化和生物学性质的研究才广泛开始。所有双膦酸盐的中心骨架是"平面W"构型。W的五个顶点分别是O—P—O—P—O（焦磷酸盐）或O—P—C—P—O（双膦酸盐），而双膦酸盐能够通过氧原子耦合钙离子。在生物系统中，双膦酸盐可以很好地吸附于骨骼、牙齿以及软组织钙化中的羟基磷灰石钙。另外，双膦酸盐在骨表面可以形成超薄层。早期对于双膦酸盐在牙齿和骨骼中的研究对后续这类药物研发用于骨质疏松和代谢性骨病至关重要。

与此同时，瑞士医生Herbert Fleisch发现焦磷酸盐可以抑制组织（异位）钙化和骨吸收，同时他也发现焦磷酸盐很容易发生酶促分解，口服无效，注射给药也容易被焦磷酸酶水解灭活。此后，Fleisch医生发现用P-C-P基团取代焦磷酸盐结构中的P—O—P基团，可以有效抑制体内水解酶的生物降解作用，保证了其稳定性，这种变化也成为双膦酸盐取代焦磷酸盐从而发挥稳定的抗骨质疏松作用的基础。1969年，Science发表了Fleisch教授和Russell教授的论文，揭示双膦酸盐可以阻止羟基磷灰石晶体的溶解，并据此预测它们可能会延缓骨吸收，随后在体外实验和体内各种实验模型中均证明了这一点。随着对双膦酸盐的研究越来越深入，人们发现双膦酸盐的主要价值可能在于预防骨质疏松，但越来越多的证据证明双膦酸盐对治疗骨质疏松症也有很好的效果。

科学继承是科学创新的前提，科学创新又是科学继承的目的。

思考题

1. 骨质疏松症的分类有哪些?
2. 骨质疏松的影响因素有哪些?

第十四章
疾病的病理学诊断和研究方法

学习目标

1. 掌握大体、组织和细胞病理学技术的原理和操作方法。

2. 掌握组织化学与免疫组织（细胞）化学技术的原理和操作方法。

3. 了解电子显微镜技术的原理和使用方法。

4. 了解显微切割技术的原理和使用方法。

5. 掌握激光扫描共聚焦显微技术的原理和使用方法。

6. 掌握核酸原位杂交技术的原理和操作方法。

7. 掌握原位聚合酶链反应技术的原理和操作方法。

8. 了解流式细胞术的工作原理和操作方法。

9. 了解图像采集和分析技术。

10. 了解生物芯片技术。

11. 了解第二代测序技术。

12. 了解生物信息学技术。

13. 了解人工智能技术。

第一节 　大体、组织和细胞病理学技术

一、大体观察

大体标本的病理特征包括标本形状、大小、重量、颜色、质地、边界、表面和切片形态、与周围组织和器官的关系等。大体观察是用肉眼或辅以放大镜、量尺、标尺等工具，仔细观察、测量、拍摄和记录标本特征。大体观察是病理学家的基本技能，是正确病理诊断的第一步，也是医学生学习病理学的主要方法之一。

二、组织病理学观察

取材肉眼确定的病变组织，放置于福尔马林（formalin，主要成分为甲醛）溶液中固定，石蜡包埋，制作成组织切片，经不同方法染色，进行光学显微镜观察。病理医生通过综合分析病变特点进行病理诊断。苏木精-伊红（hematoxylin-eosin，HE）染色是组织切片最常用的染色方法，也是目前诊断和研究疾病最基本和最常用的方法。HE染色方法难以得到明确诊断或需要进一步研究，可以通过特殊染色（组织化学）、免疫组织化学和其他观察技术进行补充。

三、细胞病理学观察

收集制作病变细胞图片，染色后进行观察和诊断。细胞来源可以是经口腔、食道、鼻咽和女性生殖道病变部位采集器直接收集的脱落细胞；也可以是自然分泌物（如痰、乳汁和前列腺液）、体液（胸腔和腹腔积液、心包积液和脑积液）中的细胞以及排泄物（如尿液）；或者通过内窥镜检查收集的细胞、细针直接穿刺（fine needle puncture）病变部位（如乳腺、甲状腺、前列腺、淋巴结、胰腺、肝脏、肾脏等）吸收的细胞。细胞学观察不仅适用于疾病患者，也适用于肿瘤筛查。该方法具有操作简单、痛苦小、患者易于接受等优点，但最终是否确定为恶性病变需进一步活检证实。此外，细胞学检查还可用于确定激素水平（如阴道脱落细胞涂片），以及为细胞培养和DNA提取提供样本。

四、组织（细胞）培养技术

组织（细胞）培养是将生物体的活组织（细胞）模拟体内的生理环境，使其在无菌、适宜的温度和一定的营养条件下，在体外存活和生长，维持其结构和功能的一种方法。广义上讲，它可以分为动物组织培养和植物组织培养。动物组织培养可分为三个层次：细胞

培养、组织培养和器官培养。

细胞是生命结构和功能的基本单位，受体内观察条件的限制，体外单细胞培养技术为生命科学研究奠定了基础，因此本文主要介绍细胞培养原理。在中国，细胞培养技术于20世纪30年代传入，细胞培养室的建立和发展始于20世纪50年代，70年代后发展迅速，目前全国各地已经建立了多个国际标准细胞库。细胞库中存放着各种已鉴定的细胞，就是被命名和经过生物学鉴定的细胞系或细胞株。细胞株的种类有二倍体细胞，遗传缺陷细胞和肿瘤细胞，应用于各种实验研究和生物制品生产中。

凡是混入细胞培养环境中对细胞生存有害的成分和造成细胞不纯的异物，均视为细胞被污染。具体包括以下几个方面：①微生物：真菌、细菌、支原体和病毒。②化学物：影响细胞生存的非细胞所需的化学成分。③细胞：非同种的其他细胞。因此，在细胞培养过程中，要针对不同的污染，采用相应的以保证培养细胞的固有生物学特性。

第二节　免疫组织（细胞）化学技术

一、原理与方法

免疫组织（细胞）化学技术（immunohistochemistry and immunocytochemistry technique）源于传统的组织和细胞化学方法，利用免疫学原理将抗原抗体反应应用于组织细胞化学技术中，通过级联扩增提高检测灵敏度，辣根过氧化物酶显色，在组织和细胞中定位抗原（蛋白肽、酶）和其他基因产物的特殊方法。可用于诊断和鉴别诊断不同来源或者HE染色难以诊断的肿瘤或组织。其基本原理是利用抗原与抗体接触后形成的"抗原抗体复合物"的化学反应来检测组织或细胞中的抗原（或抗体）。

二、免疫组织化学技术的主要步骤与常用标记物

1. 主要步骤

①组织脱水、包埋和切片；②组织脱蜡；③抗原修复；④添加一抗；⑤添加二抗使之与一抗结合；⑥二氨基联苯胺（diaminobenzidine，DAB）染色反应；⑦苏木素染核反应；⑧脱水透明；⑨中性胶封片；⑩显微镜观察结果，拍照留存。

2. 常用标记物

（1）酶　为最常用的标记物。作为标记的酶应具有以下条件：

①底物是特异性的，且易于显示；

②酶反应产物稳定，不易扩散；

③容易获得纯酶分子且较稳定；

④酶标记抗体后，不影响两者的活性；

⑤被检组织中不应存在内源性相同的酶或其底物。常用的标记酶有辣根过氧化物酶（horseradish peroxidase，HRP）、碱性磷酸酶（alkaline phosphatase，AKP）、葡萄糖氧化酶（glucose oxidase，GOD）等。

（2）荧光素　指在高能量光波的激发下能产生荧光的物质。常用的有异硫氰酸荧光素（fluorescein isothiocyanate，FITC）、四甲基异硫氰酸罗达明（tetramethyl rhodamine isothiocynate，TRITC）。

（3）生物素　其与卵白素的亲和力明显高于抗原抗体的结合力。

（4）金属标记物　如铁蛋白和胶体金。多用于免疫电镜。

三、常用免疫组织化学染色方法

1. 直接法

将荧光素（免疫荧光法）或酶直接标记在第一抗体上，以检查相应的抗原。直接法具有特异性强的优点，但敏感性差，耗费抗体多。

2. 间接法

先用荧光素或酶标记第二抗体，一抗为特异性抗体，二抗仅有种属特异性。特点：①预先标好二抗，较方便；②比直接法敏感，但仍差。

3. PAP法与双PAP法

PAP法与双PAP法即过氧化物酶抗过氧化物酶复合物法（peroxidase antiperoxidase complex，PAP）：先将过氧化物酶（HRP）免疫兔/羊/鼠，制成兔/羊/鼠抗HRP；然后再与HRP结合，形成一个稳定的多角形结构（PAP）。特点：①敏感性较高；②背景染色低（相对）；③双PAP敏感性更高，但背景相对较重。

4. ABC法

即卵白素–生物素过氧化物酶复合物法（avidin biotin–peroxidase complex，ABC）

利用卵白素与生物素特有的高度亲和力，先将生物素与酶结合形成生物素化HRP，再以生物素化HRP与卵白素按一定比例混合，形成一个复合物；同时先将二抗生物素化。

（1）如将卵白素换成链霉亲和素，则为：SABC法：（streptavidin biotin–peroxidase complex）。

（2）将链霉亲和素和生物素先连接起来，则称：LSAB法：labelled streptavidin–biotin。

（3）用链霉素抗生物素蛋白连结辣根过氧化物酶，则为：S–P法：（streptavidin peroxidase conjugated method）；若用碱性磷酸酶标记链霉卵白素则称SAP法。若分别用碱性磷酸酶和辣根过氧化物酶标记链霉卵白素，则称DS法。

特点：敏感性高，（比PAP高8~40倍）；背景淡，链霉亲和素更好；方法较简便，时间较短；应用范围广，也可用于原位杂交和免疫电镜。

四、免疫组织化学染色过程中需注意的有关事项

1. 正确设置免疫组织化学的对照

对照原则：首先对照第一抗体；替代对照要注意相同的原则；阳性结果阴性对照，阴性结果阳性对照；染色清晰，定位准确。

阴性对照：

（1）空白对照：用PBS置换第一抗体；

（2）血清替代对照：用同种动物的正常血清代替第一抗体；

（3）抑制对照：用未标记的抗体先和相应的抗原结合；

（4）吸收对照：用纯化的抗原对抗体先行吸收；

阳性对照：用已知或已被实验证明为阳性的组织；

自身对照：利用组织切片内的各种不同的组织成分作对照。

2. 假阳性反应

（1）非特异性反应：边缘现象、褶皱和刀痕、出血和坏死等；

（2）内源性过氧化物酶：红细胞、炎细胞、退变坏死细胞和某些腺上皮分泌物，以及某些富含过氧化物酶的组织，如脑、肝等；

（3）抗体的交叉反应：抗体本身含有与人体组织发生交叉反应的成分；

（4）试剂浓度过高或失效。

3. 假阴性反应

（1）组织固定不当或固定时间过长；

（2）抗体效价过低或久置失效；

（3）组织中抗原被黏稠基质或分泌物阻隔；

（4）DAB或过氧化氢（hydrogen peroxide，H_2O_2）的浓度不当。

五、免疫组织化学在肿瘤诊断和鉴别诊断中的应用

1. 在肿瘤诊断中应用免疫组织化学染色的原因

（1）在常规病理活检中，通常有5%～10%的疑难病例不能明确诊断。

（2）形态结构相似的肿瘤可为不同的组织来源（如未分化癌和恶性淋巴瘤），因而难于识别，给治疗带来困难。

（3）一些转移性肿瘤常常缺乏特有的组织学特征，因而无法确定其原发病灶（如甲状腺癌和前列腺癌）。

（4）通过一些反映细胞增殖和与肿瘤恶性程度有关的标记物协助识别肿瘤的良恶性。

2. 各种不同组织及其肿瘤常见的标记物

免疫组织化学最突出的优点是能在微观世界原位地确定组织及细胞结构的化学成分，由于其方法简便且可重复性强，目前已得到广泛的应用，并正继续向着更微细、更精确的原位分子杂交和免疫电镜方向发展，向着分子病理学的领域推进。

各种不同组织及其肿瘤常见标记物

标记物	抗体	常见阳性肿瘤
上皮标记	广谱细胞角蛋白（CK/AE1/AE3）	上皮性肿瘤
	上皮细胞膜抗原（EMA）	上皮源性肿瘤，尤其是低分化腺癌
软组织标记	广谱肌动蛋白（actin）	肌源性肿瘤
	结蛋白（desmin）	肌源性肿瘤（肌细胞分化最早的标记）
	波形蛋白（vimentin）	间叶源性肿瘤
神经内分泌标记	突触素（SY）	嗜铬细胞瘤、节细胞神经瘤、APUD瘤
	胶质纤维酸性蛋白（GFAP）	星形胶质细胞瘤
	S-100蛋白	神经源性肿瘤，恶黑、脂肪肉瘤
	神经元特异性烯醇化酶（NSE）	神经内分泌肿瘤（特异性较差）
淋巴造血组织标记	白细胞共同抗原（LCA）	造血组织肿瘤（造血细胞的特异性标记）
	T细胞CD3	T细胞淋巴瘤
	B细胞CD20	B细胞淋巴瘤
细胞周期素标记	周期素B1（cyclin B1）	G_2期和M期
	周期素D1（cyclin D1）	G_1期进入S期重要调控因子
	周期素D2（cyclin D2）	G_1期进入S期重要调控因子
	Ki-67 Antigen	S、G_2、M期（G_0期缺如）
	增殖细胞核抗原（PCNA）	增殖细胞（S期、G_1期、G_2初期）

第三节　电子显微镜技术

一、电子显微镜

1931年，德国Knoll和Ruska成功研制出世界上第一台电子显微镜，称为电子显微镜（electron microscope，EM），简称电镜。由电子束和电子透射组成的电子光学系统经过多极放大后，小物体可以放大成图像，大大提高了分辨率。电子显微镜技术的应用是以光学显微镜为基础的。光学显微镜的分辨率为0.2μm，透射电子显微镜的分辨率为0.2nm，即透射电子显微镜可在光学显微镜的基础上放大1000倍。

二、工作原理

电子显微镜由镜筒、真空装置和电源柜组成。镜筒主要包括电子源、电子透镜、样品架、荧光屏、检测器等部件，通常自上而下组装成一列。电子透镜用于聚焦电子，是电子显微镜镜筒中最重要的部件。通常使用磁性透镜，有时使用静电透镜。它利用与镜筒轴线对称的空间电场或磁场将电子轨迹弯曲到轴线以形成焦点。它的功能与光学显微镜中的光学透镜（凸透镜）相同，用于聚焦光束，因此被称为电子透镜。大多数现代电子显微镜使用电磁透镜。电子被极靴线圈中非常稳定的直流励磁电流产生的强磁场聚焦。电子源由释放自由电子的阴极、栅极和环状加速电子的阳极组成。阴极和阳极之间的电压差必须非常高，通常在数千伏到300万伏之间。它能以匀速发射并形成电子束，因此要求加速电压的稳定性不低于1/10000。

样品可以稳定地放置在样品架上。此外，通常还有一些装置可用于改变样品（如移动、旋转、加热、冷却、拉伸等）。探测器用于收集电子信号或二次信号。真空装置用于确保显微镜中的真空状态，从而使电子不会被吸收或偏向其路径。它由机械真空泵、扩散泵和真空阀组成，通过抽气管与镜筒连接。电源柜由高压发生器、励磁电流调节器及各种调控单元组成。如图14-1所示。

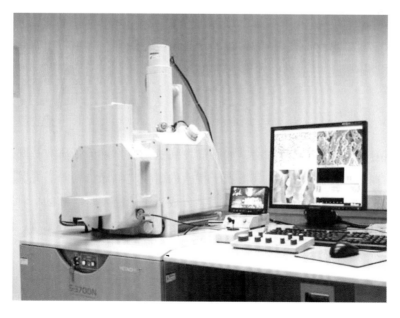

图14-1　电子显微镜及其组成部分

三、分类

电子显微镜按结构和用途可分为透射电子显微镜、扫描电子显微镜、反射式电子显微镜和发射式电子显微镜。透射式电子显微镜常用于观察普通显微镜无法分辨的精细材料结构；扫描电子显微镜主要用于观察固体表面的形貌。它还可以与X射线衍射仪或电子能谱仪结合，形成用于材料成分分析的电子微探针；发射电子显微镜用于研究自发射电子的表面。

四、电子显微镜样本的处理方法

在用透视电子显微镜观察生物样品之前，必须对其进行预处理。科学家根据不同的研究需要使用不同的治疗方法。

（1）固定　为了保持样品的原样，用戊二醛使样品变硬，用锇酸染色脂肪。

（2）冷固定　将样品冷冻在液态乙烷中，使水不会结晶并形成无定形冰。以这种方式存储的样品损坏相对较小，但图像对比度很低。

（3）脱水　用乙醇和丙酮代替水。

（4）垫入　样本被垫入后可以分割。

（5）分割　用金刚石刀片将样品切成薄片。

（6）染色　铅或铀等重原子比轻原子具有更高的散射电子的能力，因此它们可以用来提高对比度。

在使用透视电子显微镜观察金属之前，应将样品切割成非常薄的薄片（约0.1mm），然后使用电解抛光继续使金属变薄。最后，在样品的中心通常会形成一个空穴，电子可以通过空穴附近非常薄的金属。不能通过电解抛光的金属或不导电或导电性差的物质，如硅，通常先通过机械方法进行稀释，然后通过离子打击进行处理。为了防止非导电样品在扫描电子显微镜中积累静电，其表面必须覆盖导电层。

五、电子显微镜在医药卫生领域的应用

电子显微镜广泛应用于这些方面，如肿瘤发病机制及早期诊断研究；药理学和病理学研究；计划生育和节育药物研究；病毒和干扰素的研究与临床诊断等。尤其是透射电子显微镜，由于突破了光学显微镜分辨率低的限制，成为了诊断疑难肿瘤的一种新的工具。此外，透射电子显微镜观察的是组织细胞、生物大分子、病毒、细菌等结构，能够观察到不同病的病理结构，也可以鉴别一些肿瘤疾病。

第四节　显微切割技术

一、显微切割术

显微切割术（microdissection）是20世纪90年代初发展起来的一项新技术。它可以从组织切片或细胞涂片的任何区域切割数百或几十个类似的细胞甚至单个细胞，然后进行相关的分子生物学研究，如PCR、PCR-SSCP和比较基因组杂交等。

二、实验步骤

（1）用于显微解剖的组织切片可以是冷冻切片、石蜡包埋组织切片或细胞涂片。切片厚度可为4～10μm。冰冻切片应用甲醛或乙醇固定。

（2）用于显微解剖的组织切片也必须染色，以便于定位目标细胞群或单个细胞。常用的染色方法有1%～2%甲基绿、0.1%核固定红、3.6%的瑞氏染液或2%的苏木素或免疫组化染色。如果要切割霍奇金淋巴瘤组织切片上的R-S细胞，则可使用CD15或CD30单克隆抗体染色来追踪靶细胞。

（3）显微切割的方法包括手工操作和激光捕获显微切割（laser capture microdissection，LCM）技术。后者的基本原理是将组织切片置于倒置显微镜的工作台上，并在切片表面覆盖一层乙烯-醋酸乙烯酯（ethylene vinyl acetate，EVA）薄膜。激光束从切片顶部垂直发射，使其光程与显微镜聚光器的光程同轴，光斑正好落在显微镜视场的中心，即要切割的区域。该区域的EVA膜被揭开，与之相连的细胞被完整地从切片上切除；将带有细胞的EVA膜放入试管中，用蛋白酶消化，使细胞与膜分离。同时，细胞也被裂解以获得待提取的物质，如DNA、RNA或蛋白质。

三、应用

显微切割的特点是从复杂的组织中获得特定的相似细胞或单个细胞。特别适用于肿瘤的分子生物学研究，如肿瘤的克隆性分析，肿瘤发生、发展各阶段细胞基因变化的比较研究，肿瘤细胞某些酶活性的定量检测，该技术的缺点是难以使用手动操作；LCM操作简单、耗时、准确，但需要专用设备，成本高。

第五节　激光扫描共聚焦显微技术

一、激光扫描共聚焦显微镜

激光扫描共聚焦显微技术（confocal laser scanning microscope，CLSM）是20世纪80年代中期发展起来的新技术。它是一种与传统光学显微镜相结合，并集合激光、电子摄像、计算机图像处理等新技术手段的新型细胞和分子生物学分析仪器。

二、工作原理

激光共聚焦扫描显微镜采用激光作为扫描光源，依次按照点、行、面快速扫描成像。一次聚焦后，可以扫描得到样品的某个平面，当改变聚焦深度时，可以采集到样品不同深度级别的各种图像。这些图像信息存储在计算机中。通过计算机分析和模拟，从而显示出细胞样本的三维结构。在结构配置上，激光扫描共聚焦显微镜除了包括普通光学显微镜的基本构造外，还包括以下这些组件，分别是激光光源、扫描装置、探测器、计算机系统（包括数据收集、处理分析、转换、应用软件）、图像输出设备、光学装置和共聚焦系统等部分。由于该仪器同时具备高分辨率、高灵敏度、"光学切片"（optical sectioning）、三维重建、动态分析等优势，成为基础医学与临床医学研究的不可或缺的重要手段。

三、应用

激光扫描共聚焦显微技术已用于细胞形态定位、立体结构重组、动态变化过程等研究，并提供定量荧光测定、定量图像分析等实用研究手段，结合其他相关生物技术，在形态学、生理学、生物学、病理学、免疫学、遗传学等领域得到颇多的应用。如①组织和细胞中的定量荧光测定，用于原位分子杂交、肿瘤细胞凋亡观察、单个活细胞水平的DNA损伤及修复等定量分析。②通过观察细胞缝隙连接分子的转移，揭示生物学过程中缝隙连接通信的基本机制和作用。③可对细胞内微小结构的含量、组分及分布进行定量、定性、定位作实时测定。④采用荧光探针，可以测量单个细胞内 pH 和多种离子（Ca^{2+}、K^+、Na^+、Mg^{2+}）在活细胞内的浓度及变化情况。⑤传统的显微镜只能形成二维图像，激光扫描共聚焦显微镜通过对同一样品不同层面的实时扫描成像，可以合成样品的三维结构图像。⑥荧光漂白恢复技术。该方法的原理是一个细胞内的荧光分子被激光漂白或淬灭，失去发光能力，而邻近未被漂白细胞中的荧光分子可通过缝隙连接扩散到已被漂白的细胞中，荧光可逐渐恢复。CLSM可对其扩散过程进行监测。⑦长时程观察细胞迁移和生长。

第六节 核酸原位杂交技术

一、核酸原位杂交技术

原位杂交技术（in situ hybridization，ISH）是分子生物学、组织化学和细胞学相结合的新技术。它始于20世纪60年代。1969年，美国耶鲁大学的Gall等人首次将非洲爪蟾核糖体基因探针与其卵母细胞杂交，以定位该基因。同时，Buongiorno—Nardelli和Amaldi等相继使用同位素标记的核酸探针定位细胞或组织的基因，从而创造了原位杂交技术。此后，由于分子生物学技术的快速发展，特别是从20世纪70年代末到80年代初，成功地构建了分子克隆、质粒和噬菌体DNA，为原位杂交技术的发展奠定了深厚的技术基础。

二、工作原理

原位杂交技术的基本原理是利用核酸分子单链之间的互补碱基序列，将放射性或非放射性外源核酸（即探针）与组织上待测的DNA或RNA进行互补配对，细胞或染色体形成特定的核酸杂交分子，待测核酸在组织中细胞或染色体上的某个位置被检测到。为了显示特定的核酸序列，必须满足三个重要条件：组织、细胞或染色体的固定、与特定片段互补的核苷酸序列（即探针）以及与探针结合的标记。

RNA原位核酸杂交也称为RNA原位杂交组织化学或RNA原位杂交。该技术是一种原位杂交技术，使用诸如cRNA或寡核苷酸之类的探针来检测细胞和组织中的RNA表达。基本原理是：在细胞或组织结构不变的情况下，根据核酸杂交中的碱基配对原理，将标记的已知RNA核苷酸片段与待测细胞或组织中相应的基因片段结合（杂交），经显色反应后，在光学显微镜或电镜下观察杂交产物的形成，如图14-2所示。随着RNA原位杂交技术的不断完善，其应用领域已远远超过DNA原位杂交技术。特别是在基因分析和诊断方面，它可以进行定性、定位和定量分析，已成为最有效的分子病理学技术。同时，它在分析低丰度和稀有mRNA表达方面显示了分子生物学的一个重要方向。

三、技术分类

1. 基因组原位杂交

基因组原位杂交（genome in situ hybridization，GISH）是20世纪80年代末发展起来的一种原位杂交技术。它主要利用物种间DNA同源性的差异，以另一物种的基因组DNA为合适浓度的阻断剂，在目标染色体上进行原位杂交。GISH技术最初应用于动物研究，并首次应用于小麦杂交种和植物栽培种的鉴定。

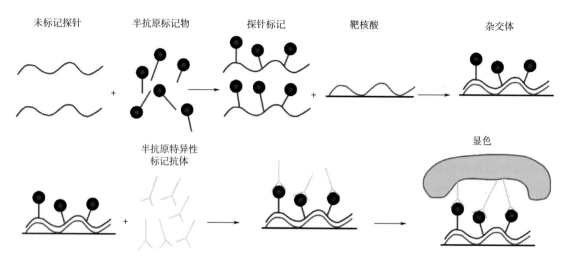

图14-2　核酸原位杂交技术原理示意图

2. 荧光原位杂交技术

荧光原位杂交（fluorescence in situ hybridization，FISH）是在现有放射性原位杂交技术的基础上发展起来的一种非放射性DNA分子原位杂交技术。它使用荧光标记的核酸片段作为探针，与染色体或DNA显微切片上的特异性FISH杂交。通过荧光检测系统（荧光显微镜）检测染色体或DNA显微切片上信号DNA序列的目标DNA序列，然后确定杂交位点。FISH技术具有检测时间短、检测灵敏度高、无污染等优点。它已广泛应用于染色体识别、基因定位和异常染色体检测等领域。FISH是原位杂交技术大家族中的一员。它之所以命名，是因为它的探针标有荧光物质（间接或直接）。该方法发明于20世纪80年代末，并已逐渐从实验室进入临床诊断领域。其基本原理是荧光标记核酸探针变性后，在退火温度下与变性的靶核酸复性；通过荧光显微镜观察荧光信号可以在不改变分析对象（即保持其原始位置）的情况下分析目标核酸。DNA荧光标记探针是最常用的核酸探针。该探针可用于在染色体和基因水平上分析组织、细胞或染色体中的DNA。荧光标签控制针不污染环境，保证灵敏度，可进行多色观察分析。因此，可以同时使用多个探头，以缩短单个探头单独使用造成的周期过程和技术障碍。

3. 多色荧光原位杂交技术

多色荧光原位杂交（multicolor fluorescence in situ hybridization，mFISH）是在荧光原位杂交基础上发展起来的一项新技术。它使用多个荧光素单独或不同颜色的混合标记探针进行原位杂交，可以同时检测多个靶点。在荧光显微镜和照片下，每个靶标都有不同的颜色，呈现出多种颜色，因此被称为多色荧光原位杂交。它克服了FISH技术的局限性，可以同时检测多个基因。它已被广泛用于检测遗传物质突变和染色体上的基因定位。

4. 原位PCR

原位杂交是一种结合细胞定位和PCR高灵敏度的技术，它可以直接扩增细胞（爬片、甩片或涂片）或组织（石蜡切片和冰冻切片）上的靶基因片段，并通过添加标记组进行直接显色或结合原位杂交进行检测。

第七节　原位聚合酶链反应技术

一、原位聚合酶链反应技术

在DNA模板分子（如细胞和组织）的原始位置进行聚合酶链反应的技术。它可以直接指示DNA模板的位置。

二、工作原理

原位聚合酶链反应的基本原理与液相聚合酶链反应相似。待测样品可以是组织块或细胞悬浮液。根据常规方法制作组织切片或细胞涂片，并将其固定在载玻片上。经过适当的预处理后，细胞核中的双链DNA经过加热和变性过程，形成两条单链DNA链。设计一对引物用于检测特定的核酸序列。将引物、dNTP、缓冲液（含有适当浓度的镁离子）和TaqDNA聚合酶直接添加到载玻片上。在原位聚合酶仪器的载玻片上聚合酶链反应按照变性、退火和延伸的顺序依次进行，待检测的DNA序列扩增至$2n-1$倍（n为循环数）后，PCR产物最终固定在载玻片上。

根据检测信号系统的区别，原位聚合酶链反应技术分为直接法和间接法。直接法是直接将生物素或地高辛标记的引物或其中一个核苷酸加入聚合酶链反应中，反应完成后固定。采用常规荧光标记原位杂交的免疫组化方法，用荧光素标记的特异性抗生物素或地高辛抗体检验PCR产物，并在荧光显微镜下观察结果并分析。间接法，是指聚合酶链反应完成后，把PCR产物固定在载玻片上，然后用生物素或地高辛标记的DNA探针与固定在载玻片上的PCR产物进行原位杂交，之后用常规荧光标记原位杂交技术检验信号。这两种方法各有优缺点。前者相对简单，后者特异性高，信号检测效果好。间接法先有聚合酶链反应，后有原位杂交，所以在英语中也称为PCR in situ（PISH）。

三、主要实验步骤

1. 组织切片或细胞涂片的固定和预处理

标本根据常规组织学和病理学方法制作。组织切片的厚度应为 5~7μm。太厚会增加预处理和聚合酶反应的难度。太薄会丢失更多的目标DNA，并且扩增产物也容易丢失。最好使用新鲜组织，并在4℃下用10%福尔马林（pH 7.4）固定。采用蛋白酶K、胰蛋白酶或胃蛋白酶原对样品进行预处理。

2. 聚合酶链反应

可以在预备实验中先做液相聚合酶链反应，以掌握好最佳的镁离子浓度、退火温度和引物浓度等。

3. 原位杂交或原位引物标记反应

生物素或地高辛标记的DNA探针（如寡核苷酸探针、cDNA探针等）可用于原位杂交反应，与扩增产物杂交后可检测并显示信号。原位引物标记反应技术也可用于显示原位聚合酶链反应扩增的产物，具有快速、灵敏的优点。

4. 组织化学反应显示信号和荧光显微镜下的分析

荧光素抗生素和地高辛抗体被用作组织化学反应来显示信号。碱性磷酸酶（NBT/BCIP）也可用于检测信号系统和免疫金–银染色（immunogold–silver staining，IGSS）。后用荧光显微镜和激光共聚焦显微镜观察和分析。

第八节　流式细胞术

一、流式细胞术

流式细胞术（flow cytometry，FCM）是一种采用流式细胞仪对单个细胞进行定量分析和分选的技术。流式细胞术高度集合了单克隆抗体、免疫细胞化学、激光和电子计算机科学等多种技术于一体。

二、原理

流式细胞仪的工作原理是通过单克隆抗体在细胞和分子水平上对单个细胞或其他生物颗粒进行多参数、快速的定量分析。它可以高速分析数以万计的细胞，并且能同时在同一个细胞内获得多个测量参数，具有速度、精度和准确度高的优点。它是当代最先进的细胞定量分析技术之一。流式细胞仪的主要组成部分光源、液流通路、信号检测与传输、数据分析系统。目前，流式细胞仪检测外周血白细胞、骨髓细胞和肿瘤细胞是临床检测的重要组成部分。

三、流式细胞仪基本结构

流式细胞仪由三部分构成，如图14-3所示：

（1）液流系统　包括流动室和液流驱动系统；

（2）光学系统　包括激发光源和光束收集系统；

（3）电子系统　包括光电转换器和数据处理系统。流式细胞仪的工作原理是使悬浮在液体中的散在的荧光标记细胞或颗粒依次逐个通过样品池，荧光信号被荧光检测器捕获并转换为电脉冲信号，这些信号分别包括代表前向散射角、侧向散射角和不同荧光强度的信号，最后这些信号经过计算机处理，形成相应的点图、直方图和三维结构图像。

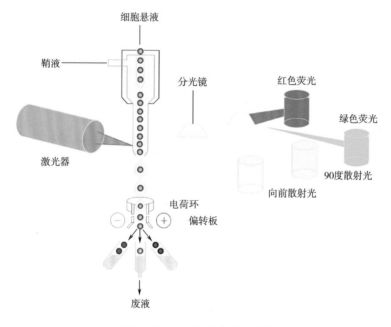

图14-3　流式细胞仪基本结构

四、单细胞悬液制备的基本原则

FCM使用的样本为单细胞悬液，包括血液、各种体液、新鲜实体瘤的单细胞悬液、石蜡包埋组织的单细胞悬液、悬浮细胞培养基等都可以进行流式细胞仪检测。

（1）使各种液体和悬浮细胞样本新鲜，尽快完成样本制备和检测。

（2）对不同的细胞样品进行适当的洗涤、酶消化或者EDTA处理，以去除杂质并将黏附的细胞彼此分离，形成单细胞的状态。

（3）对于新鲜的实体肿瘤组织，可使用或结合酶消化、机械打散法和化学分散法从而获得细胞数量足够的单细胞悬液。

（4）对石蜡包埋组织应先切成若干40～50μm厚的蜡片，经二甲苯脱蜡到水后，再用前述方法制备单细胞悬液。

（5）单细胞悬液的细胞数在10000个以上。

五、流式细胞技术的应用

（1）分析细胞周期，研究细胞增殖动力学。

（2）分析细胞的增殖和凋亡　定量分析细胞周期并加以分选，测定凋亡细胞比例和数量，分析核酸、蛋白质与细胞周期和凋亡的关系。

（3）分析细胞分化、辅助鉴别良恶性肿瘤　利用分化标志物可分析待测细胞的分化状态，通过DNA含量测定和倍体分析可辅助判断肿瘤的良恶性。

（4）快速进行细胞分选和细胞收集：根据细胞的理化特性、表面标记特性、可分选出目标细胞，研究其生物学特性。

（5）细胞多药耐药基因的检测，分析药物在细胞中的含量、分布及作用机制等。

第九节　图像采集和分析技术

一、病理图像采集

随着网络信息技术的飞速发展，远程数字化病理诊断逐渐成为现代医学诊疗过程非常重要的平台。数字切片（digital slides）又称虚拟切片（virtual slides），是指图像采集系统通过计算机控制自动显微镜，对病理切片（或图像）做全视野自动聚焦扫描，逐幅采集数字化的显微图像，并最终将高清晰度、多视野图片无缝隙拼接成一幅完整切片的数字图像。

数字切片涵盖了切片的全部视野信息，具有清晰度高、分辨率高、色彩逼真、操作便捷、方便电子化存储、便于检索和教学管理等优点，具体可应用在：①病理科信息管理：数字切片的出现，极大地提升了病理科的信息管理水平，对病理档案资料的保存、查询、调取和医疗会诊等。②病理学教学：数字切片为病理学教学、医师培训和学术交流提供了极其便捷的教学工具。它包含信息量大，操作简单，读取方便，病变直观，不同视野及放大倍数快速切换，给形态学教学带来了革命性的变化。③远程会诊：医院或患者通过网络将数字切片和病例资料等信息上传到诊断平台，专家通过登录平台远程判断、分析、讨论患者的病情，从而确定治疗方案。④病理学科学研究：数字切片可通过软件实现切片后处理，标记实验数据信息，定量确定病变范围、病变程度等相关参数，结合免疫组织化学、原位荧光杂交信号等信息，还可用于研究基因表达分析。

二、病理图像分析

病理图像分析包括定性和定量两个方面。过去，由于受到技术的限制，常规病理形态学观察基本上是定性的，缺乏更客观、精准的定量标准和方法。图像分析（image analysis，IA）的出现将这一缺陷进行了弥补。

在肿瘤病理学方面，图像分析技术的应用比较广泛，主要用于确定细胞核的多个形态参数（如细胞核直径、周长、面积和体积）、肿瘤组织病理学分级和预后判断，也可用于DNA倍体测定和免疫组织化学显色反应的半定量等。

目前，在计算机技术和形态结构检测方法的发展基础上，体视学（stereology）得到了广泛的应用，这是一种基于二维切片观察并精准获取组织、细胞和亚细胞三维形态定量特征的方法。其优点是用三维定量数据表达特征结构信息，在生物学、基础医学和临床医学等处得到广泛的应用。

第十节　生物芯片技术

一、生物芯片技术

生物芯片是指大量的生物大分子，如核酸片段、多肽分子、组织切片、细胞和其他生物样品，通过光导原位合成或微量点阵等方式，有序地固化在载体表面，形成密集的二维分子排列样式，然后与待测标记生物样品中的目标分子杂交，通过专用仪器快速、平行、高效地检测和分析杂交信号的强度，从而判断样品中目标分子的数量。由于硅片在制备过程中经常被用作固体载体，模拟计算机芯片的制备工艺，因此被称为生物芯片技术。

二、分类

按照芯片上固化的生物材料的不同，可以将生物芯片划分为基因芯片、蛋白质芯片、组织芯片。

1. 基因芯片

基因芯片（gene chip）称DNA芯片（DNA chip），是指固定在固相载体上的高密度DNA微点。具体来说，在硅、玻璃、聚丙烯或尼龙膜等载体上排列着大量的靶基因或寡核苷酸片段，排列整齐、密集（点间距一般小于500）μm，这就是基因芯片。一套完整的基因芯片分析系统包括芯片定位分析仪、激光扫描仪、计算机和生物信息软件处理系统。1995年，斯坦福大学医学中心生物化学系Brown教授领导的研究小组首次报告了基因分析技术。

（1）基因芯片的分类和工作原理　根据基因芯片的功能，可分为三类：表达谱基因芯片、诊断芯片和检测芯片。前者主要用于基因功能的研究；后两者可用于遗传性疾病、代谢性疾病和某些肿瘤的诊断或病原微生物的检测。表达谱基因芯片检测的基本原理是：用不同的荧光染料通过反转录反应标记不同组织的mRNAs，制成探针，混合探针，与芯片上的DNA片段杂交洗涤，并用特定的荧光波长扫描芯片，获得这些基因在不同组织或细胞中的表达谱图，然后用计算机分析这些基因在不同组织中表达差异的重要信息。

（2）基因芯片的应用　基因芯片技术可以应用于生命科学研究的各个领域。在基础研究方面，有基因表达谱分析、基因分型、基因突变检测、新基因搜索、遗传作图、重新测序等；它可用于抗生素和抗肿瘤药物的筛选以及疾病的诊断。利用基因芯片技术，人们可以大规模、高通量地同时研究数万个基因，从而解决了传统核酸印迹杂交技术操作复杂、自动化程度低、操作序列少、检测效率低等问题。通过设计不同的探针阵列和使用特定的分析方法，该技术具有广阔的应用前景。

2. 蛋白质芯片

蛋白质芯片（protein chip）又称蛋白质微阵列（protein microarray），是继基因芯片之后发展起来的一种检测基因功能产物表达水平的技术。蛋白质芯片也是将高密度的不同种类的蛋白质分布在载体上，然后与芯片上的蛋白质与已知的抗体或荧光标记的配体以及待测样品中的抗体或配体竞争。在扫描仪上读取荧光强度，然后通过计算机分析计算待测样品的结果。最近，德国科学家Lueking等率先使用操纵器在聚偏氟乙烯过滤器上点印基因工程产生的92种不同的人类蛋白质，并用相应的单克隆抗体进行测试。此后，随着蛋白质芯片制造技术的不断完善，检测能力已达到13000多个点，整个过程已实现全自动化。它具有效率高、成本低的特点。特别适用于蛋白质表达的大规模、多类型筛选、受体配体和各种感染因子的筛选以及肿瘤诊断。

3. 组织芯片

组织芯片（tissue array）又称组织微阵列（tissue microarray），由Kononen等于1998年首次提出。组织微阵列是一种微型组织切片，由几十到几百个小组织切片整齐地排列在载体（通常是玻璃载玻片）上形成。组织芯片的制作流程如图所示，主要包括组织筛选定位、阵列蜡块制作切片等，组织芯片体积小，信息量大。它可以根据不同的需要组合成各种组织芯片。它可以高效、快速、低消耗地研究和观察各种原位组织学。在科学研究中，它可以单独使用，也可以与基因芯片结合使用，用于分析基因及其蛋白表达产物，研究基因功能；国外用于基因探针的筛选和抗体等生物制剂的鉴定；组织微阵列也可以作为组织学和病理学的实习教材和外科病理学的微型图谱。

三、生物芯片前景

生物芯片广泛应用于生命科学研究与实践、医学科学研究与临床、药物设计、环境保护、农业、军事等领域。这无疑将产生巨大的社会和经济效益，具有广阔的经济、社会和科学研究前景。因此，人们有理由对这项技术的前景表示乐观，认为生物芯片及相关产品的产值可能超过微电子芯片，具有巨大的商业潜力。

第十一节　第二代测序技术

一、第二代测序技术

第二代测序（next-generation sequencing，NGS）又称高通量测序（high-throughput sequencing），是在PCR和基因芯片技术基础上发展形成的DNA测序技术。众所周知，第一代测序是合成终止测序，而第二代测序率先引入可逆终止端，进而实现了边合成边测序（sequencing by synthesis）。

在第二代测序中，必须将单个DNA分子扩增成由相同DNA组成的基因簇，然后同步复制以增强荧光信号强度并读出DNA序列；随着阅读长度的增加，基因簇复制的协同作用减弱，导致碱基测序质量下降，这严格限制了第二代测序的阅读长度（不超过500bp）。因此，第二代测序具有高通量和短读取长度的特点。二代测序适用于扩增子测序（如16S、18S、ITS），而基因组和宏基因组DNA需要通过鸟枪法（shotgun method）破碎成小片段，测序后再通过生物信息学方法拼接。

二、主要步骤

NGS技术的主要流程包括：DNA提取、DNA数据库构建、DNA背景排除、DNA比对和结果分析处理。并且NGS技术灵敏度高、精度高、检测时间短。

三、优点

第二代测序技术通过捕获DNA复制过程中新添加的碱基携带的特殊标记（通常为荧光分子标记）来确定DNA序列。它具有以下优点：第一，它们不依赖于细菌DNA片段的克隆，而是依赖于在非细胞系统中制备二代测序技术文库。其次，使用并行测序技术，一次可以完成数百万甚至数千万个测序实验。第三，测序输出无需电泳即可直接检测，整个过程是循环并行的。NGS产生的大量读数可以以前所未有的速度对整个基因组进行测序。

四、基本平台

现有的技术平台主要包括Roche/454 GS FLX、Illumina/Sol-exa Genome Analyzer、Helicos BioSciences公司的HeliScope™ Single Molecule Sequencer、美国Dana-her Motion公司推出的Polonator；以及连接法测序（sequencing by ligation），即通过引物定位核酸信息，技术平台Applied Biosystems/SOLiD™ system。上述技术平台中使用的测序原理是循环微阵列法。下面简单介绍几种平台：①454焦磷酸法平台，是最早上市的循环微阵列法平台，使用的是边合成边测序（sequencing by synthesis，SBS）技术，避免了Sanger法存在的宿主菌克隆问题。②Solexa基因组分析仪，也被称为 Illumina 测序仪，所使用的方法是克隆单分子阵列技术。③SOLiD（sequencing by oligonucleotide ligation and detection，SOLiD）高通量测序仪，最初是由哈佛大学 Church 研究小组成员Shendure等所发明的。Church 研究组发明的方法的一部分授权给了 Agen-court 公司，并在2006年7月被美国应用生物系统公司（Applied Biosystems lnc，ABI）收购，组建 SOLiD 测序平台。基于该原理的最新测序平台是于2010年末推出的5500xl，已是第五代产品。④HeliScope测序仪，由 Quake 团队设计开发的，从原理层面上来看，属于第二代测序原理，是循环芯片测序仪的一种。但是其在第二代的基础上引入了单分子测序的概念，被称为2.5代。

第十二节 生物信息学技术

一、生物信息学技术

生物信息学（bioinformatics）是研究处理生物信息的学科，包括对生物信息的收集、处理、存储、传播，分析和注释等方面，也是随着生命科学和计算机科学的飞速发展，这两个学科相结合而形成的一门新兴学科。通过生物学、计算机科学和信息技术的综合运用，揭示了大量复杂的生物数据所携带的生物学密码。作为一门新兴的学科领域，它以基因组DNA序列信息为分析基础，在获得蛋白质编码区序列信息后，对蛋白质的空间结构进行预测和模拟，然后根据特定蛋白质的生物学功能进行靶向药物设计。

二、研究方向

生物信息学在短短十几年间，已经形成了多个研究方向，以下简要介绍一些主要的研究重点。

1. 序列比对

序列比对（sequence alignment）的基本问题是比较两个或多个符号序列的相似性或相异性。在各种实验条件下，根据探测数据（probe data）确定物理和基因图谱的存储，遍历和比较数据库中的DNA序列，比较两个或更多序列的相似性，在数据库中搜索相关序列和子序列，找到核苷酸的连续生成模式，找到蛋白质和DNA序列中的信息成分。

2. 蛋白质比对

蛋白质比对的基本问题是比较两个或两个以上蛋白质分子空间结构的相似性或相异性。蛋白质的结构和功能密切相关。一般认为，具有相似功能的蛋白质的结构通常是相似的，蛋白质有四种不同的结构。研究蛋白质结构和预测的原因是：理解医学中的生物功能，寻找对接药物的目标，农业中更好作物的基因工程，以及工业中的酶合成。通过观察和总结已知结构的蛋白质结构规律，预测未知蛋白质的结构。同源建模（homology modeling）和指认（threading）方法属于这一类。同源建模用于寻找高度相似的蛋白质结构（超过30%的氨基酸是相同的），后者用于比较进化家族中不同的蛋白质结构。然而，蛋白质结构预测的研究任重道远。

3. 基因识别分析

基因识别的基本问题是在给定基因组序列后，正确识别基因在基因组序列中的范围和精确位置。作为一种遗传语言，DNA序列包含在编码区和非编码区。目前还没有分析非编码DNA序列的通用指导方法。编码区检测方法包括测量密码区密码子（codon）的频率，一阶和二阶马尔可夫链，ORF（open reading frames），启动子（promoter）识别，HMM（hidden markov model）和GENSCAN，splice alignment等。

4. 分子进化

分子进化是利用不同物种同一基因序列的相似性和差异性来研究生物进化，构建进化树。我们可以利用DNA序列或由其编码的氨基酸序列，甚至通过相关蛋白质的结构比对来研究分子进化，前提是相似的种族在基因上是相似的。从全基因组的角度研究分子进化过程，在匹配不同种族的基因时，我们通常要处理三种情况：orthologous：不同种族，相同功能的基因；paralogous：相同种族，不同功能的基因；xenologs：通过其他方式在生物体之间传播的基因，如病毒注入的基因。这一领域常采用的方法是构造进化树，通过基于特征（即DNA序列或蛋白质中的氨基酸的碱基的特定位置）和基于距离（对齐的分数）的方法和一些传统的聚类方法（如UPGMA）来实现。

5. 序列重叠群（contigs）装配

根据目前的测序技术，在每个反应中只能检测到500个左右的碱基对。例如，短枪法（shortgun）用于测量人类基因，这需要大量较短的序列才能形成重叠群（contigs）。将它们逐渐拼接形成一个较长的重叠群序列，直到形成一个完整序列的过程称为重叠群装配。

6. 遗传密码

在遗传密码的研究中，人们普遍认为密码子和氨基酸之间的关系是由生物进化史上的一个偶然事件引起的，并已固定在现代生物的共同祖先中。与这种"冻结"理论不同，有三种理论被提出来解释遗传密码，包括选择优化、化学和历史。随着各种生物基因组测序任务的完成，它为研究遗传密码的起源和检验上述理论的真实性提供了新的材料。

7. 药物设计

人类基因工程的目的之一是了解人体内约10万种蛋白质的结构、功能、相互作用以及与各种人类疾病的关系，并寻求各种治疗和预防方法，包括药物治疗。基于生物大分子结构和小分子结构的药物设计是生物信息学的一个重要研究领域。为了抑制某些酶或蛋白质的活性，基于已知的蛋白质三级结构，我们可以使用分子对齐算法在计算机上设计抑制剂分子作为候选药物。该领域的目的是寻找具有巨大经济效益的新基因药物。

8. 生物系统

随着大规模实验技术的发展和数据积累，从全球和系统层面研究和分析生物系统，揭示其发展规律，已成为后基因组时代的另一个研究热点——系统生物学。目前，其研究内容包括生物系统的模拟（curr opin rheumatol，2007，463-70）、（nonlinear dynamics psychol life sci，2007，413-33）、系统鲁棒性分析（ernst schering res found workshop，2007，69-88）等方面。当然，建立生物系统的理论模型需要很长的时间。尽管实验观测数据不断增加，但生物系统模型辨识所需的数据远远超过了数据的输出能力。如，对于时间序列的芯片数据，传统时间序列建模方法的采样点不够，庞大的实验成本是系统建模的主要难点。系统描述和建模方法也需要开拓性的开发。

9. 技术方法

生物信息学不仅是生物知识的简单排列和数学、物理和信息科学等学科知识的简单应用。海量数据和复杂背景导致了生物信息学背景下机器学习、统计数据分析和系统描述的快速发展。庞大的计算量、复杂的噪声模式和大量的时变数据给传统的统计分析带来了很大的困难。需要更灵活的数据分析技术，如非参数统计（BMC bioinformatics，2007，339）和聚类分析（qual life res，2007，1655-63）。高维数据的分析需要采用偏最小二乘（partial least squares，PLS）等特征空间压缩技术。在计算机算法的发展中，需要充分考虑算法的时空复杂度，并利用并行计算、网格计算等技术来拓展算法的可实现性。

10. 其他

如基因表达谱、代谢网络分析；基因芯片设计和蛋白质组数据分析已逐渐成为生物信息学中一个重要的新兴研究领域；从学科上看，生物信息学衍生的学科包括结构基因组学、功能基因组学、比较基因组学、蛋白质学、药物基因组学、中药基因组学、肿瘤基因组学、分子流行病学和环境基因组学，已成为系统生物学的重要研究方法。从发展中不难看出，基因工程已经进入后基因组时代。

第十三节　人工智能技术

一、人工智能技术

人工智能（artificial intelligence，AI）是研究采用计算机来模拟人诸如学习、推理、思考、规划等思维过程和智能行为的学科，主要包括这几个方面，比如计算机实现智能的原理、制造类似于人脑智能的计算机，使计算机实现更高层次的应用。人工智能会涉及多种学科包括计算机科学、数学、心理学、哲学和语言学等，甚至几乎是自然科学和社会科学的所有学科。人工智能与思维科学的关系是实践和理论的关系，人工智能是处于思维科学的技术应用层次，是它的一个应用分支。

二、数字病理学

数字病理学（digital pathology，DP）是指计算机和网络在病理学领域的应用，它是现代数字系统与传统光放大器件相结合的技术。它通过自动显微镜或光学放大系统扫描采集得到高分辨率的数字图像，然后通过计算机对获得的图像进行高精度多场无缝自动缝合处理，从而获得高质量的视觉数据，应用于病理学的各个领域。

2017年，美国食品与药物管理局（FDA）批准飞利浦全切片扫描仪进入病理切片数字化市场，这是病理切片真正数字化道路上的一个重要转折点。伴随着大数据技术和数字病理学的逐步发展，以深度学习技术（deeplearning，DL）为代表的人工智能已成功应用于病理图像识别，辅助医学诊断，展现出强大的发展潜力。人工智能与数字病理学的联合称为人工智能病理诊断系统，中国有人把它称为"病理狗"。它将改变病理诊断专家的工作模式，惠及广大患者，被称为"病理学的第三次革命"。人工智能的核心内容是机器学习，机器学习的一个重要分支是深度学习。目前，深度学习技术被公认为是最先进的图像分析技术。最常用的深度学习模型是卷积神经网络（convolutional neural network，CNN），是一种极其适合于解决图像分类问题的有监督学习算法，自20世纪90年代开始在图像分析得到应用。

三、人工智能和数字病理的组合应用

2017年，国务院和国家卫生计生委分别发布了《新一代人工智能发展规划》和《人工智能辅助诊断技术管理规范（2017年版）》。在国家政策的大力支持下，数字病理及计算机辅助诊断（CAD）面临快速发展。虽然国内外在人工智能辅助病理诊断领域已经有了许多研究成果，但仍然处在初步探索阶段。

数字病理CAD的研究工作流程如下：首先，采用病理切片扫描仪扫描病理切片，从而获取高质量、高保真的WSI；然后，病理专家根据组织形态对各种组织作准确的特征标记（比如正常组织、肿瘤组织、血管、淋巴、坏死、出血、炎症等）；接着，计算机专家根据病理专家提供的注释，针对性开发出高效的算法模型；再然后，病理专家判断并评估该算法模型对WSI图像的分析结果，同时协助计算机专家对模型进行优化；最后，筛选得到一个高精度、高重复率和高效率的算法模型。

四、人工智能病理诊断的局限性和未来展望

人工智能在肿瘤病理诊断中已经有一些研究开展，甚至可以发现肉眼及镜下容易忽略的细节，有效降低了漏诊和误诊。但是也存在一些问题：WSI图像质量不一定能得到保证；获得大量被病理专家标注的病例存在困难，因为病理医师每天都承担着繁重的临床工作；AI模型得出的分析结论不完整，有一些不参与标注的描述性话语不能体现；伦理与法律层面也存在挑战，可能会涉及隐私信息的泄露等。今后的研究需要集中一批专门的病理专家做诊断标注，并且病理切片的制作等过程需要高度的统一，这样模型才能更加优化。

📚 本章小结

经典的病理学诊断通过尸体解剖、组织活检、细胞等标本做病理学检查，结合临床表现、手术所见、肉眼变化和镜下改变以及一些分子免疫和遗传标记物等综合分析。随着生物医学新技术、以及生物信息学、人工智能的快速发展与广泛应用，病理学被推进到了分子水平和数字化水平。分子病理让我们从更多维的角度了解疾病的病理，分子病理可以进一步细化疾病的亚型诊断，从而实现个体化医疗。从饮食营养的角度，希望分子病理的应用可以指导个体户饮食，最终为人类健康事业的发展贡献力量。数字化病理正在将病理学推广到去人工化，期待可以帮助减轻临床病理医生的工作量。

📝 思考题

1. 组织化学与免疫组织（细胞）化学技术的原理是什么？操作步骤有哪些？
2. 显微切割技术的原理是什么？
3. 核酸原位杂交技术的原理是什么？
4. 原位聚合酶链反应技术的原理是什么，怎么操作？
5. 流式细胞术的工作原理是什么？
6. 生物芯片的制作方法是什么？
7. 人工智能在病理学中的应用有哪些方面？以后的前景如何？

缩略词表

中文全称	英文全称	英文简称
表皮生长因子	epidermal growth factor	EGF
丙型肝炎病毒	hepatitis C virus	HCV
促红细胞生成素	erythropoietin	EPO
丁型肝炎病毒	hepatitis D virus	HDV
二磷酸腺苷酶	adenosine diphosphatase	ADP酶
非酒精性脂肪肝病	nonalcoholic fatty liver disease	NAFLD
非甾体抗炎药	non-steroidal anti-inflammatory drugs	NSAIDs
庚型肝炎病毒	hepatitis G virus	HGV
过碘酸希夫	periodic acid Schiff	PAS
过碘酸六胺银	periodic acid-silver methenamine	PASM
急进性肾小球肾炎	rapidly progressive glomerulonephritis	RPGN
局灶性节段性肾小球硬化	focal segmental glomerulosclerosis	FSGS
甲型肝炎病毒	hepatitis A virus	HAV
抗中性粒细胞胞质抗体	antineutrophil cytoplasmic antibody	ANCA
弥散性血管内凝血	disseminated intravascular coagulation	DIC
免疫复合物	immune complex	IC
膜性肾病	membranous nephropathy	MN
膜增生性肾小球肾炎	membranoproliferative glomerulonephritis	MPGN
前列环素	prostacyclin	PGI2
人肝细胞生长因子	human hepatocyte growth factor	hHGF
三磷酸腺苷酶	ATPase	ATP
肾小球基膜	glomerular basement membrane	GBM

中文全称	英文全称	英文简称
受体相关蛋白	receptor-associated protein	RAP
苏木精-伊红	hematoxylin eosin	HE
5-羟色胺	5-hydroxytryptamine	5-HT
戊型肝炎病毒	hepatitis E virus	HEV
血管性假血友病因子	von willebrand factor	vWF
纤维蛋白酶原活化因子的抑制因子	inhibitors of plasminogen activator	PAIs
循环免疫复合物	circulating immune complex	CIC
新月体性肾小球肾炎	crescentic glomerulonephritis	CrGN
一氧化氮	nitric oxide	NO
乙型肝炎病毒	hepatitis B virus	HBV
组织型纤维蛋白酶原活化因子	tissue type plasminogen activator	t-PA
转化生长因子-α	transforming growth factor	TGF-α

参考文献

［1］步宏，李一雷.病理学［M］.9版.北京：人民卫生出版社，2018.

［2］步宏.病理学［M］.9版.北京，人民卫生出版社，2020.

［3］陈杰，李甘地.病理学［M］.2版.北京：人民卫生出版社，2010.

［4］陈锦珊.常见疾病的营养防治［M］.上海：第二军医大学出版社，2014.

［5］陈杰，周桥.病理学［M］.3版.北京：人民卫生出版社，2015.

［6］顾奎琴.呼吸系统疾病食疗［M］.石家庄：河北科学技术出版社，2002.

［7］葛均波，徐永健.内科学［M］.8版.北京：人民卫生出版社，2018.

［8］抗击新冠肺炎疫情的中国行动.中国国务院新闻办公室，2020.

［9］李志辉.食品与儿童肾损害［J］.中国当代儿科杂志，2014，16（4）：335-338.

［10］来茂德.病理学［M］.北京：人民卫生出版社，2014.

［11］李甘地.病理学［M］.3版.北京：人民卫生出版社，2018.

［12］李玉林.病理学［M］.9版.北京：人民卫生出版社，2018.

［13］李增宁.健康营养学［M］.北京：人民卫生出版社，2020.

［14］马玉霞.营养与疾病［M］.北京：科学出版社，2019.

［15］唐建武.病理学［M］.3版.北京：人民卫生出版社，2013.

［16］王恩华.病理学［M］.北京：高等教育出版社，2003.

［17］武忠弼.中华外科病理学［M］.2版.北京，人民卫生出版社，2006.

［18］王维治.神经病学［M］.2版.北京：人民卫生出版社，2013.

［19］吴翠珍.医学营养学［M］.北京：中国中医药出版社，2016.

［20］王学艳.食物过敏诊疗与病例分析［M］.北京：北京科技出版社，2016.

［21］王吉耀，葛均波.实用内科学：全2册［M］.15版.北京：人民卫生出版社，2017.

［22］王连唐.病理学［M］.3版.北京：高等教育出版社，2018.

［23］卫生部卫生统计信息中心.2020年中国卫生健康统计年鉴.

［24］汪铁铮，潘效本."就在我身上试验吧！"——陶其敏与乙型肝炎疫苗的研发历程［J］.中华医学信息导报，2013，08：19.

［25］肖建德，阎德文.实用骨质疏松学［M］.2版.北京，科学出版社，2012.

［26］约翰·M.詹姆士，卫斯理·伯克斯，菲利普·艾根曼编;刘光辉主译.食物过敏［M］.武汉：华中科技大学出版社，2020.

［27］邹万忠.肾活检病理学［M］.2版.北京：北京大学医学出版社，2009.

［28］翟中和，王喜忠，丁明孝.细胞生物学［M］.北京：高等教育出版社，2011.

［29］中国营养学会食物与健康科学证据共识［M］.北京：人民卫生出版社，2016.

［30］中国营养学会中国居民膳食指南（2022）［M］.北京：人民卫生出版社，2022.

［31］张爱珍，临床营养学.4版.北京，人民卫生出版社，2017.

［32］中国2型糖尿病防治指南（2017年版）［J］.中国实用内科杂志，2018，38（04）：292-344.

［33］钟南山等.内科学［M］.9版.北京：人民卫生出版社，2018.

［34］郑荣寿，孙可欣，张思维，等.2015年中国恶性肿瘤流行情况分析［J］.中华肿瘤杂志，2019，41（1）：19-28.

［35］R.A. Weinberg.詹启敏，刘芝华译.癌生物学［M］.北京：科学出版社，2021.

［36］Cotran RS, Kumar V, Collins T. Robbins Pathologic Basis of Disease［M］. 10th ed. Philadelphia：W. B. Saunders，2009.

［37］Fenderson BA. Lippincott's Review of Pathology. Philadelphia：Lippincott Williams and Wilkins，2007.

［38］Justine B, Laurence D, Laurent J, Pierre C. Non-drug-induced nephrotoxicity［M］. *Pediatr Nephrol*, 2009, 24（12）：2291-300.

［39］Kumar V, Abbas AK, Aster JC. Robbins Basic Pathology［M］. 10th ed. Philadelphia：Saunders，2018.

［40］Kumar V, Abbas A K, Fausto N. Robbins and Cotran Pathologic Basis of Disease［M］. Elsevier Saunders，2021.

［41］Rubin R, Strayer DS. Rubin's Pathology：Clinico pathologic Foundations of Medicine［M］. 6th ed. Philadelphia：Lippincott Williams and Wilkins，2017.

［42］Steven G, Kristin M, and Catherine U. A Review of Dietary Supplement-Induced Renal Dysfunction［J］. Clin J Am Soc Nephrol, 2007, 2（4）：757-765.

［43］Torre LA, Bray F, Siegel RL, et al. Global cancer statistics，2012［J］. CA Cancer J Clin，2015，65（2）：87-108.